Ballet Fitness

발레 피트니스
Ballet Fitness

박현선 지음

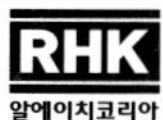

알에이치코리아

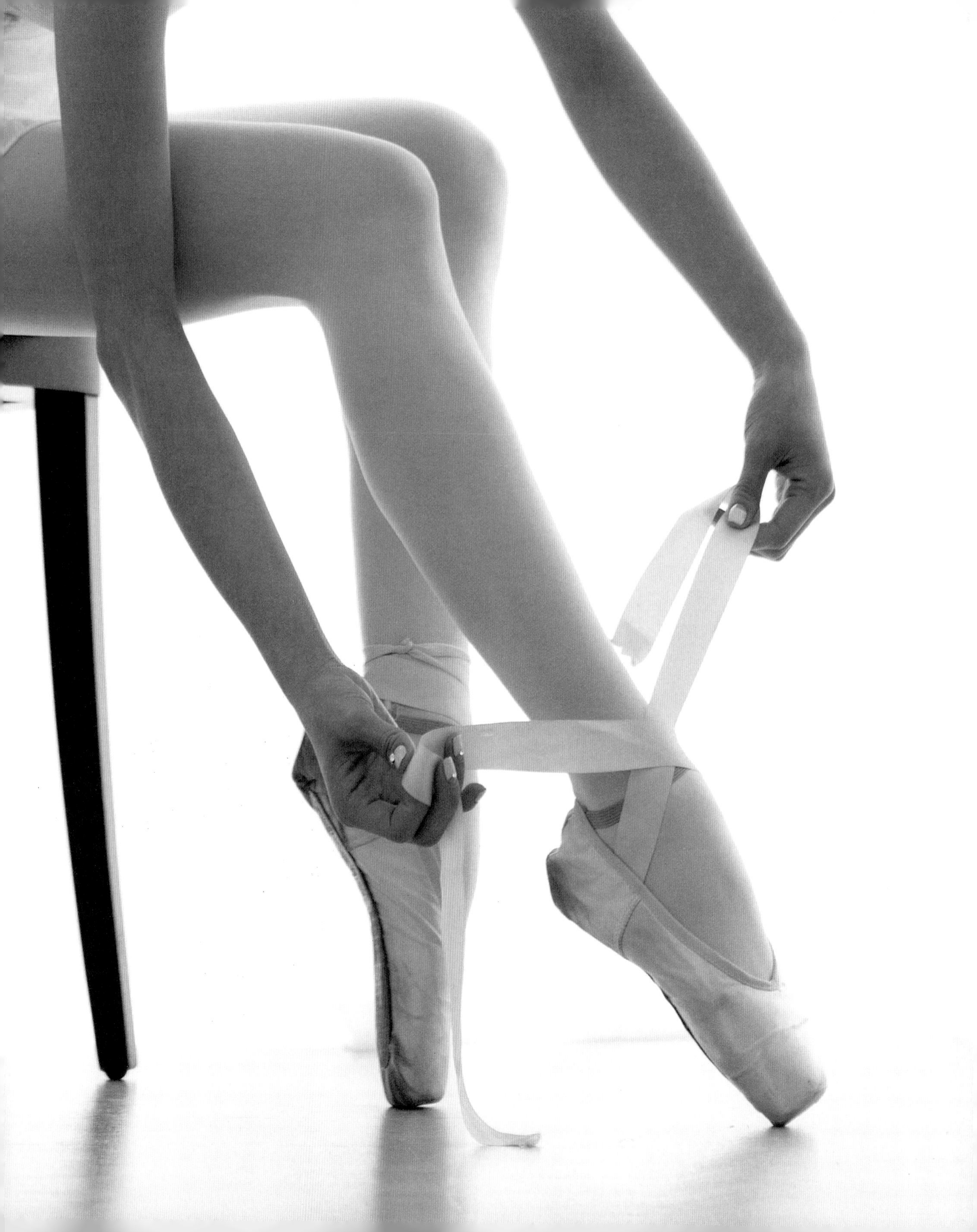

날씬한 몸매를 만드는 최고의 운동
발레 피트니스

아름다운 몸매는 타고나는 것이 아니라 후천적인 노력으로 완성된다. 근육이 저절로 생기거나 갑자기 몸이 유연해지는 일은 결코 없기에 꾸준한 노력만이 매끈한 몸매를 가질 수 있는 방법이다.

대학에서 강의를 하고, 발레 학원과 온라인 쇼핑몰을 운영하며 모델 일을 겸하고 있는 나에게는 체력과 몸매 관리가 끊임없이 요구된다. 하지만 체력 관리는커녕 잠을 잘 시간조차 부족한 것이 사실이다. 운동이라고는 강의 전 간단한 스트레칭과 강의 중 짧은 시범을 보여주는 것이 전부다. 이런 내가 몸매를 유지하고 지치지 않는 체력을 가지게 된 것은 바로 발레 덕분이다. 현역 발레리나는 아니지만 어렸을 때부터 시작한 발레 덕에 남들보다 기초 체력이 튼튼하며, 간단한 발레 스트레칭 정도로도 몸매를 유지할 수 있게 되었다.

블로그나 SNS를 통해 가장 많이 받는 질문이 "어떻게 맘껏 먹어도 날씬한 몸매를 유지할 수 있나요?"다. 사실 올바른 식습관과 바른 자세, 생활화된 스트레칭, 여기에 약간의 근력 운동만 더하면 '살이 찌지 않는 체질'을 만들 수 있다. 이때 가장 적절한 운동이 발레다. 일상생활에서 발레의 기본자세와 호흡법을 수시로 실천하면 자신도 모르는 사이에 몸매가 눈에 띄게 달라진다.

발레는 동작이 섬세해 가늘고 긴 팔다리, 작은 얼굴, 탄탄하고 날씬한 몸매를 만들 수 있다. 더욱이 특별한 기구가 필요 없고 집에서도 가능하며 누구나 쉽게 동작을 따라 할 수 있다. 잘못된 자세나 몸의 틀어진 부분을 교정하는 효과도 뛰어나다. 솟은 어깨, 틀어진 골반, 휜 척추, 시큰거리는 손목, 자주 붓는 종아리 등 나쁜 자세와 만성 통증을 바로잡을 수 있다. 또한 자세가 교정되면 자연스럽게 몸매가 예뻐지는 효과를 얻을 수 있으며, 바른 자세는 심리적인 자신감을 상승시킨다.

《발레 피트니스》에는 발레 동작뿐 아니라 식습관, 스트레칭 등 다이어트에 효과적인 생활습관 및 노하우를 모두 담았다. 또한 바쁜 독자들을 위한 하루 10분 발레 프로그램과 자세 교정 및 부위별 운동법도 수록했다. 그러나 운동에 익숙지 않은 상태에서 매일 발레 동작을 반복하면 몸에 무리가 갈 수 있으므로 전체 동작은 일주일에 두 번 정도만 실시할 것을 권한다. 발레 동작을 꾸준히 반복하면 어느날 자신도 모르는 사이에 숨어 있던 군살이 제거돼 늘씬한 몸매로 변화된 것을 느끼게 될 것이다.

국내외 연예인들의 발레 사랑은 공공연한 사실이다. 오드리 헵번, 니콜 키드먼, 사라 제시카 파커, 한가인, 최지우 등 실제로 많은 연예인이 발레로 몸매를 관리하고 있으며, 몸매 관리에는 발레만 한 운동이 없다고 말한다. 발레는 절대 거짓말을 하지 않는다. 투자한 시간만큼 체형이 슬림하게 변화되며 살이 찌지 않는 몸으로 바꿀 수 있다. 《발레 피트니스》가 아름다운 몸매를 원하는 모든 독자에게 조금이나마 도움이 될 수 있길 진심으로 바란다.

끝으로 어렸을 때부터 발레를 가르쳐주신 채정희 선생님, 발레의 학술적인 부분에 많은 조언을 주신 김나리 선생님, 그리고 지도교수님께 감사의 마음을 전한다.

박현선

3단계 발레 동작으로 체계적인 운동을 시작하세요

플로어, 바, 센터의 3단계 발레 동작으로 구성해 발레를 처음 접하는 사람들도 체계적인 동작을 배울 수 있어요. 3단계를 모두 끝내면 약 50분이 소요되며 일주일에 두 번 실시하세요.

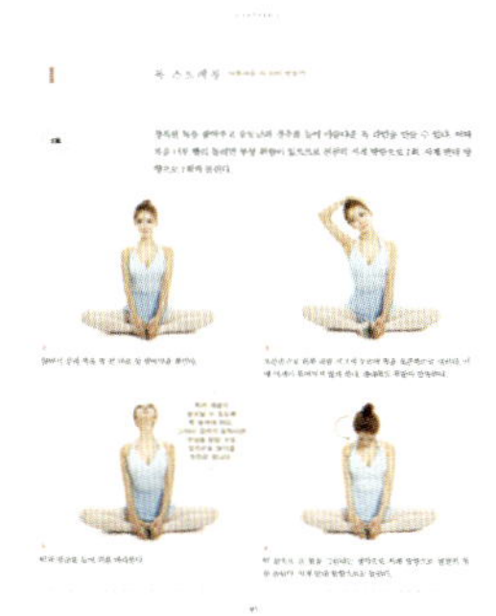

하루 10분 프로그램을 활용하세요

플로어 동작을 응용해 구성한 10분 프로그램은 몸을 슬림하게 만듭니다. 매일 10분씩 운동을 하면 유연성을 키울 수 있으며 보디라인을 우아하게 만들 수 있습니다.

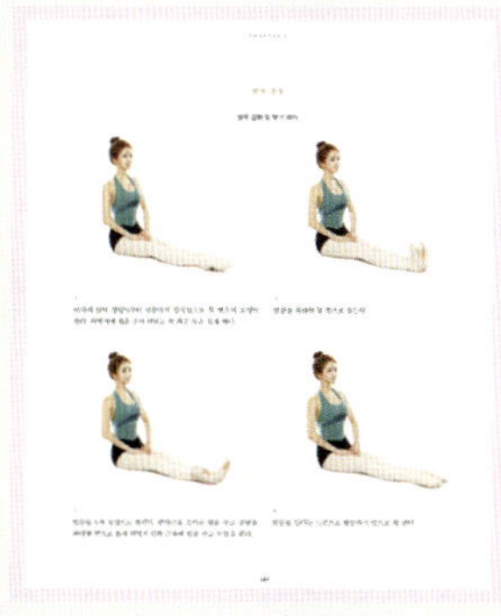

부위별 운동법으로 숨어 있는 군살을 제거하세요

부위별 운동법은 축 처진 뱃살, 흔들리는 팔뚝 살 등 체형에 따라 숨어 있는 살을 뺄 수 있습니다. 시간이 날 때마다 수시로 운동하세요.

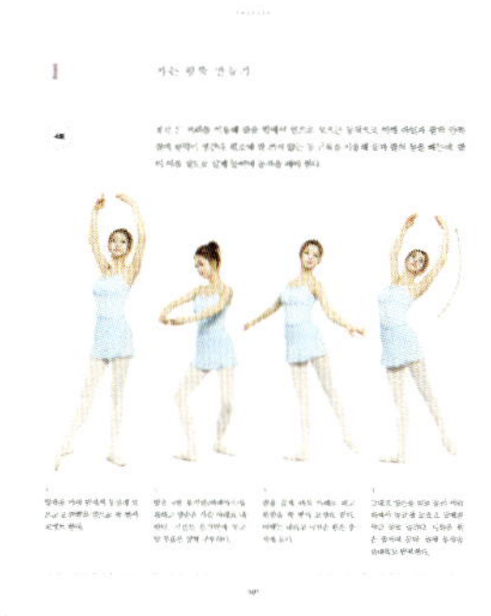

자세 교정 운동법으로 틀어진 자세를 바로잡을 수 있어요

휜 척추, 솟은 어깨, 비뚤어진 골반 등 틀어진 자세를 바로잡을 수 있도록 자세 교정 프로그램을 구성했습니다. 간단한 동작들로 구성되어 있어 장소에 구애받지 않고 어디서든 실시할 수 있습니다.

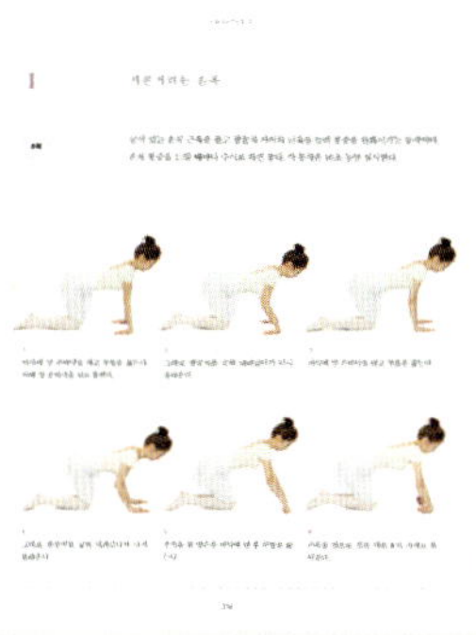

생활습관으로 보디라인을 예쁘게 가꾸세요

바르게 걷기, 바른 자세, 스트레칭 등 평소 생활 속에서 실천할 수 있는 방법을 소개합니다. 또한 다이어트에 좋은 음식, 조리법 등의 식이요법까지 소개해 다이어트 효과를 높일 수 있습니다.

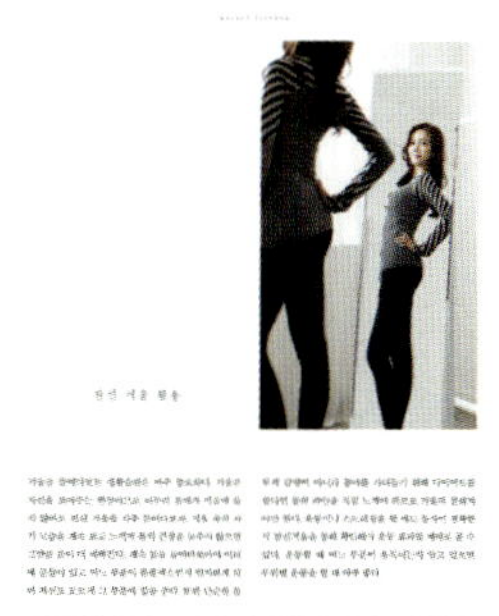

QR 코드를 활용하세요

중요한 동작이나 따라 하기 힘든 동작은 동영상을 활용해 정확한 동작을 완성할 수 있습니다. QR 코드를 스마트폰으로 검색하세요. 실제 수업을 받는 것처럼 상세한 설명을 볼 수 있습니다.

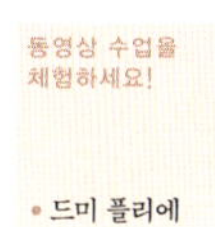

＊ 드미 플리에

Contents

Prologue   날씬한 몸매를 만드는 최고의 운동, 발레 피트니스 5

Chapter 1

워너비 몸매를
만드는 발레

1 여자의 몸과 마음을 우아하게 만든다 14

- 발레, 일상의 운동이 되다 / 15
- 여성의 몸에 최적화된 운동이다 / 17
- 체력과 탄력을 동시에 기른다 / 20
- 스트레스 해소 및 힐링 효과가 있다 / 23
- 자기 표현력이 풍부해진다 / 24

2 나이에 맞게 몸을 디자인한다 25

- 10~20대에게 적합한 발레 / 26
- 30~40대에게 적합한 발레 / 28

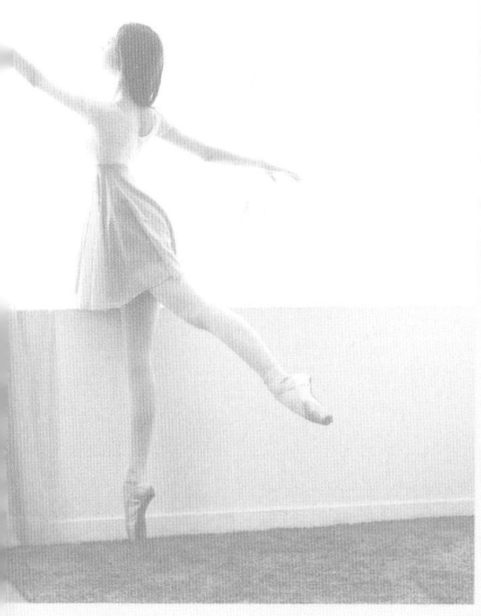

Chapter 2

살찌지 않는 몸으로 바뀌는 발레 습관

1 매일 생활습관으로 날씬한 몸을 만들 수 있다 34

- 휴식 중 스트레칭 / 35
- 매일 아침 2분, 침대 스트레칭 / 36
- 의자에 앉아 스트레칭 / 38
- 엘리베이터 스트레칭 / 40
- 평생 지속해야 하는 다이어트 / 42
- 전신 거울 활용 / 44
- 몸매가 드러나는 옷 선택 / 45
- 바른 호흡으로 2kg 감량 / 46
- 몸매를 바꾸는 생활습관 / 47
- 체형을 변화시키는 걷기와 서기 / 48
- 몸이 예뻐지는 자세 / 50
- 몸속 노폐물을 빼주는 반신욕 / 52

2 올바른 식습관을 갖는다 53

- 조금씩 여러 번 섭취 / 54
- 식사의 기본은 저염식 / 55
- 먼저 칼로리부터 체크 / 56
- 배고픈 다이어트는 금물 / 58
- 내 몸에 필요한 음식 / 60
- 열을 높이는 음식 / 63
- 변비에 효과적인 음식 / 64
- 올바른 수분 섭취 방법 / 66
- 다이어트에 도움을 주는 비타민과 영양제 / 69
- 식욕을 억제하는 것도 다이어트의 기본 / 71

3 운동과 휴식이 좋은 몸을 만든다 72

- 올바른 운동법 / 73
- 운동 후 스트레칭과 마사지는 필수 / 75
- 휴식은 건강한 몸의 기본 / 76

Chapter 3

일주일에 두 번
완벽한 몸을 만든다

How to 발레 피트니스의 기본 80

- 발레 호흡법 / 81
- 발레의 기본자세 / 82
- 발 포지션 / 84
- 발레 용어 / 86
- 기본 준비물 / 89
- 스트레칭 / 91

Step 1 플로어 96

1 목 스트레칭 아름다운 목 라인 만들기 / 97
2 골반 스트레칭 고관절과 허벅지 뒤 근육 강화 / 98
3 골반 회전 스트레칭 골반과 허벅지 유연성 키우기 / 100
4 다리 회전 스트레칭 탄탄한 다리 만들기 / 102
5 하체 스트레칭 하체 근육 강화 / 104
6 사이드 스트레칭 허벅지와 허리 이완 / 105
7 포앵트 플렉스 발목 강화 및 종아리 피로 회복 / 108
8 플로어 포르 드 브라 슬림한 상체 만들기 / 110
9 데벨로페 슬림한 하체 만들기 / 112
10 등 넘기기 허리 유연성 키우기 / 114
11 등과 배 스트레칭 전신 운동 / 115
12 등 스트레칭 등 근육 강화 / 116
13 바트망 다리의 전체 근육 강화 / 118
14 허리 스트레칭 허리 강화 / 121
15 아랫배 운동 배 근육 강화 / 122

Step 2 바 124

1 바 포르 드 브라 상체 유연성 키우기 / 125
2 드미 플리에 아킬레스건 유연성 키우기 / 128
3 그랑 플리에 다리 근육 강화 / 132
4 바트망 탕뒤 발목 힘 기르기 / 136
5 바트망 주테 곧은 다리 만들기 / 137
6 바트망 퐁뒤 다리의 탄력과 힘 키우기 / 138
7 롱 드 잠브 아테르 고관절 강화 / 140
8 바트망 데벨로페 몸의 밸런스 유지 / 142
9 그랑 바트망 복근과 척추 근육 강화 / 144
10 백 컴브레 등 라인 가꾸기 / 145
11 바 스몰 점프 하체 탄성 키우기 / 146
12 에샤페 발목 강화 / 147
13 림버링 마무리 스트레칭 / 148

Step 3 센터 149

1 포르 드 브라 1 처진 군살에 탄력주기 / 150
2 포르 드 브라 2 목과 쇄골 라인 다듬기 / 152
3 포르 드 브라 3 척추 바로 세우기 / 156
4 포르 드 브라 4 허리 군살 없애기 / 159
5 포르 드 브라 5 상체 스트레칭 / 162
6 앙쉔느망 전신 지구력 강화 / 167
7 스몰 점프 다리 탄력 키우기 / 173
8 스프링 점프 허벅지 강화 / 176
9 힙업 점프 힙업 및 다리 탄력 강화 / 177

Chapter 4

부위별 집중
프로그램

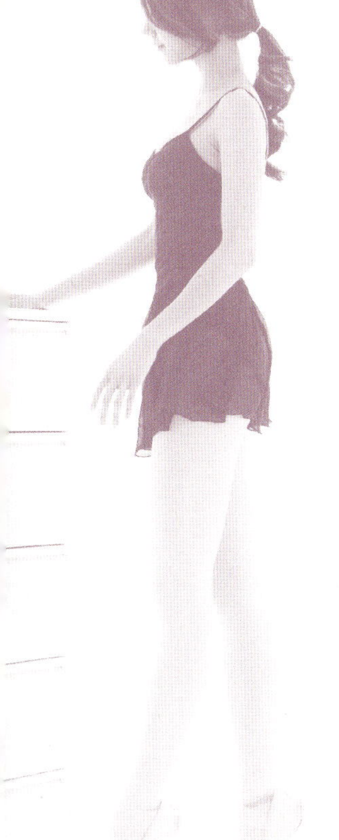

Program 1 날씬해지는 하루 10분 운동법 180

발목 운동 181 / 하체 운동 182 / 목 운동 185 / 다리 운동 186 / 허리 운동 187
허벅지 운동 189 / 팔 운동 190 / 옆구리 운동 191 / 허벅지 스트레칭 192
다리 스트레칭 194 / 엉덩이와 허벅지 운동 195 / 다리와 골반 스트레칭 196
하체 스트레칭 198 / 허리와 등 운동 200 / 등 운동 202 / 바트망 203 / 윗배 운동 205

Program 2 부위별로 관리하는 운동법 206

1 가는 팔뚝 만들기 / 207

2 축 처진 팔뚝 살 빼기 / 208

3 아름다운 팔과 허리 라인 만들기 / 210

4 매끈한 등 라인 만들기 / 212

5 탄탄한 등 근육 만들기 / 214

6 등에서 허벅지까지 완벽한 뒤태 다듬기 / 215

7 늘씬한 뒤태 만들기 / 216

8 뱃살과 옆구리 살 한 번에 해결하기 / 218

9 탄탄한 아랫배 만들기 / 220

10 탄력 있는 윗배 만들기 / 221

11 울퉁불퉁한 옆구리 라인 정리하기 / 222

12 탄력 있는 허벅지 만들기 / 223

13 숨어 있는 안쪽 허벅살 빼기 / 224

14 뒤쪽 라인 매끈하게 만들기 / 226

15 허벅지와 종아리 날씬하게 만들기 / 227

Program 3 자세를 교정한다 230

1 시큰거리는 손목 / 231

2 비뚤어진 목 / 232

3 틀어진 골반 / 234

4 뭉친 어깨 / 236

5 자주 삐끗하는 발목 / 238

6 무릎과 발목 통증 / 240

7 휜 다리 / 241

8 딱딱하게 굳은 척추 / 242

9 굽은 등 / 244

10 자주 느끼는 허리 통증 / 245

11 뻣뻣한 허리 / 246

12 약한 허리 / 247

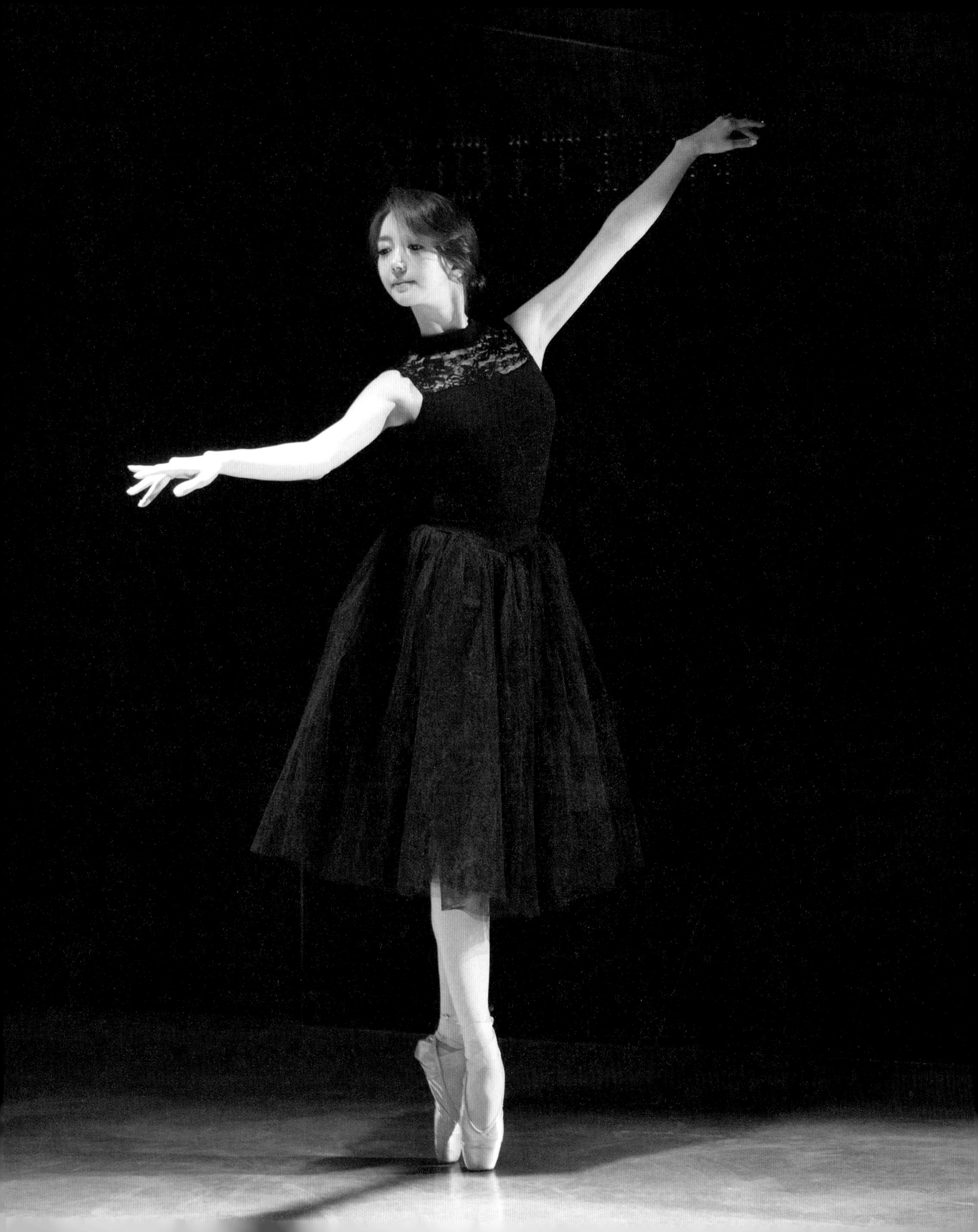

Chapter 1 워너비 몸매를 만드는 발레

발레리나의 날씬하면서도 탄력 있는 몸은 여성들의 워너비 보디라인이다. 발레는 여성들의 몸에 맞는 최적의 운동으로, 섬세하면서 긴 몸, 여성스럽고 우아한 몸매로 다듬어준다. 배우 한가인은 한 연예 정보 프로그램에서 여배우로서 몸매를 관리하고 유연성을 되찾는 데 발레만 한 것이 없다고 했으며, 아나운서 박지윤은 임신 기간 동안 몸무게가 30kg 이상 늘었으나 발레 스트레칭 덕분에 이전 몸매를 회복했다고 한다.

1

여자의 몸과 마음을
우아하게 만든다

발레, 일상의 운동이 되다

발레는 르네상스 시대에 이탈리아의 궁정 연회에서 탄생했으며, 프랑스의 루이 14세 때 절정에 달했다. 루이 14세는 베르사유 궁전을 건설한 뒤 귀족들을 궁전에 불러 모아 연회를 즐겼으며, 이때 발레를 이용해 자신의 입지를 다졌다. 전 유럽에 영웅적인 왕으로서 자신을 뽐내려는 목적으로 발레를 연출했는데, 주로 태양신 아폴로를 상징하는 춤을 선보이며 사람들에게 왕은 인간 이상이라는 생각을 심어주려 했다. 그 덕에 발레는 왕실과 귀족의 사교춤으로 발달했으며 의상도 화려해졌다. 민첩한 스텝이나 테크닉보다는 우아하고 고상한 동작이 더욱 돋보이는 것도 그래서다. 그 후 발레는 각 나라로 전파돼 우아하고 로맨틱한 모습으로 발전해왔다.

발레는 일반인이 따라 하기에는 무리라는 인식이 강했지만 요즘은 취미로, 운동으로 발레를 배우는 여성이 늘고 있다. 간단한 발레 스트레칭으로 몸매를 관리하기도 하고, 앉거나 누워서 하는 발레 운동인 '바오솔Barre au sol', 발레의 바를 활용한 근력 운동인 '바 코어Barre Core' 등 다양한 발레 동작을 이용해 운동을 하기도 한다.

발레 피트니스는 발레 동작을 적용한 모든 운동을 일컫는다. 스트레칭, 필라테스, 바 코어, 바오솔 등을 결합한 운동이라고 할 수 있다.

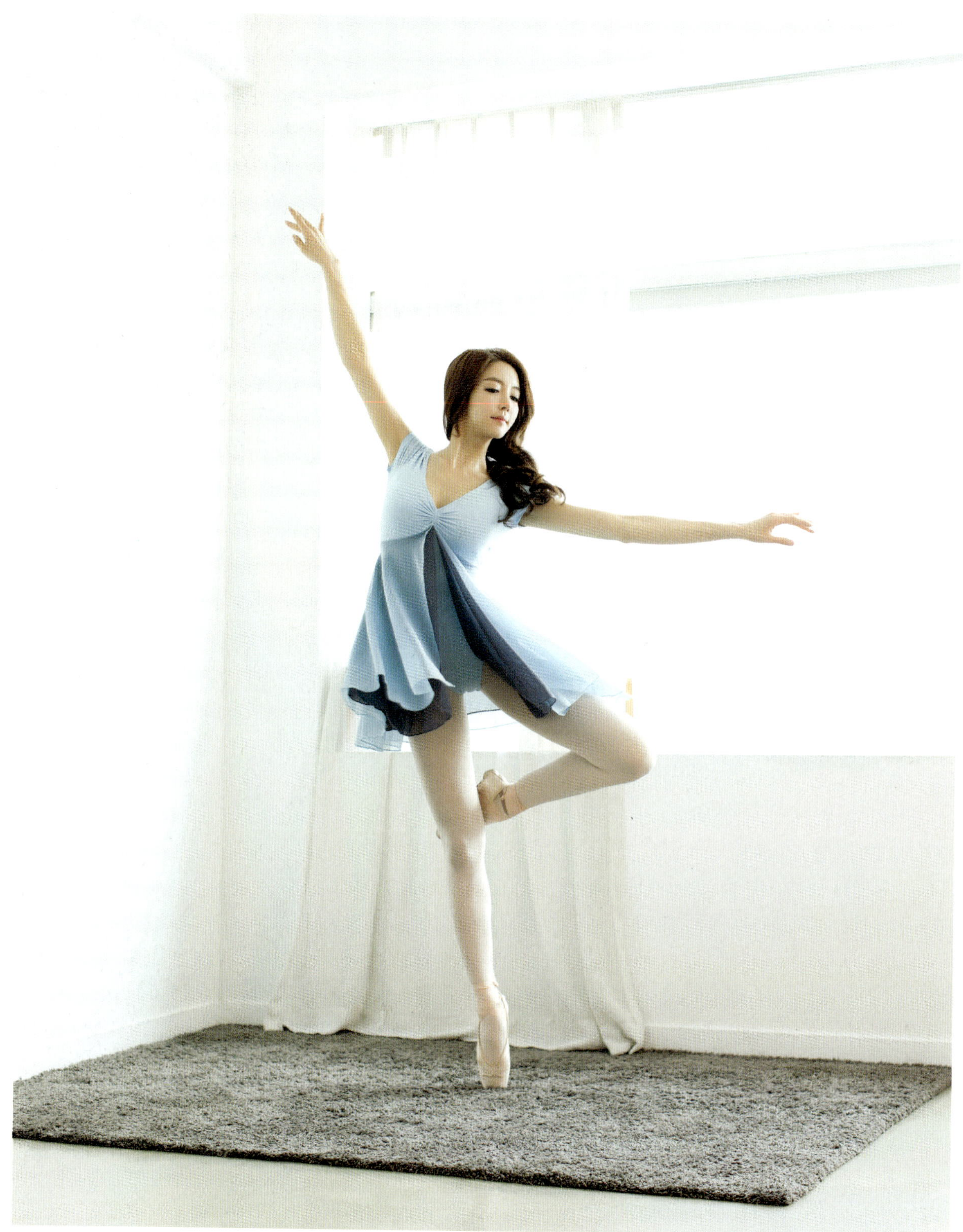

여성의 몸에 최적화된 운동이다

현역 발레리나는 아니지만, 어려서부터 꾸준히 발레를
해온 덕에 발레리나로 활동할 때와 큰 차이가 없는 보디
라인을 유지하고 있다. 또한 여성스러움과는 거리가 먼
성격임에도 여성스럽다는 말을 듣는 이유 역시 오랜 기
간 발레로 다져온 몸, 그리고 손짓과 발짓 등 사소한 행
동에서 발레 습관이 묻어나기 때문이다.

학원에서 아이들을 가르쳐보면, 처음에는 태권도 도복
을 입고 와서 우렁찬 목소리를 내던 아이도 어느 순간
두 손을 다소곳이 모으고, 여성스러운 옷을 입으며, 부드
럽게 행동하는 것을 볼 수 있다. 뿐만 아니라 몸의 라인
이 더 길고 섬세해지는 것을 확연히 느낄 수 있다.

발레는 후천적 노력만으로도 몸을 날씬하고 길게 바꿔
주는 신기한 운동이다. 간단한 발레 동작만으로도 짧은
목, 솟은 어깨, 통짜 허리, 짧은 다리를 늘씬하게 바꿀 수
있다. 또한 발레는 모든 근육과 골격을 맞춘 상태에서 올
바른 자세로 동작을 하기 때문에 평소 잘못된 자세나 틀
어진 몸을 교정하는 효과도 뛰어나다.

발레의
효과

- 아름답고 여성스러우며 우아한 몸매를 만들 수 있다.
- 근육이 가늘고 길어져 날씬하고 탄탄한 몸매를 만들 수 있다.
- 유연성을 유지할 수 있다.
- 여성호르몬의 밸런스가 맞춰진다.
- 스트레칭과 근력 운동을 한 번에 할 수 있다.
- 피로와 스트레스가 해소된다.
- 동맥경화의 원인인 콜레스테롤 수치가 낮아진다.
- 한 다리로 서는 동작이 치매 예방에 도움을 준다.

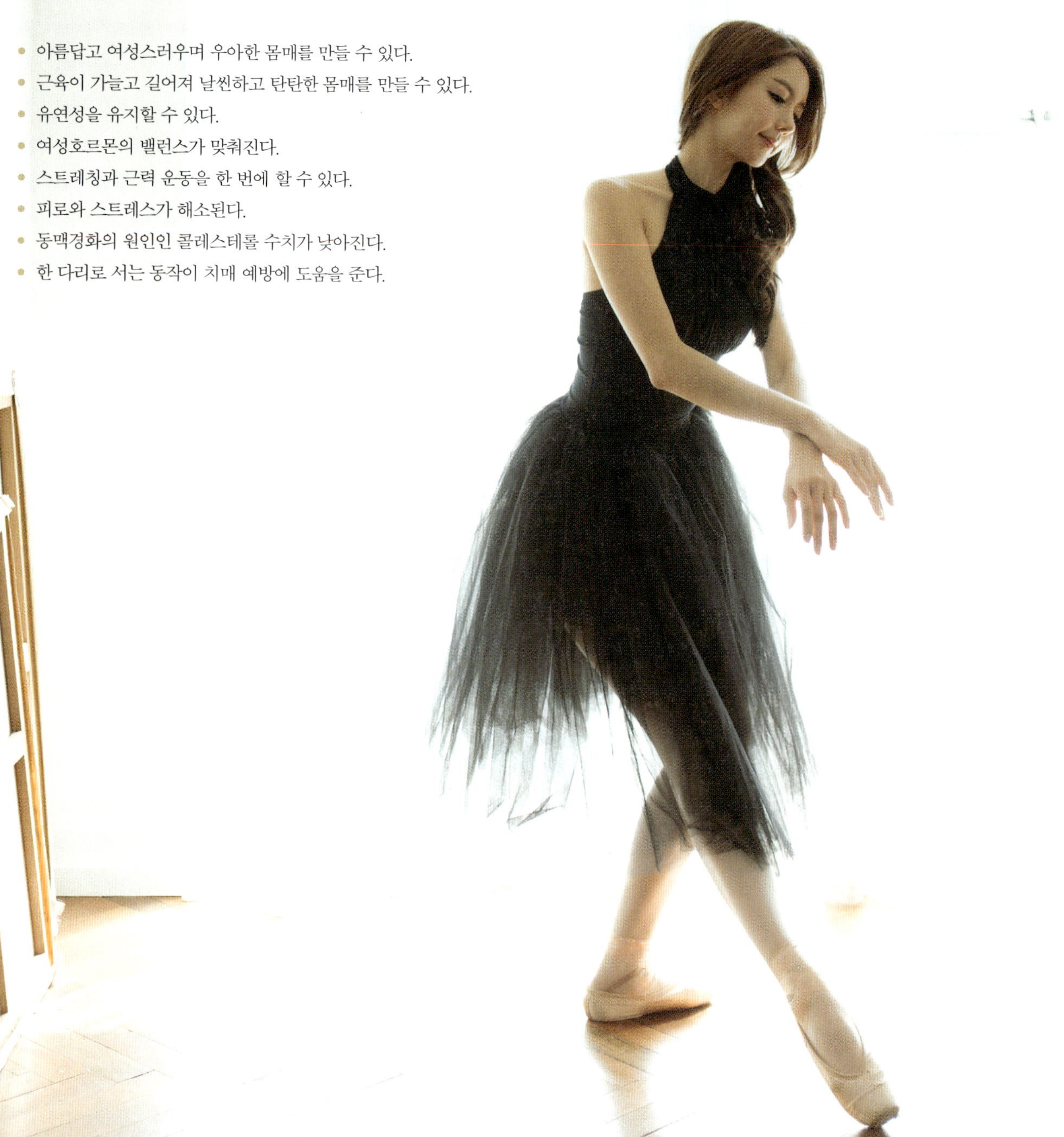

부위별 발레의 효과

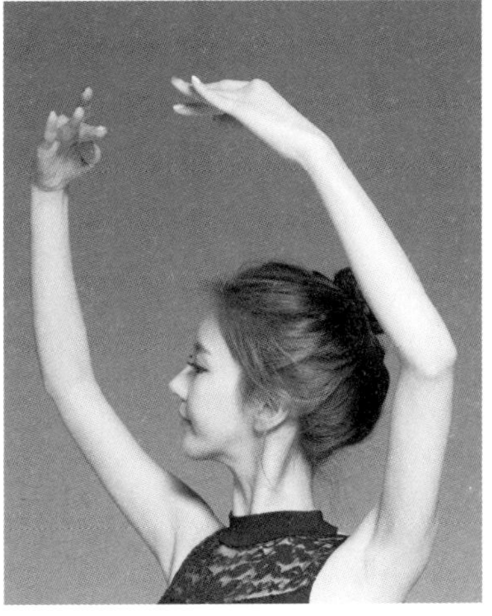

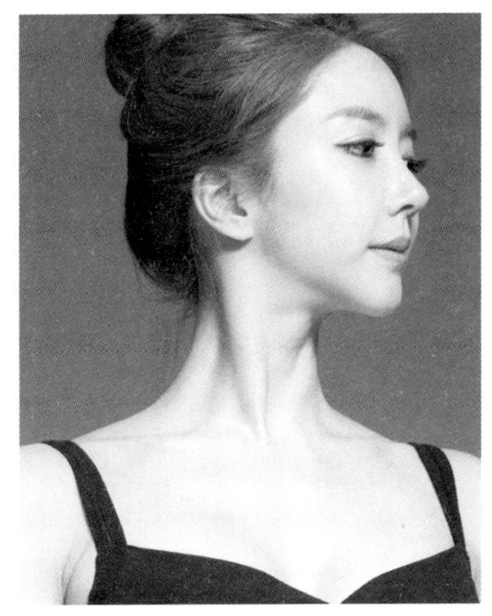

- **팔** 상체 동작은 팔 전체를 움직이는 동작이 많아 팔 안쪽 살까지 뺄 수 있다. 손끝에서 팔뚝까지 긴장을 하고 있기 때문에 군더더기 없는 매끈한 팔을 만들 수 있다.

- **목** 어깨가 올라가 있으면 목이 짧아 보이는데, 발레는 어깨를 바르게 펴고 목을 길게 늘이며 동작을 하기 때문에 길고 우아한 목선을 다듬을 수 있다.

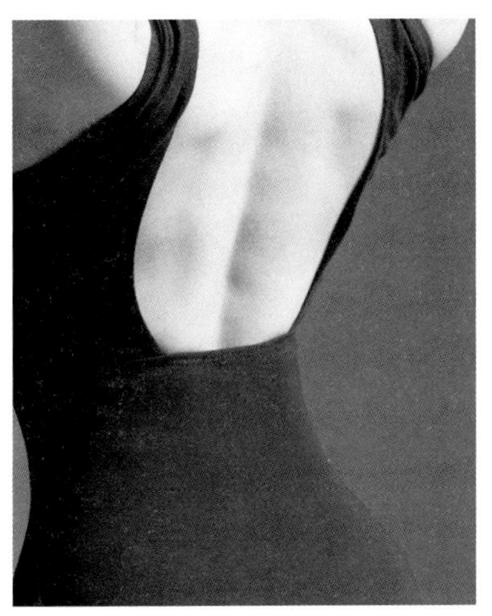

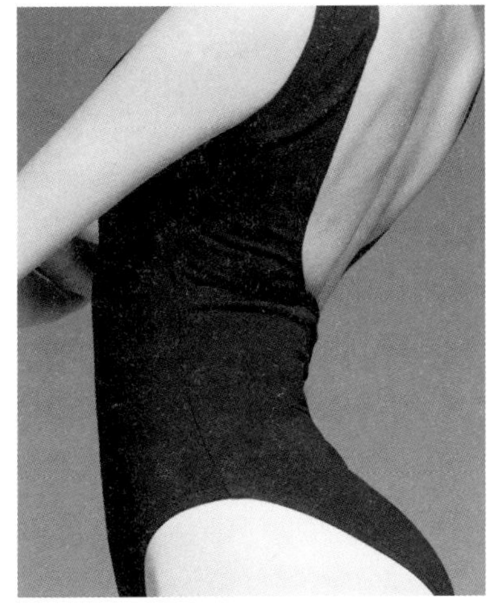

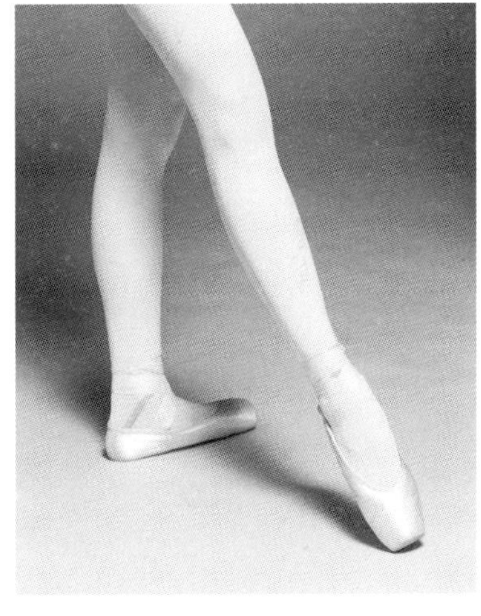

- **등** 살을 빼기 가장 힘든 곳 중 하나가 바로 등인데, 발레 동작에는 등을 반듯하게 펴고 팔을 움직이는 동작이 많아 어깨에서 이어지는 등 라인을 아름답게 만들 수 있다. 견갑골인 날개뼈를 가운데로 모으는 동작을 하면 굽은 등이 반듯하게 펴지는 효과도 있다.

- **허리** 여자라면 누구나 날씬한 허리를 원하지만 허리 살을 빼는 것은 말처럼 쉬운 일이 아니다. 발레는 허리를 부드럽게 움직이는 상체 동작이 많아 허리의 군살을 제거하기에 아주 좋다. 게다가 허리를 곧게 펴는 것을 기본자세로 하기 때문에 허리를 바르게 교정할 수도 있다.

- **다리** 발레는 다리를 높게 들거나 한쪽 다리로 균형을 이루는 동작들이 많아 탄탄한 다리를 만들 수 있다. 특히 기본동작인 턴 아웃Turn Out(81페이지)은 허벅지 안쪽 근육에 긴장을 주어 매끈한 다리를 만들 수 있다. 게다가 턴 아웃은 엉덩이에 힘이 들어가 힙업 효과도 있다.

체력과 탄력을 동시에 기른다

발레를 하면 체력이 좋아지는 것은 물론 평소 잘 쓰지 않는 안쪽 근육을 사용하기 때문에 몸에 탄력이 생기며, 근육이 늘어나 몸이 길어지는 효과를 얻게 된다. 대부분의 운동은 수축과 이완을 겸할 때 수축 동작이 많은 반면 발레는 이완 동작이 많다. 그래서 근육이 쭉쭉 늘어나 몸이 길어지고 탄력이 생기는 것이다.

발레는 잔 근육, 특히 안쪽 근육을 사용한다. 그래서 발레를 처음 시작하면 평소 잘 사용하지 않던 안쪽 근육에 탄성이 생겨 눈에 띌 정도로 몸의 변화가 찾아온다. 아무리 노력해도 빠지지 않는 처진 팔뚝 살, 덜렁거리는 허벅지 안쪽 살, 출렁이는 뱃살, 이 모든 부분을 움직이기 때문에 살을 빼는 데 아주 효과적이다.

게다가 발레는 방향감각과 공간감각을 발달시켜 공간 형성 능력이 길러지며 균형감, 유연성과 민첩성, 지구력과 집중력 그리고 근력까지 키울 수 있다. 또한 기초 체력뿐만 아니라 기초대사량까지 높일 수 있는 운동이다.

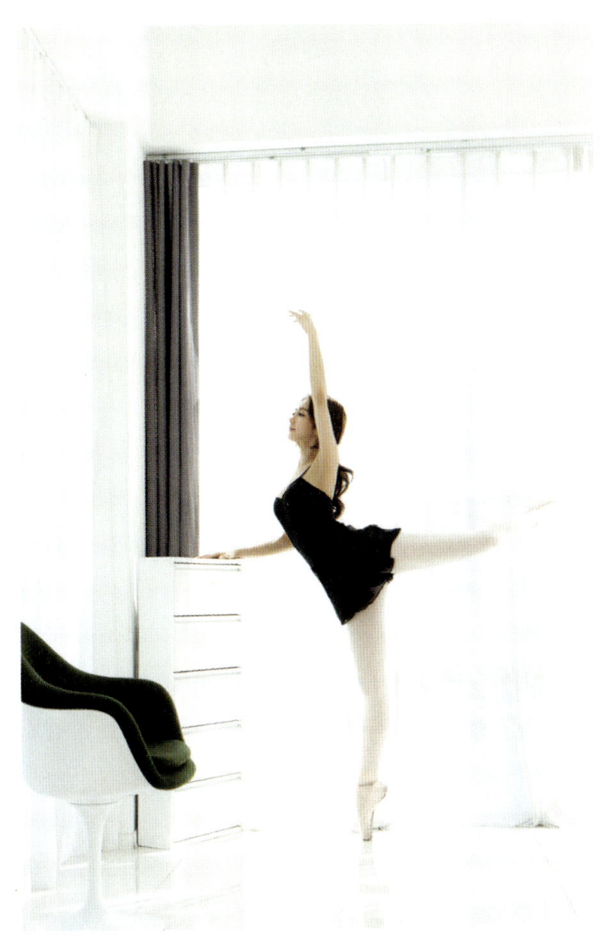

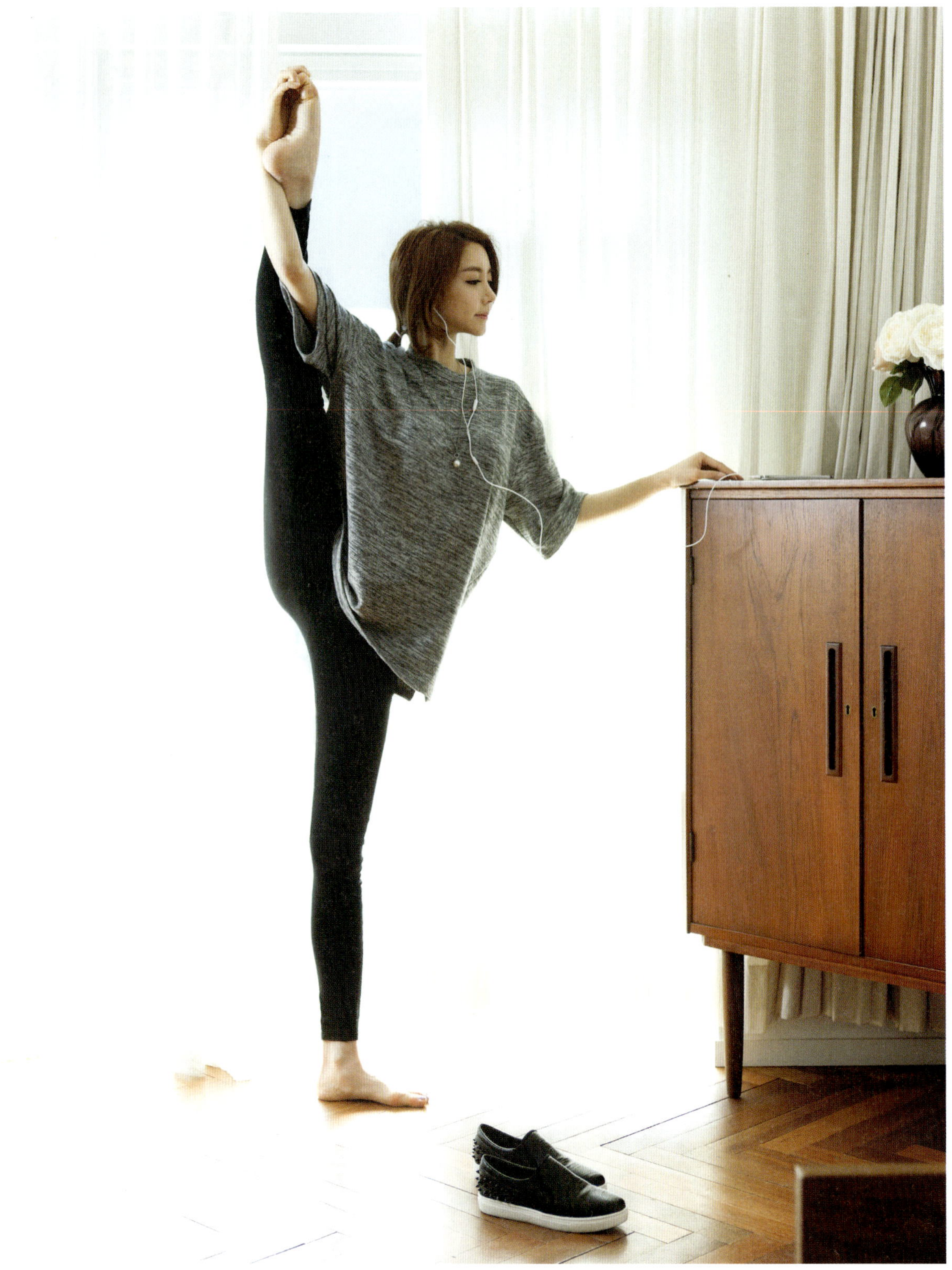

스트레스 해소 및 힐링 효과가 있다

발레는 리듬감이 있고 부드러운 동작이 많아 자연스럽게 마음의 안정을 찾을 수 있다. 느린 템포의 선율에 맞춰 동작을 하다 보면 몸으로 자신을 표현하는 방법을 익히게 돼 잃어버렸던 자신감을 되찾을 수 있다. 또한 몸을 자연스럽게 움직이는 것만으로도 우울감이 해소되어 긍정적인 생각을 갖게 한다.

발레와 다른 운동의 가장 큰 차이는 바로 클래식 음악에 있다. 클래식 음악은 마음의 안정을 찾는 데 도움을 주며, 생각을 단순화시키고 스트레스를 해소하는 효과가 있다. 실제로 한 수강생은 남편과 부부싸움을 하고 나면 항상 거실에서 클래식 음악에 맞춰 발레 동작을 하며 마음의 안정을 찾는다고 했다. 그러고 나면 흥분했던 마음이 가라앉아 자연스럽게 남편과 화해의 물꼬를 틀 수 있었다고 한다. 나 역시 스트레스를 받을 때면 음악을 들으며 가벼운 발레 스트레칭을 한다. 그러면 어느 순간 자연스럽게 마음의 응어리가 서서히 풀어진다.

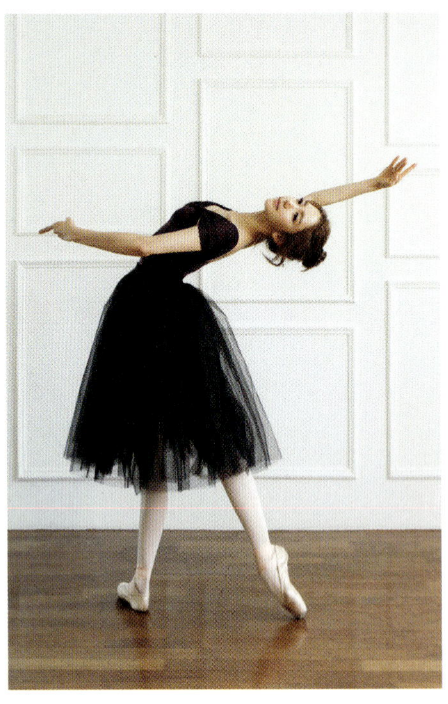

자기 표현력이 풍부해진다

발레는 몸을 활용하는 예술이다. 손끝에까지 감정을 실어 상대에게 전달하기 때문에 온몸으로 소통하는 운동이라 말할 수 있다. 실제로 발레 공연에서 발레리나들은 대사 없이 음악과 동작만으로 무대를 꽉 채우고, 관객들은 발레리나의 동작 하나하나에서 그 의미를 찾는다. 그렇기에 발레리나는 자신의 동작이 관객의 마음에 닿을 수 있도록 최대한 감정을 끌어올려 움직인다. 발레는 '예술'을 바탕으로 하는 운동이기 때문에 꾸준히 하면 미적 감각뿐 아니라 감정 표현력도 기를 수 있다.

내성적이었던 아이들도 발레를 하면서 점점 밝은 모습을 보이는데, 이는 표현력이 좋아지는 동시에 자신감이 상승하기 때문이다. 이렇게 자기 표현력이 풍부해지면 몸짓을 통한 의사소통 능력이 발달하고 만족감과 성취감을 동시에 얻을 수 있다.

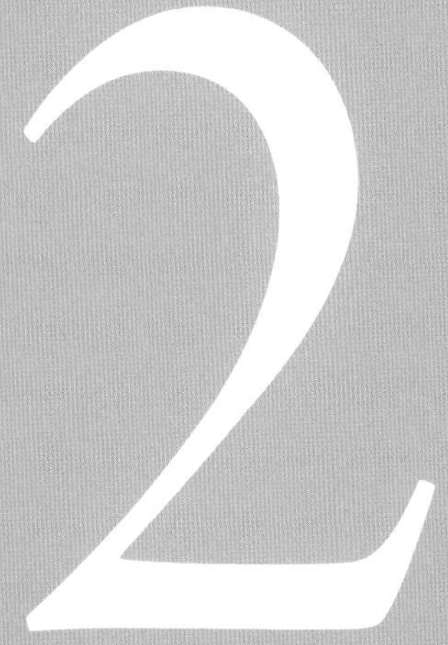

2

나이에 맞게
몸을 디자인한다

10～20대에게 적합한 발레

10~20대는 공부와 취업 준비 등을 하느라 운동량이 그다지 많지 않고 스트레스가 많이 쌓여 운동신경이 둔해지고 몸이 허약해진다. 이 시기에 발레를 하면 약해질 수 있는 운동신경과 유연성, 그리고 탄력을 유지할 수 있다.

성장기인 10대와 사회생활을 막 시작하는 20대 때는 자세 교정이 무엇보다 중요하다. 과도한 스마트폰과 컴퓨터 사용으로 인해 목 디스크, 척추 휨, 골반 비뚤어짐 등 전반적으로 신체가 뒤틀리는 경우가 많고 척추옆굽음증 같은 질환이 생기기도 하는데, 발레는 이런 몸을 교정해 디스크 완화에 도움을 준다.

굳은 허리 펴기

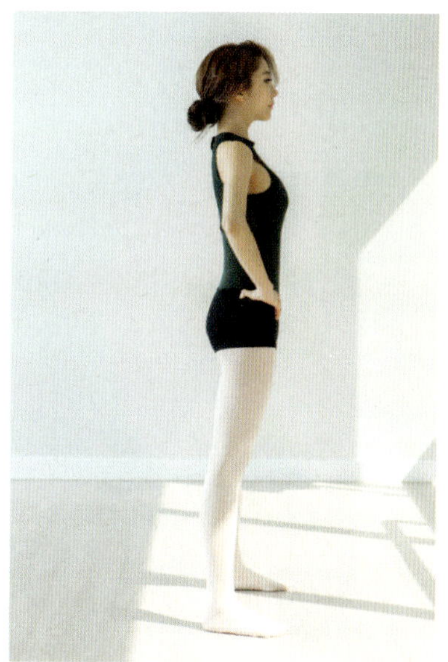 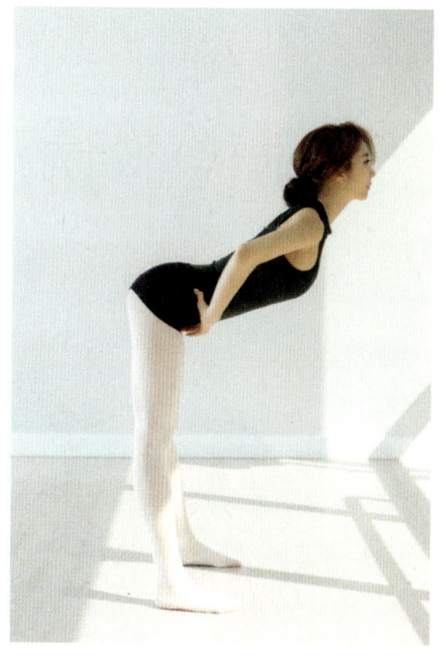 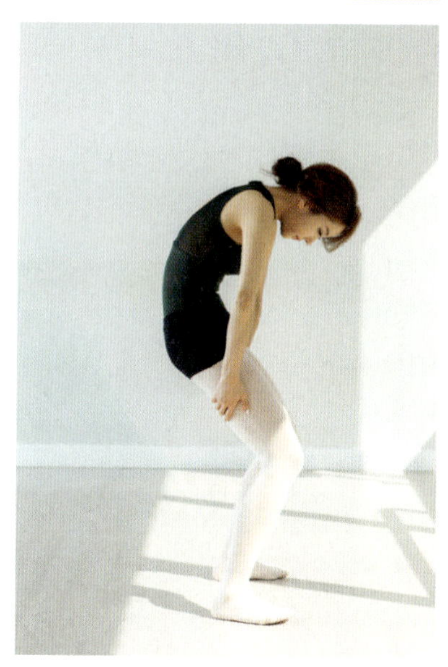

1 다리를 어깨너비로 벌리고 양손으로 허리를 잡는다.

2 허리를 누른다는 느낌으로 상체를 숙이고 무릎을 쫙 편다.

3 등을 최대한 동그랗게 구부리며 상체를 일으킨다. 20회 이상 반복한다.

굽은 어깨 펴기

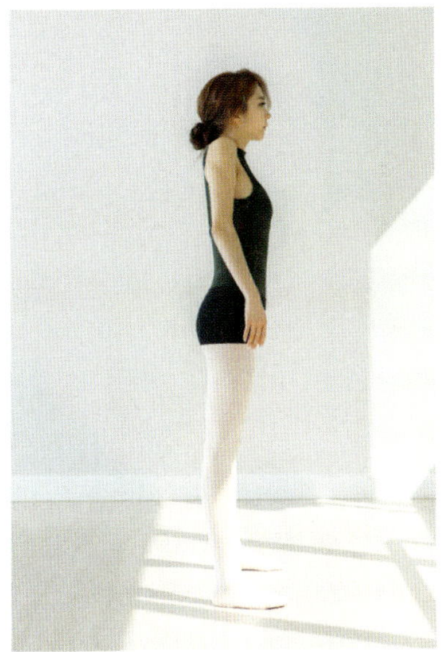

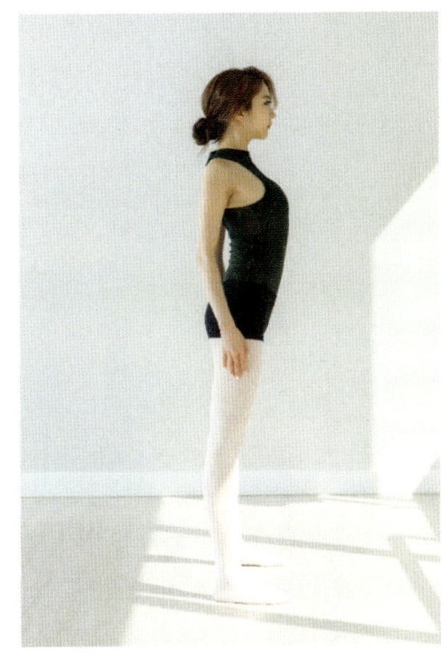

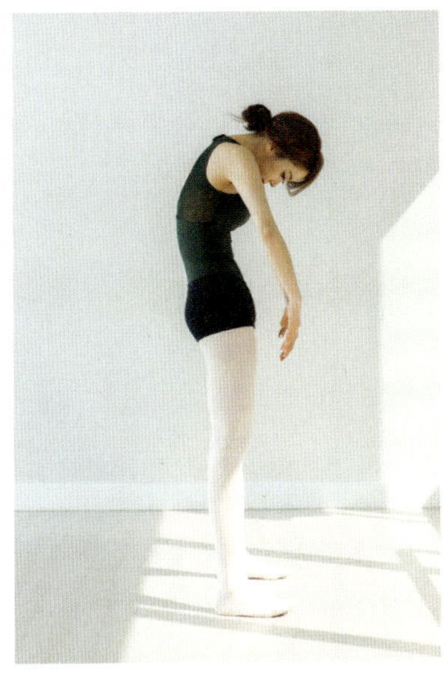

1 어깨를 최대한 위로 올린다.

2 어깨를 돌리며 뒤로 내린다.

3 앞으로 어깨를 돌리며 최대한 굽힌다. 20회 이상 반복한다.

어깨와 등 교정

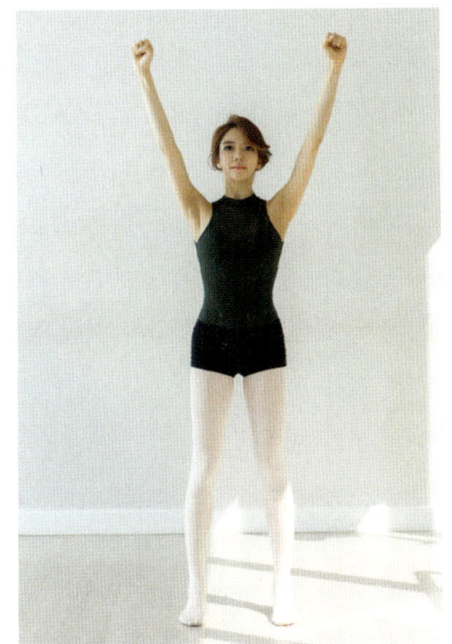

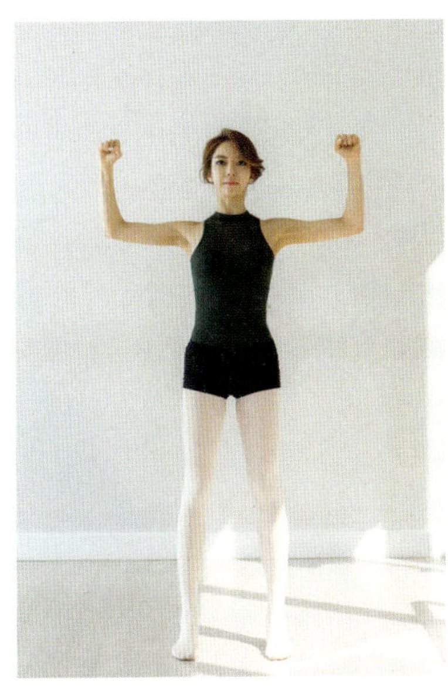

알 아 두 세 요 호흡법

발레는 복부의 힘을 주고 숨을 들이쉬고 내쉬는 흉곽 호흡을 한다. 동작을 할 때 호흡이 머리 위에 있다고 생각하며 자연스럽게 숨을 들이마시고 내쉰다.

1 가볍게 주먹을 쥐고 양팔을 V자 모양으로 올린다

2 그대로 위에서 아래로 찍어내리듯 팔꿈치를 접는다. 20회 이상 반복한다.

30 ~ 40대에게 적합한 발레

30~40대는 일상생활에서 쓰지 않아 생긴 군살 때문에 몸매가 망가지는 경우가 많다. 30대가 되면 엉덩이가 처지면서 속옷 라인을 따라 살이 보기 싫게 튀어나오는데, 이때 발레를 하면 뒤태를 예쁘게 가꿀 수 있으며 상체의 라인을 매끈하게 정리할 수 있다. 힙업 동작으로 처진 엉덩이에 탄력을 부여할 수도 있다. 특히 아기를 낳은 산모들의 경우 이전 몸매를 되찾아주고 산후 회복도 빨라 최근에는 산후 발레도 유행하고 있다.

평소에 발레의 기본자세를 생활화하면 나이가 들수록 복부의 힘이 떨어져서 생기는 뱃살 처짐과 복부 팽창을 줄일 수 있다. 관절이 약해져 몸의 힘이 풀리는 경우에도 간단한 발레 동작으로 근육을 탄탄하게 만들 수 있다. 수업을 하다 보면 직장생활이나 가사 등으로 어깨에 무리가 생겨 일명 오십견으로 고통받는 사람을 많이 보게 된다. 이런 수강생들에게 관절을 분리해 어깨에 힘을 주는 발레 동작을 알려주었더니 어느새 어깨 통증이 사라지고 상체의 라인이 늘씬해졌다는 말을 많이 들었다. 또한 허벅지 안쪽 근육의 힘이 빠져 쉽게 다치거나 기력이 떨어지기도 하는데, 발레는 안쪽 근육을 강화하는 운동이라 탄력 있고 힘 있는 하체를 만들 수 있다.

엉덩이와 허벅지의 안쪽 근육 강화

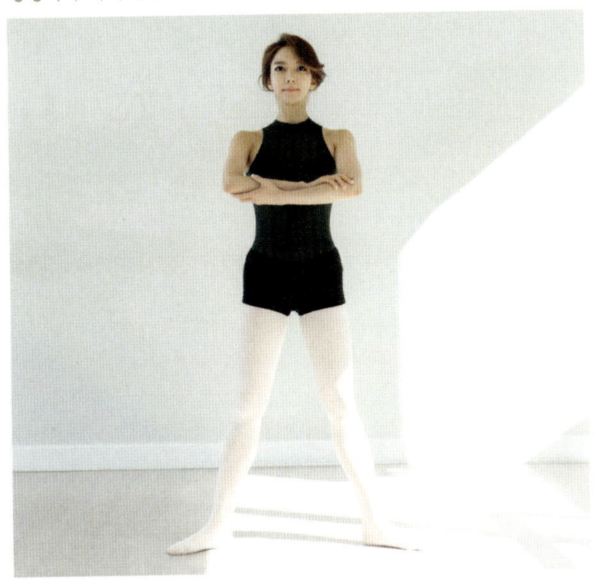

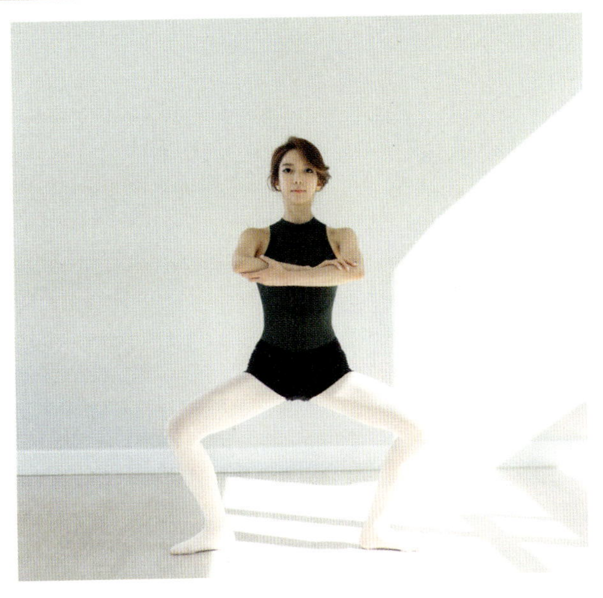

1 스퀘어 박스Square Box(73페이지)를 유지하며 양팔을 가슴 높이에서 포개고, 다리를 어깨너비보다 약간 더 벌린 후 양발이 바깥을 향하게 한다.

2 그대로 무릎을 굽힌 후 괄약근을 조이면서 일어난다. 8회 이상 반복한다.

요실금 예방

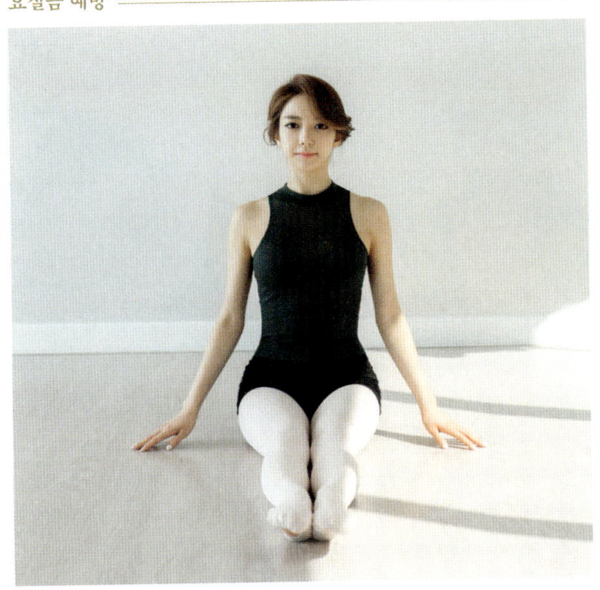

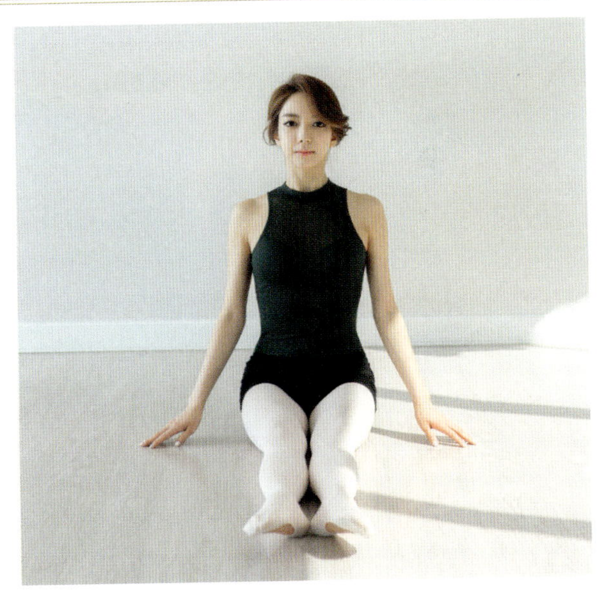

1 바닥에 앉아 다리를 발끝까지 쭉 편다.

2 괄약근을 힘 있게 조이면서 발꿈치는 붙이고 턴 아웃(81페이지) 한다. 괄약근을 조인 후 풀기를 8회 이상 반복한다.

오십견 예방

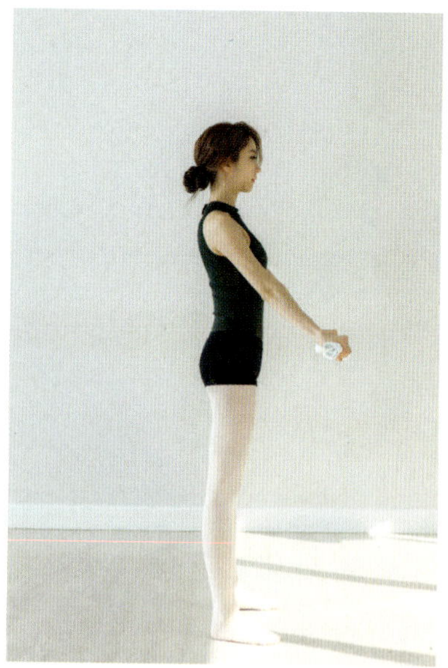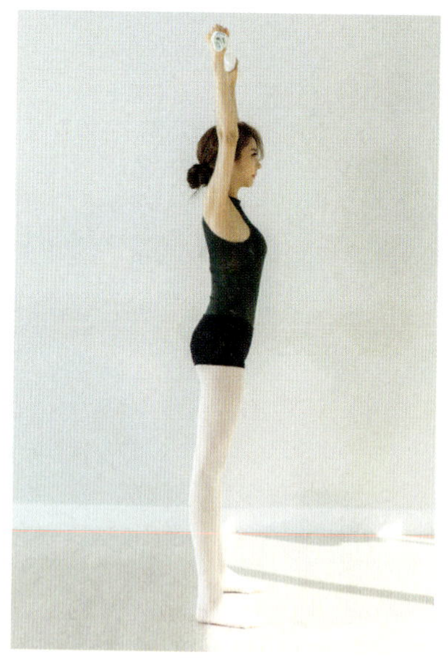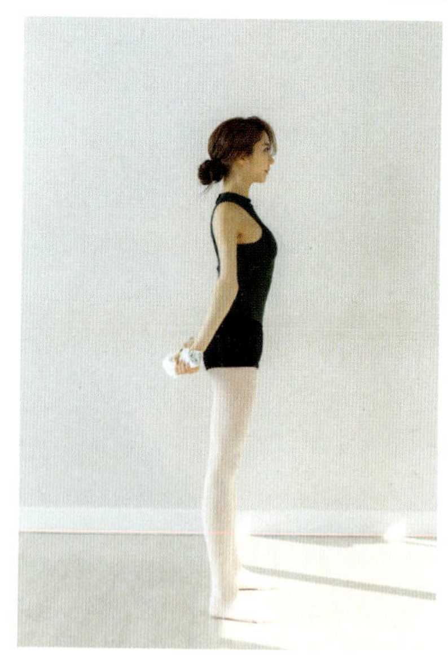

1   수건을 말아 양손으로 잡는다.

2   양팔을 머리 위로 올린다.

3   그대로 팔을 뒤로 돌린다. 8회 이상 반복한다.

목과 허리 관절의 유연성 키우기

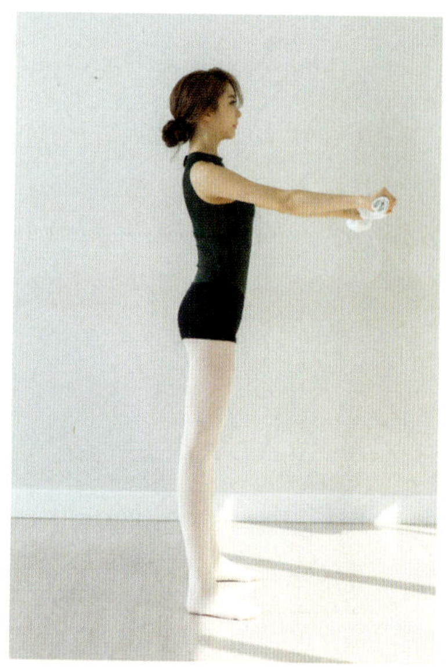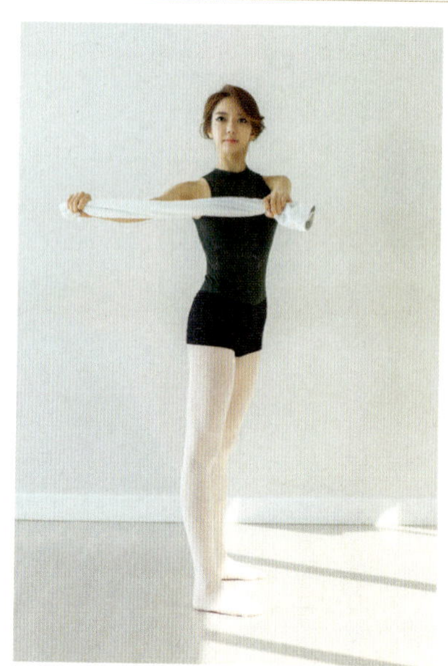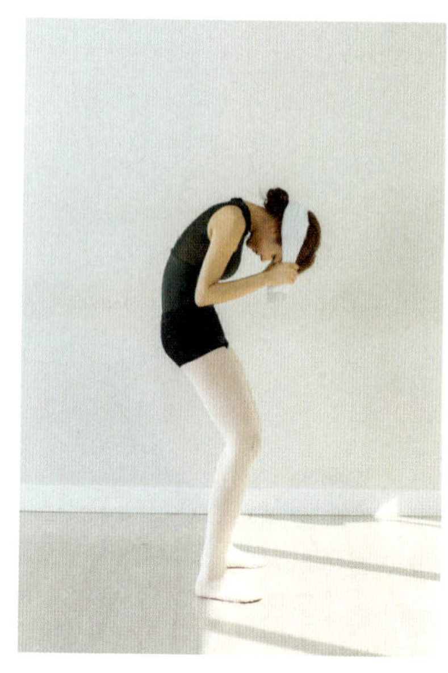

1   수건을 말아 양손으로 잡고 양팔을 어깨 높이로 든다.

2   좌우로 양팔을 돌린다.

3   머리를 숙인 후 수건으로 뒷머리를 감싸 아래로 당긴다. 8회 이상 반복한다.

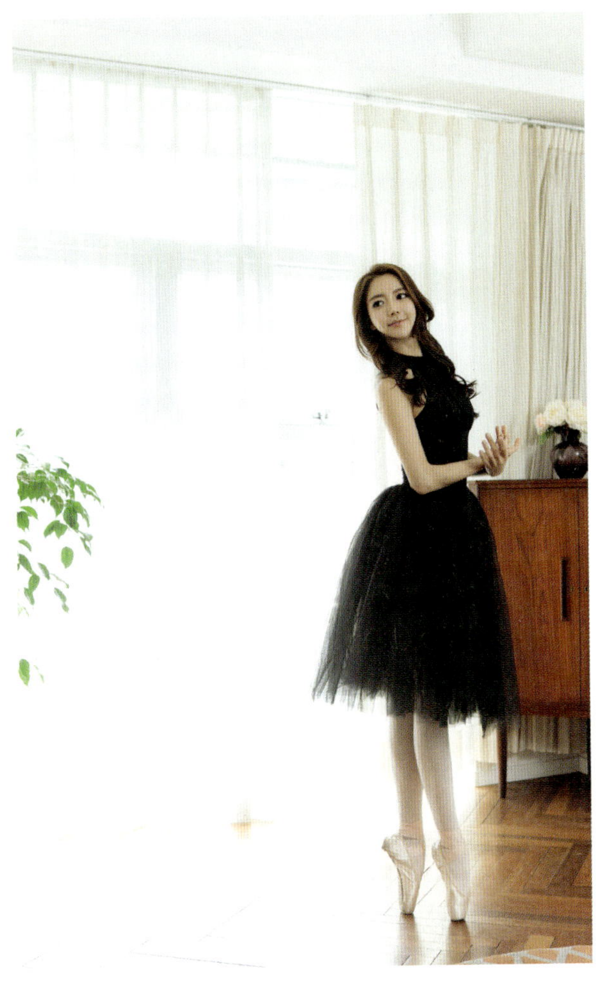

알 아 두 세 요　여성이라면 누구에게나 도움이 되는 발레

- **어린이**　골격이 형성되는 어린이들이 발레를 시작하면
유연성을 키울 수 있음은 물론 자세도 교정할 수 있다. 게다가
균형감각과 근력을 발달시켜 어린이 기초 체력 형성에도 좋다.
음악에 맞춰 발레를 하면 리듬감과 음악적 감성을
키울 수 있을 뿐 아니라 표현력, 창의력도 함께 높아지며 더불어
자신감까지 얻을 수 있다.

- **예비 신부**　결혼을 앞둔 예비 신부들은 웨딩드레스를
입은 자신의 모습이 가장 아름답게 보일 수 있도록 본격적으로
다이어트를 시작한다. 발레는 보디라인을 매끈하게 다듬어주기
때문에 웨딩드레스를 입을 신부들에게 아주 적합하다. 근육이
계속 긴장하고 있는 동작이 많아 군살이 제거되어 등, 어깨, 팔뚝 등
웨딩드레스를 입었을 때 노출되는 부분을 우아하게 다듬을 수 있다.

- **임산부**　특이소견이 없다면 임신 4개월 이후 간단한 발레 동작을
시작해도 되지만, 점프 등 몸에 너무 무리가 가는 동작은
피하도록 하자. 클래식 음악을 들으며 부드럽게 몸을 움직이면,
음악 태교를 하면서 건강도 지킬 수 있다. 골반 근육을 발달시켜
분만 시 자궁이 쉽게 열려 임산부에게는 더없이 좋은 운동이다.
산후 골반 근육을 빠르게 회복시키고 늘어난 자궁이
신속하게 수축되도록 도와주기 때문에 산후에 발생할 수 있는
요실금 예방에도 아주 좋다.

Chapter 2 살찌지 않는 몸으로 바뀌는 발레 습관

시간을 내서 운동하는 것은 중요하다. 하지만 몸매는 평소 생활습관에 따라 아주 많이 달라진다. 짬짬이 하는 스트레칭, 바르게 걷기, 올바른 식습관 등 사소한 것부터 하나씩 습관을 바로잡으면 자신도 모르는 사이에 아름다운 몸매를 갖게 된다.

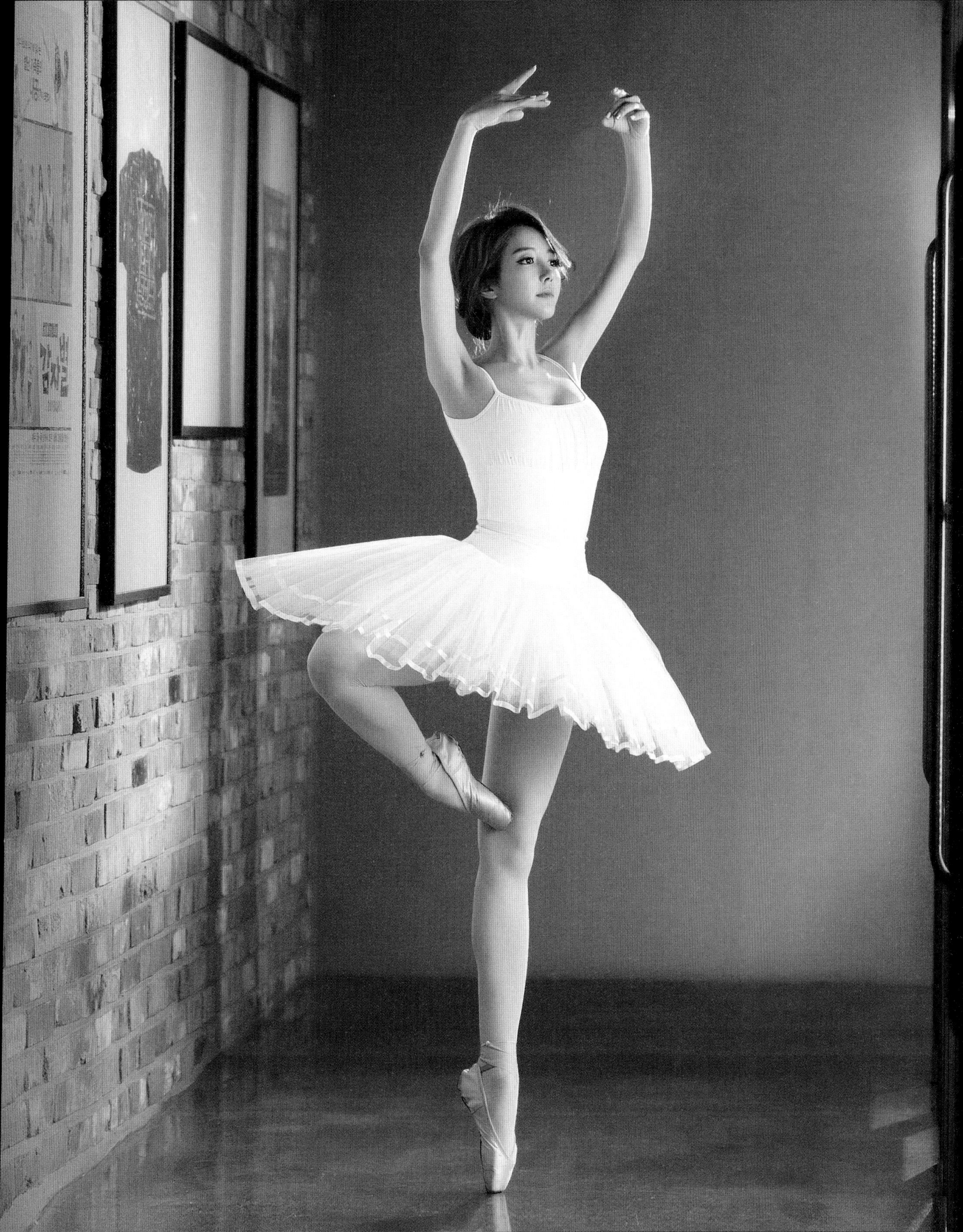

1

매일 생활습관으로
날씬한 몸을 만들 수 있다

휴식 중 스트레칭

앉거나 누워서 잡지를 보는 사람이 많은데, 나는 잡지를 보면서도 틈틈이 스트레칭을 한다. 바닥에 앉아 두 다리를 180도 가까이 양옆으로 쭉 뻗고 상체 스트레칭을 한다. 한 손으로는 페이지를 넘기고 다른 한 손으로는 반대쪽 발끝을 잡으며 몸을 길게 늘이기도 한다. 편한 자세로 책을 읽거나 휴식을 취할 수도 있지만, 무의식적으로 편한 자세를 취하다 보면 점점 그 자세가 습관이 된

다. 그러므로 쉴 때도 자세를 바르게 하고 스트레칭을 하는 것이 좋다. 누워 있을 때도 마찬가지다. 발끝을 쭉 펴거나 발목과 팔목을 돌리는 등의 간단한 스트레칭만으로도 유연성을 되찾을 수 있다. 티끌 모아 태산이라는 말이 있듯, 간단한 스트레칭이 모여 아름다운 몸매를 만들어준다.

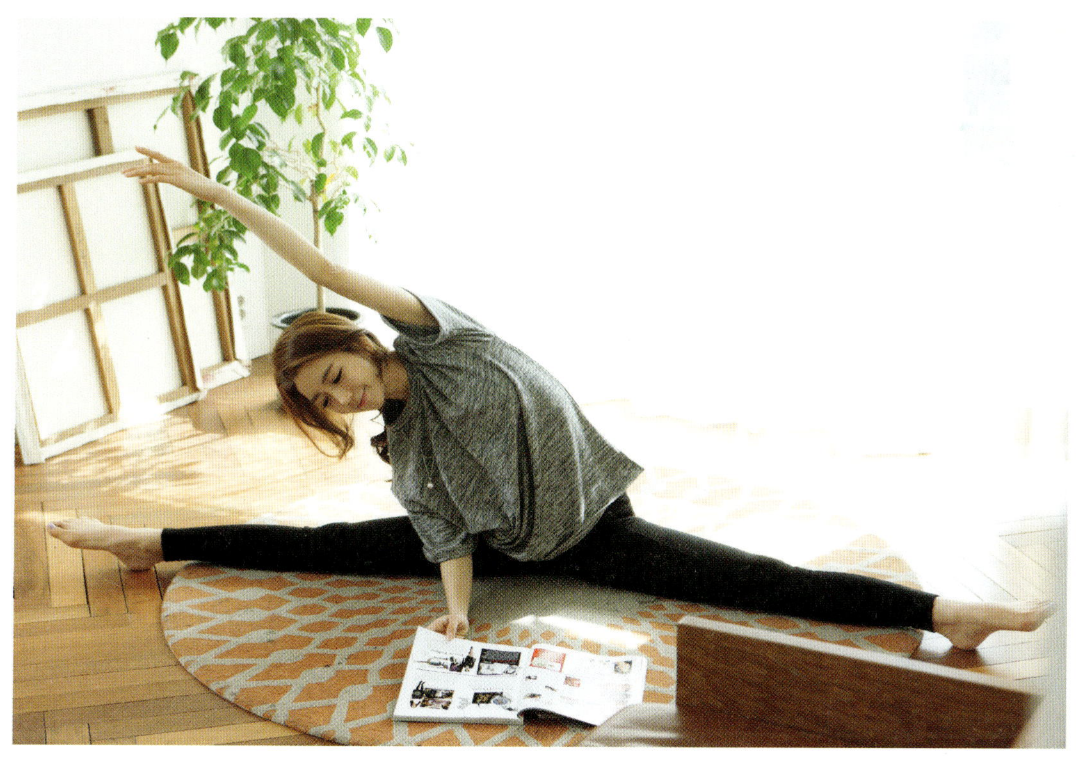

매일 아침 2분, 침대 스트레칭

아침에 눈을 뜨면 제일 먼저 누워서 있는 힘껏 쭉쭉 기지개를 켜며 아주 개운한 듯 "잘 잤다."를 외친다. 일이 많아 하루 수면시간이 4시간이 채 되지 않을 때도 항상 "잘 잤다."를 외치며 스트레칭을 한다. 그러면 잠을 자는 동안 굳었던 근육들이 눈을 떠 몸이 개운해지고 기분이 상쾌해진다. 게다가 지난밤의 고민이 해결되는 것 같고 왠지 기분 좋은 하루를 시작할 수 있을 것 같은 예감도 든다.

너무 바쁜 날은 침대 위에서 온몸을 쭉 펴는 정도의 간단한 스트레칭을 하고, 여유 있는 날은 눈을 뜨자마자 침대에 앉아 다리를 어깨너비로 벌리고 양손을 머리 위에 올린 뒤 오른쪽과 왼쪽으로 번갈아 트위스트하며 허리 스트레칭을 한다. 아무리 바빠도 1~2분 정도 간단한 스트레칭을 하고 나면 몸의 상태와 마음가짐이 달라지는 것을 느낄 수 있다. 스트레칭을 하다 보면 새로운 아이디어가 떠오르기도 하므로 아침 스트레칭은 항상 잊지 않도록 한다.

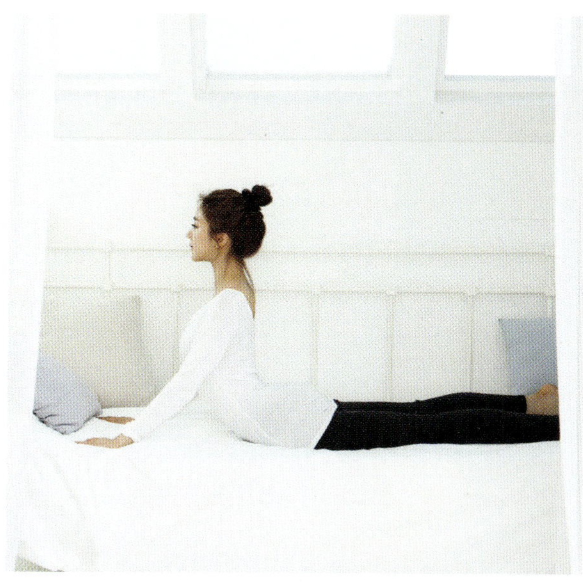

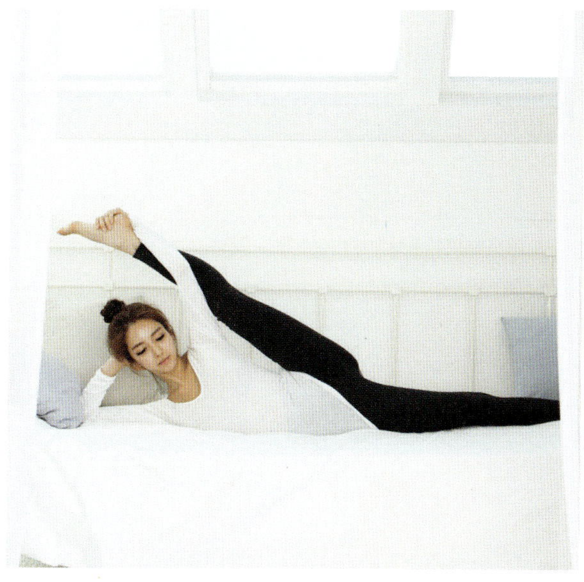

1 엎드린 상태에서 상체를 든 다음 10초 동안 정지한다. 3회 이상 반복한다.

2 옆으로 누워 최대한 다리를 올린 후 10초 동안 정지한다. 3회 이상 반복한다.

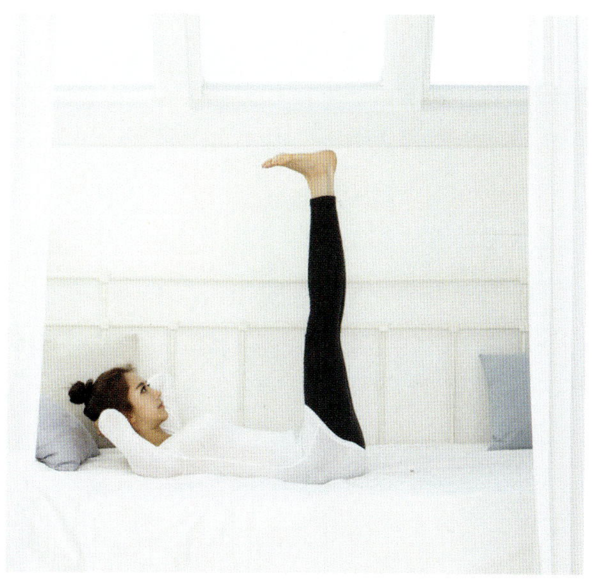

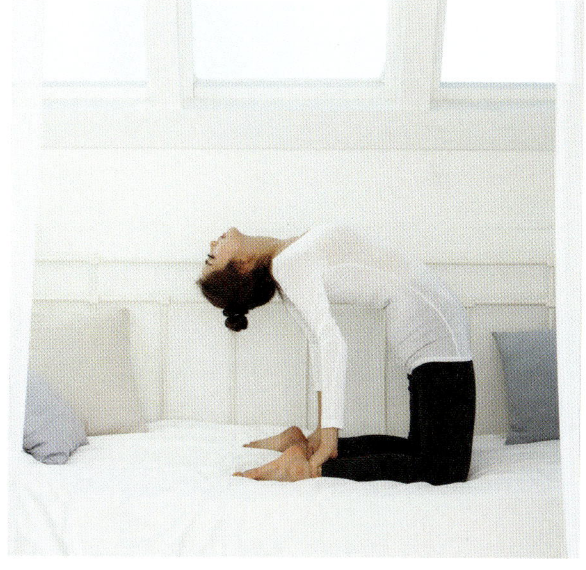

3 똑바로 누워 양다리를 올린다. 이때 두 팔로 뒷머리를 감싸 목을 함께 들어올린 후 10초 동안 정지한다. 3회 이상 반복한다.

4 무릎을 꿇고 앉아 상체를 뒤로 젖힌 후 10초 동안 정지한다. 3회 이상 반복한다.

의자에 앉아 스트레칭

대부분의 학생이나 직장인은 하루 중 책상 앞에서 보내는 시간이 가장 길다. 특별한 움직임 없이 장시간 의자에 앉아 있다 보면 어깨나 허리, 팔목, 목 등에 통증이 많이 생기는데, 이를 방치하면 만성 통증이 되어 평생을 따라다닐 수 있다. 그러므로 틈틈이 스트레칭을 해야 한다. 너무 바빠 시간이 없다면 의자에 앉은 채 가볍게 팔다리를 앞으로 쭉쭉 뻗어본다. 이런 간단한 동작만 꾸준히 해도 팔다리의 뭉친 근육을 풀 수 있다. 목에 통증을 느낀다면 어깨를 바르게 하고 양손을 깍지 끼어 머리 뒷부분에 댄 다음 머리를 아래쪽으로 지그시 누르자. 이때 아프다고 느낄 정도로 꾹 눌러야 한다. 간단한 동작이지만 틈틈이 반복하면 만성 통증이 서서히 해결되는 것을 느낄 수 있다.

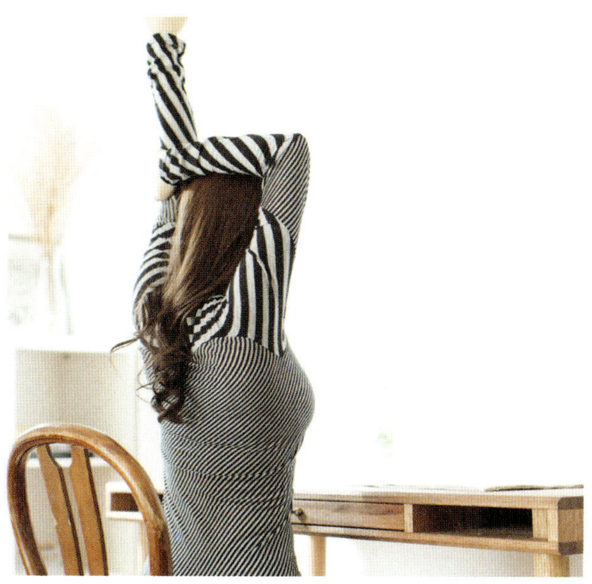

1   한쪽 팔을 위로 쭉 올리고 다른 팔로 올린 팔을 지탱한다.

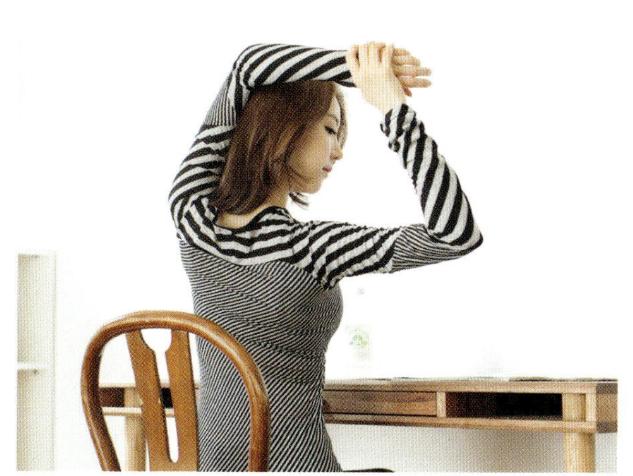

2   두 팔을 잡은 후 한쪽 어깨 뒤로 내린다.

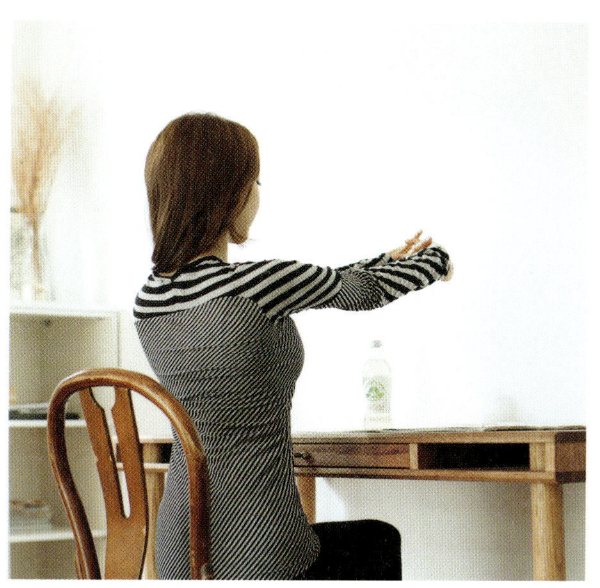

3   손가락을 깍지 끼고 팔을 앞으로 쭉 뻗는다.

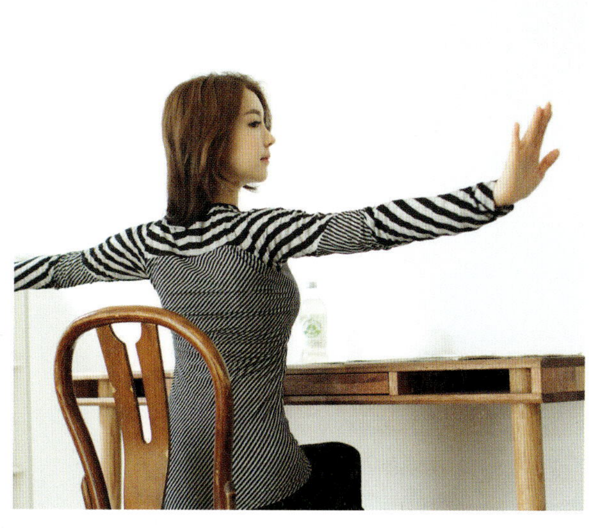

4   양팔을 옆으로 벌리고 손목의 수평을 유지한 다음 직각으로 세우고 손목을 돌리며 작은 원을 그린다. 5회 이상 반복한다.

엘리베이터 스트레칭

엘리베이터를 혼자 탈 때가 있는데, 나는 이때를 놓치지 않고 스트레칭을 한다. 다른 사람과 함께 탄 경우에도 뒤쪽에 자리를 잡고 간단한 스트레칭을 한다. 처음에는 몰래 스트레칭을 하다 함께 탄 사람과 눈이 마주치면 부끄럽기도 했지만, 이제는 익숙해져 가볍게 눈인사를 보내곤 한다.

엘리베이터 벽에 붙어 무릎을 구부리며 발을 앞으로 뻗는다거나 상체를 좌우로 내려 허리 스트레칭을 하는 것도 좋은 방법이다. 바닥에 떨어진 물건을 주울 때 무릎을 굽히지 않고 허리를 숙이는 것도 운동이 된다.

바빠서 운동을 못한다는 핑계는 접고 자투리 시간을 활용한 틈새 스트레칭을 생활화하자. 이것만으로도 충분한 운동이 되며, 이 작은 시간이 건강하고 유연한 몸을 선물한다.

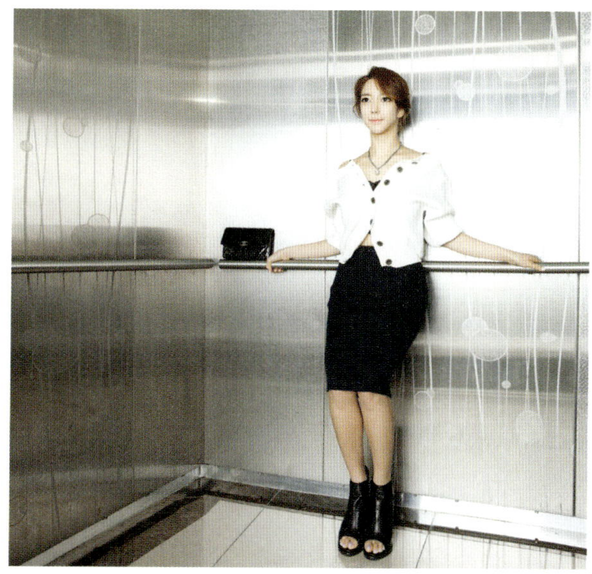

1 벽에 기댄 채 무릎만 구부리고 똑바로 선다.

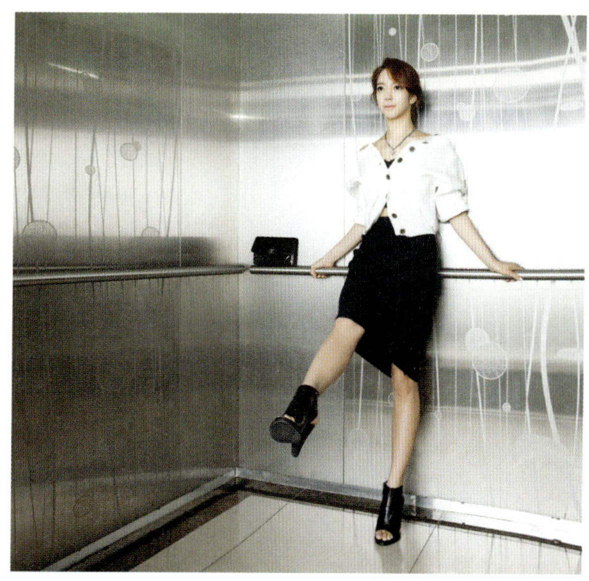

2 다리를 번갈아 앞으로 뻗는다.

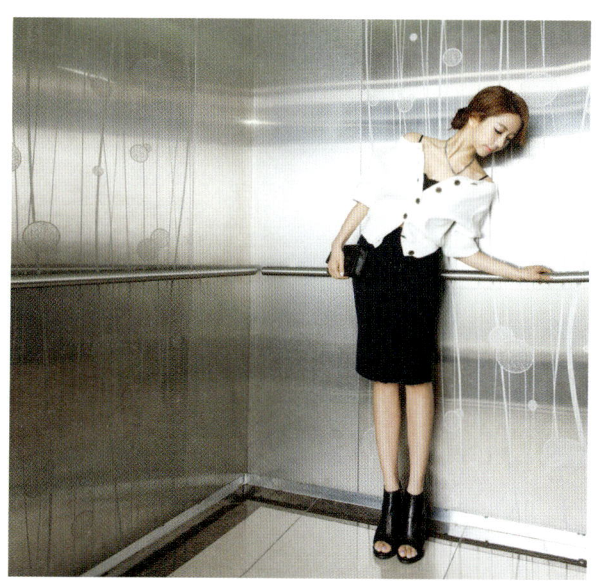

3 두 다리를 허벅지까지 붙이고 서서 상체만 좌우 번갈아가며 옆으로 숙인다.

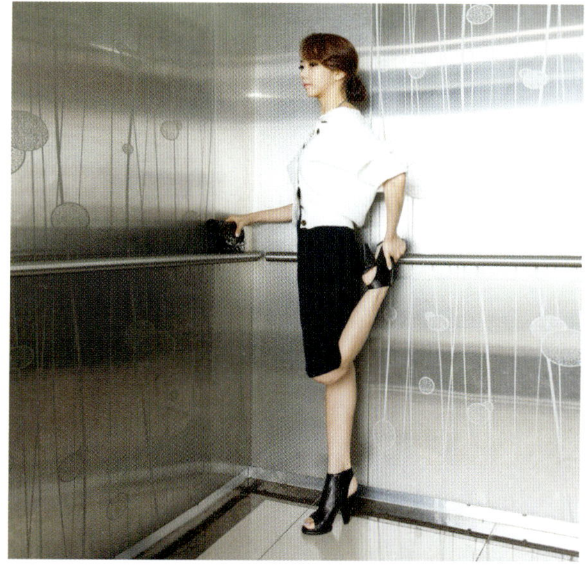

4 벽에 손을 짚고 한쪽 다리를 45도 뒤로 길게 뻗는다. 뒤로 뻗은 다리를 잡아 엉덩이에 붙인다. 양쪽 다리를 번갈아가며 반복한다.

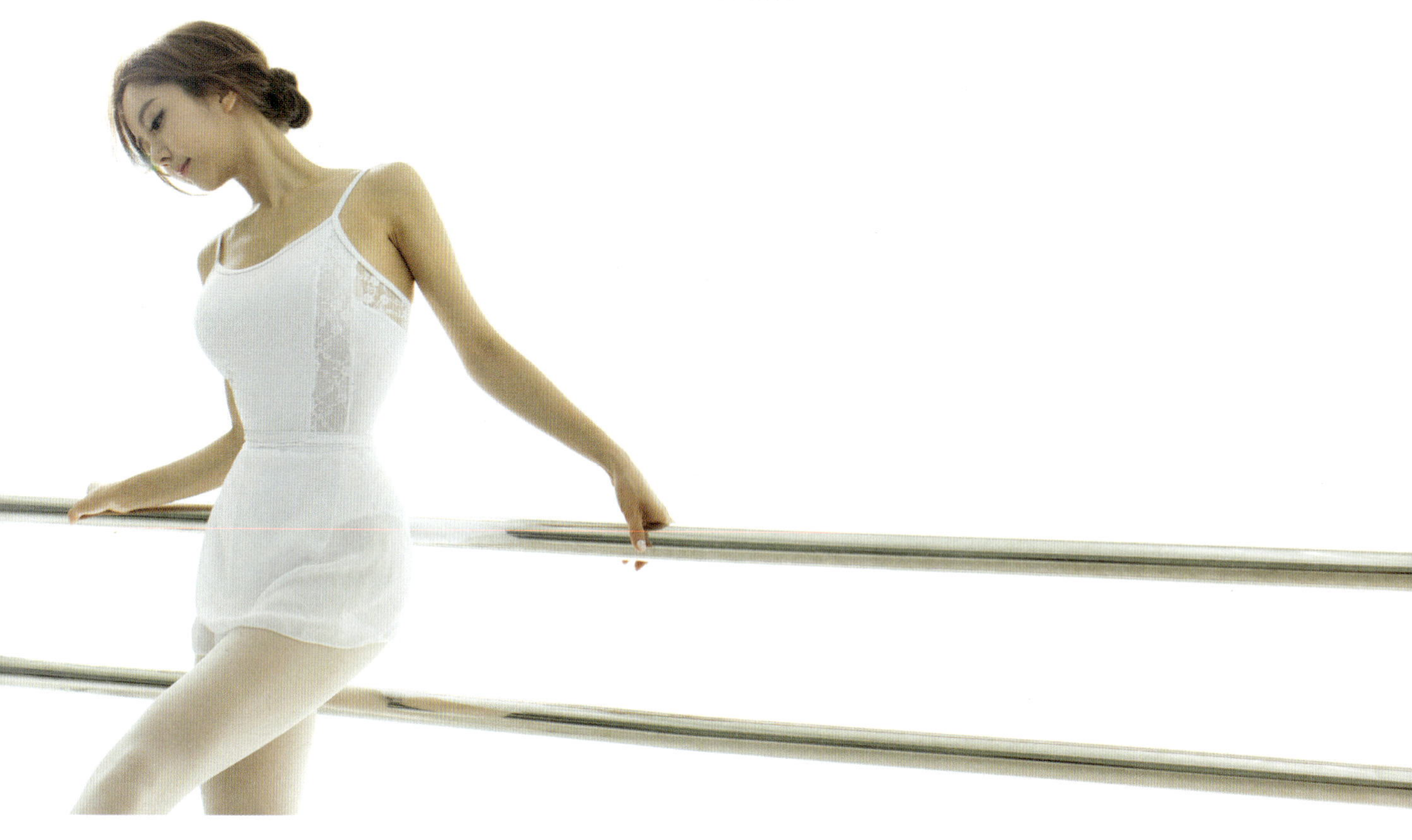

평생 지속해야 하는 다이어트

요즘은 자기관리가 삶의 경쟁력인 만큼 노출의 계절 여름을 위한 짧은 다이어트가 아닌 요요 없는 꾸준한 다이어트는 필수다. 그러기 위해서는 극심한 운동과 굶는 다이어트 대신 스트레스 받지 않고 꾸준히 할 수 있는 운동과 식이요법을 찾아야 한다. 많은 사람이 운동은 하지 않고 굶거나 다이어트 약에 의존하는 방법으로 살을 뺐다가 다이어트 전 몸보다 더 살이 찌는 극심한 요요현상을 겪는다. 주변에서 다이어트를 하는 친구들을 보면 극단적인 방법을 선택하는 경우가 많다. 한 가지 음식으로

만 끼니를 때우는 원 푸드 다이어트를 하는가 하면 아예 식사를 하지 않기도 한다. 일주일 안에 살을 빼야 한다면 요요현상을 각오하고 굶어서 살을 뺄 수도 있겠지만, 날씬하고 아름다운 몸매를 만들고 싶다면 장기적인 노력이 필요하다.

우리 몸은 현재의 체중을 기억해 그 체중을 유지하려는 성질을 가지고 있다. 그렇기 때문에 급격하게 살을 빼면 몸은 이전 상태로 돌아가려고 한다. 또한 음식 섭취량을 갑자기 줄이면 여기에 몸이 반응하며 기초대사량을 줄

인다. 기초대사량은 생명을 유지하는 데 필요한 기본 에너지로, 아무것도 하지 않고 가만히 있어도 소비되는 열량이다. 먹는 양은 같은데 살이 찌지 않는 사람은 기초대사량이 높기 때문이다. 이렇듯 기초대사량을 높여야 살이 찌지 않는 체질로 바꿀 수 있는데, 극심한 다이어트를 하면 기초대사량이 감소해버린다. 그 결과 조금만 먹어도 살이 찌는, 소위 물만 마셔도 살이 찌는 체질로 바뀌게 된다. 게다가 다이어트로 살을 빼면 지방과 근육이 함께 빠지고, 살이 찔 때는 지방만 축적된다. 다이어트에 실패해서 요요현상을 겪으면 근육량과 기초대사량은 감소하고 지방만 늘어나게 되는 것이다.

우리 몸은 일정한 상태를 유지하려는 적응능력이 있는데 이를 항상성이라 한다. 항상성은 체중에도 적용되어 체중 감량 노력에도 불구하고 체중을 원상회복시키려는 신체적 요구가 일어난다. 그래서 체중 감량보다 감량된 체중을 유지하는 것이 더 어렵다고 말한다.

요요현상을 예방하기 위해서는 2~3개월 동안 식이 조절을 하고, 다음 3개월은 감량한 몸을 유지하는 식으로 최소 6개월 이상 꾸준히 다이어트를 해야 한다. 우리 몸이 바뀐 체중과 몸매를 인지하기까지 적어도 6개월은 걸리기 때문이다.

절식과 운동을 생활화하면 생활습관이 바뀌고, 신체가 새로운 체내 환경에 적응해 감량된 체중을 유지하기가 점점 더 쉬워진다. 더욱이 심리적으로도 성공에 대한 만족감이 높아져 이런 습관을 지속하는 것이 어렵지 않게 된다.

알 아 두 세 요　항상 긴장하기

가장 중요한 생활습관은 몸을 항상 긴장시키는 일이다. 체구 자체를 작게 만든다는 생각으로 몸의 긴장을 풀지 않아야 한다. 예를 들면 55사이즈를 44사이즈로 바꾸겠다는 생각으로 몸을 타이트하게 올려붙여 사이즈 자체를 줄이는 것이다. 근육을 채우고 갈빗대를 줄이고 몸통을 작고 단단하게 조이는 것이 중요하다. 몸에 힘을 주고 있는 것만으로도 기초대사량이 두 배로 껑충 뛴다.

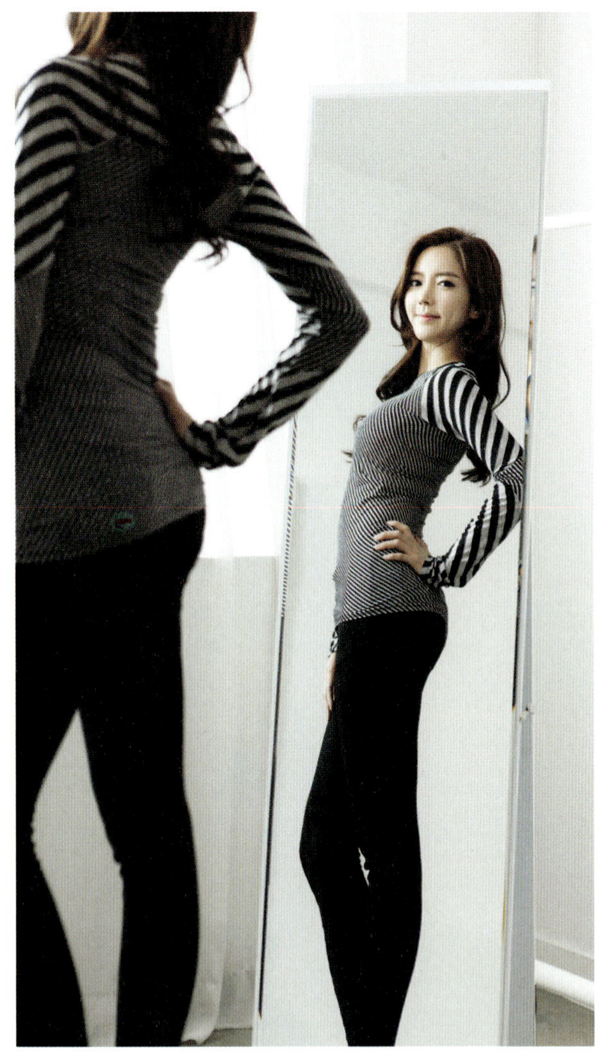

전신 거울 활용

거울을 들여다보는 생활습관은 아주 중요하다. 거울은 자신을 보여주는 현실이므로 아무리 몸매가 마음에 들지 않아도 전신 거울을 자주 들여다보자. 거울 속의 자기 모습을 계속 보고 느끼며 몸의 긴장을 늦추지 않으면 그만큼 몸이 더 예뻐진다. 계속 몸을 들여다보아야 어디에 군살이 있고 어느 부분이 콤플렉스인지 인지하게 되어 자신도 모르게 그 부분에 힘을 준다. 또한 단순한 몸무게 감량이 아니라 몸매를 가다듬기 위해 다이어트를 한다면 몸의 라인을 직접 느껴야 하므로 거울과 친해져야만 한다. 운동이나 스트레칭을 할 때도 동작이 정확한지 전신 거울을 통해 확인해야 운동 효과를 제대로 볼 수 있다. 운동할 때 어느 부분이 움직이는지 알고 있으면 부위별 운동을 할 때 아주 효과적이다.

몸매가 드러나는 옷 선택

몸매가 드러나는 옷을 입는 것도 몸의 긴장을 유지하는 방법이다. 사실 몸매에 자신이 없는데 라인이 드러나는 옷을 입으려면 용기가 필요하다. 나 역시 밤에 폭식을 한 다음 날은 타이트한 옷을 입기가 꺼려진다. 그러나 이럴 때일수록 몸매가 드러나는 옷을 입어야 긴장하는 습관이 몸에 익게 된다.

몸에 힘을 주는 일은 생각보다 어렵다. 하지만 뱃살이 보이거나 팔뚝 살이 흔들리지는 않을까 긴장하게 마련이라 평소에 타이트한 옷을 입는 습관을 들이면 의식적으로 몸에 힘을 주게 된다. 그러면 몸의 근육들도 긴장해 자신도 모르는 사이에 점점 날씬한 몸이 만들어지는 것이다. 이런 생활습관이 몸에 익으면, 너무 달라붙어서 민망했던 옷도 어느덧 여유가 생기는 것을 느낄 수 있다.

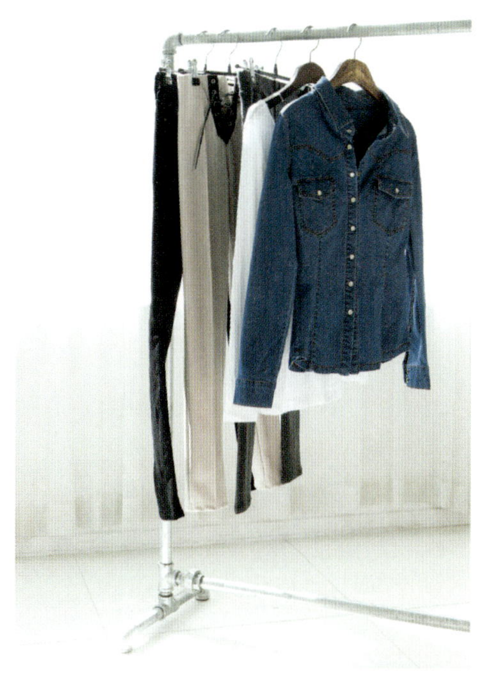

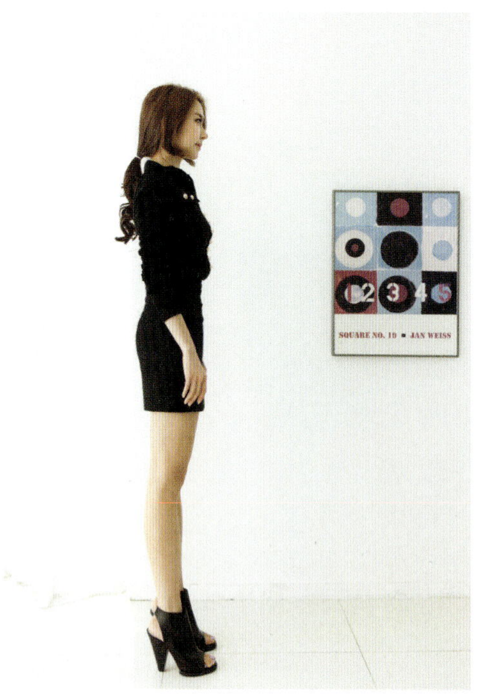

바른 호흡으로 2kg 감량

몸매를 가꾸는 데 올바른 호흡법은 무척 중요하다. 그런데 많은 사람이 이를 간과한다. 발레는 풀업Pull-up(머리 밑 경추부터 엉덩이의 미추까지 척추를 길게 하며 옆에서 봤을 때 1자가 되는 자세)을 기반으로 호흡한다. 그래서 다른 운동에서 사용하는 복식호흡(아랫배를 이용하는 호흡법으로 코로 숨을 들이쉬고 입으로 내뱉는다)과 달리 계속 복부의 힘을 유지하며 숨을 머리 위로 들고 있다고 생각하는 게 중요하다. 숨을 들이쉬고 내쉴 때 모두 복부의 힘을 빼지 말고 갈비뼈를 작게 만든다는 생각으로 배꼽을 조이며 호흡한다. 처음에는 쉽지 않지만 몸에 익으면 굳이 뱃살을 빼기 위한 운동을 하지 않아도 단단한 복근을 만드는 데 한몫을 한다. 윗몸일으키기보다 더 효과적인 방법이다.

발레 호흡

1 복부의 힘을 빼지 않는다.
2 갈비뼈를 조인다는 느낌으로 힘을 주며 숨을 마시고 내뱉는다.

몸매를 바꾸는 생활습관

하루 종일 의자에 앉아 일을 하다 보면 다리를 꼬거나 어깨를 움직이고 허리를 트는 등 여러 번 자세를 바꾸게 된다. 무의식중에 취하는 이런 자세도 몸매와 건강을 망가뜨리는 원인이다. 일단 나쁜 자세가 몸에 배면 다시 바른 자세 습관을 들이기가 쉽지 않다. 그러므로 평소 자신의 자세가 어떤지 수시로 체크해야만 한다.

나 역시 쇼핑몰 촬영이나 각종 행사 등으로 인해 가끔 좋지 않은 자세를 취한다. 카페에서 다리를 꼬고 앉거나 몸매를 부각시키기 위해 골반과 어깨를 틀어 과장된 S라인을 만들어 장시간 촬영을 하기도 한다. 문제는 이런 자세를 오래 유지하면 골반과 어깨가 틀어진다는 점이다. 또한 배와 골반 근육이 틀어진 자세에 맞춰져 몸이 삐뚤어진 상태로 굳어버린다. 자신도 모르는 사이에 말이다.

어느 날 동료가 나를 부르더니 내 오른쪽 어깨가 내려간 것 같다고 말했다. 깜짝 놀라 몸을 자세히 들여다보니 왼쪽 골반이 앞으로 틀어지고 배 근육도 한쪽이 더 강하게 자리 잡고 있었다. 모르고 지나쳤다면 아마도 그 상태로 몸이 굳었을 것이다. 지금 생각해도 정말 아찔하다. 이렇게 나쁜 자세가 계속 유지되면 골반이 심하게 틀어지고 허리와 무릎, 발목의 통증까지 유발할 수 있다. 전문가인 나도 가끔 자세가 틀어지는데 보통 사람들은 오죽할까. 다시 한 번 습관의 중요성을 깨달은 순간이었다.

체형을 변화시키는 걷기와 서기

발레리나들을 보면 얼굴은 작고 목이 긴 사람이 많다. 선천적으로 타고난 사람들도 있지만 대부분 발레를 하며 후천적으로 형성된 라인이다. 발레는 목을 세우고 턱을 드는 동작이 많아 자연스럽게 얼굴과 목 라인이 아름답게 유지되는 것이다. 걸을 때도 마찬가지다. 턱을 살짝 들고 걸으면 자연히 목 라인이 길어지며 어깨는 뒤로 내려가고 턱 라인이 생긴다. 상대적으로 얼굴이 작아 보이며 얼굴형도 차츰 갸름해진다. 걸을 때는 무릎과 골반을 들고 뒤꿈치부터 바닥에 대는 느낌으로 걷는다. 어깨는 내리고 배와 엉덩이에 힘을 준다.

배를 내민 채 등을 굽히고 다리를 벌리고 걷는 사람이 많은데, 이는 복부에 힘이 없어 이런 습관이 몸에 스며들어서다. 이런 상태로 나이가 들면 다리가 O자형으로 바뀌면서 계속 무릎이 벌어지고 허리는 더욱 굽는다. 그러므로 항상 배에 힘을 주고 무릎을 모아서 걷는 습관을 들여야 한다. 오랜 시간 이런 방법으로 걸으면 몸에 탄

바르게

걷기

1 무릎과 골반을 들고 뒤꿈치부터 바닥에 댄다.
2 어깨의 힘을 빼고 배와 엉덩이에 힘을 준다.
3 턱을 약간 든다.

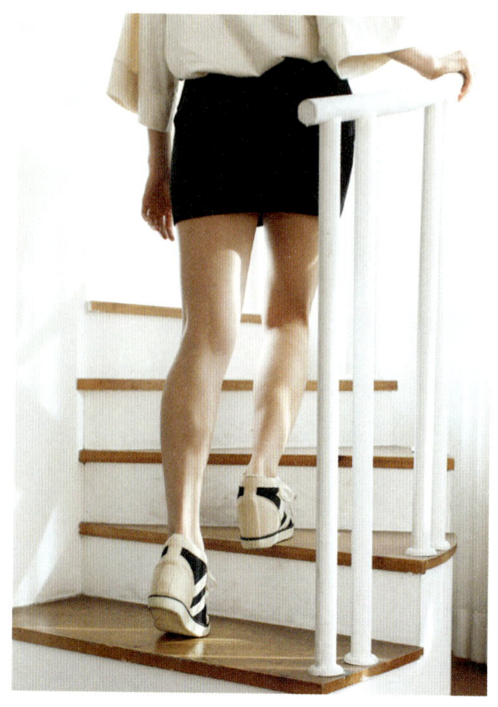

력이 생길 뿐 아니라 자신감 있는 걸음걸이가 완성된다. 버스나 지하철을 타고 이동할 때도 가능하면 앉지 않고 서 있는 것이 좋다. 이때 온몸에 힘을 주어 중심을 잡고 배에도 힘을 준다. 몸 전체를 길게 뻗는다는 생각으로 목을 꼿꼿이 세우는 것도 중요하다. 다리에서 척추, 목까지 일직선을 유지해야 자세가 흐트러지지 않는다. 승모근을 뒤로 내리고 갈비뼈를 모아 척추를 곧게 세우는 느낌으로 골반을 유지한다. 호흡이 머리 위에 있다고 생각하며 꼭두각시 인형처럼 누가 내 머리카락을 잡아 올린다는 느낌으로 서 있는 것이다. 이동할 때 이렇게 바른 자세를 유지하는 것만으로도 살을 쭉쭉 뺄 수 있다. 집안일을 할 때도 마찬가지다. 보통 설거지를 할 때 배를 싱크대에 기대는데, 몸에 힘을 주고 허리를 편 채 설거지를 하면 복부와 허리 강화에 굉장히 도움이 된다. 조금 힘들더라도 바른 자세를 유지해야 다이어트는 물론 자세 교정이 이루어진다.

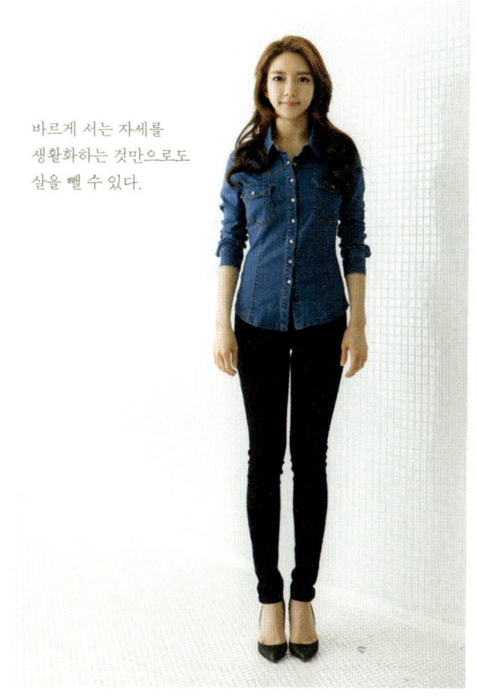

바르게 서는 자세를
생활화하는 것만으로도
살을 뺄 수 있다.

몸이 예뻐지는 자세

몸이 예뻐지는 자세는 간단하다. 앉아 있을 때 다리를 꼬지 않고, 양쪽 엉덩이뼈를 의자에 붙인 뒤 척추를 곧게 세운다. 또한 항상 어깨를 뒤로 내려 모으며 횡경막이 벌어지지 않도록 배에 살짝 힘을 주고 앉는 것이 중요하다. 배에 힘을 주기가 어렵다면 어깨만이라도 곧게 펴서 뒷날개 뼈를 모은다. 어깨만 펴도 허리, 골반, 목이 자연스럽게 펴진다. 처음에는 힘들겠지만 거울을 보며 수시로 자세를 체크해 이 자세를 몸에 익혀야 한디. 컴퓨터니 휴대전화를 사용할 때도 목을 앞으로 쭉 빼고 등을 굽히지 않는지 체크한다. 화면을 너무 뚫어져라 보고 있으면 점점 얼굴이 앞으로 가면서 거북목이 되기 쉽다. 그러면 목 뒤에 산처럼 올라오는 승모근이 발달하는데, 승모근이 발달하고 어깨가 구부정하면 등의 힘이 떨어지고 배의 힘도 빠져 자연스럽게 배가 나오게 된다.

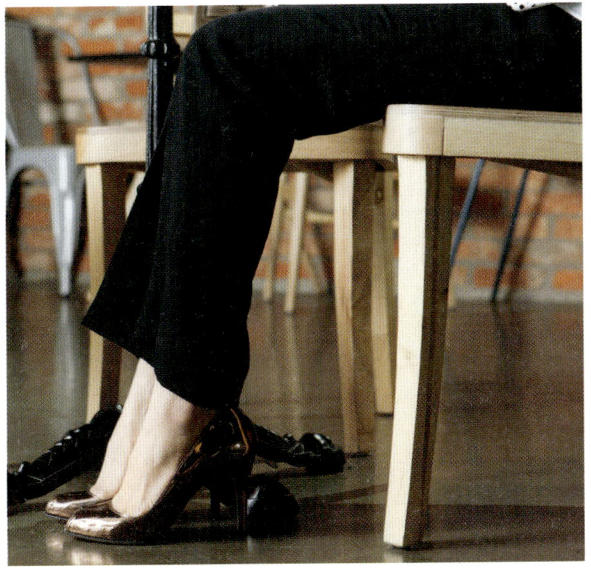

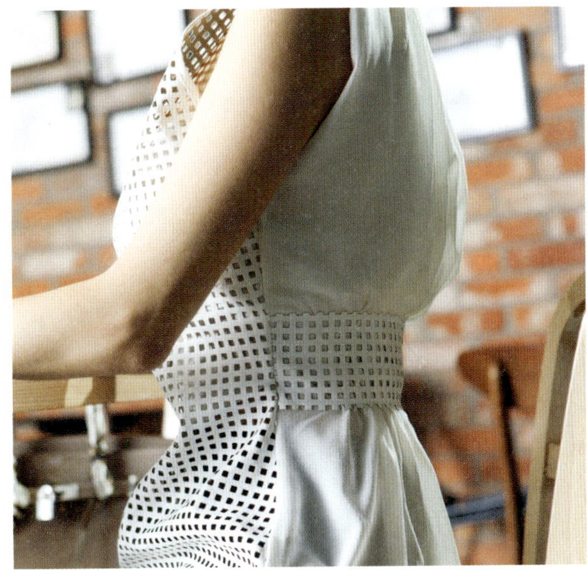

1   다리를 꼬지 않고 무릎을 붙인다.

2   척추를 90도로 곧게 세운다.

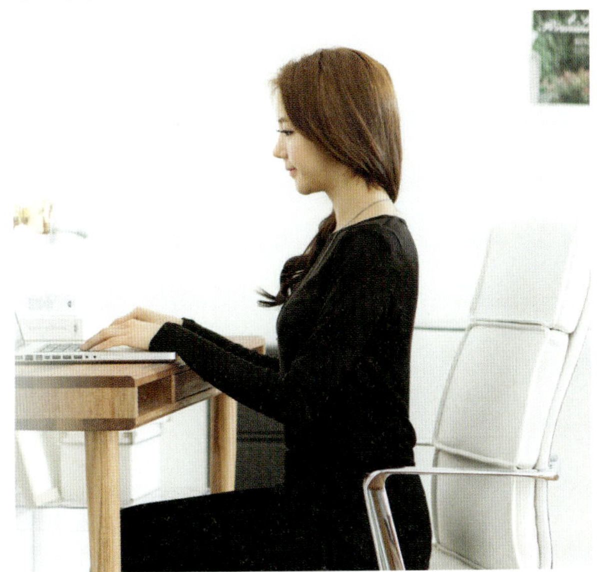

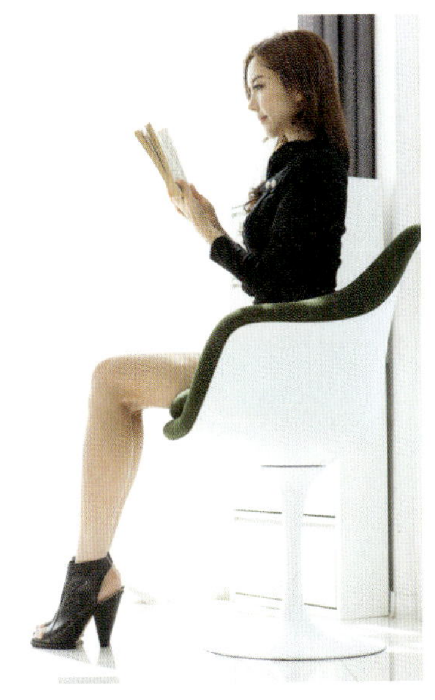

1   목을 의식적으로 뒤로 뺀다.

2   배에 힘을 주고 앉는다.

1   책을 너무 가까이서 보지 않는다.

2   다리를 모으고 허리를 90도로 곧게 세운다.

3   목을 너무 숙이지 말고 책을 들고 읽는다.

몸속 노폐물을 빼주는 반신욕

바쁜 와중에도 내가 꼭 하는 일이 있다. 따뜻한 물로 샤워하기, 일주일에 한 번 반신욕 하기다. 사우나에 가는 것도 좋지만 너무 뜨거운 곳에 오래 있으면 피부가 늘어지고 모공이 넓어지기 때문에 한 달에 한 번 정도만 이용한다.

반신욕은 몸의 혈액순환을 촉진해 혈액이 빠르게 돌게 하며 땀으로 노폐물이 배출돼 다이어트 효과도 있다. 생리불순이나 생리통, 냉증에도 도움이 된다. 반신욕은 따뜻하다고 느껴질 정도의 물에 잠들기 두 시간 전이나 식사를 한 지 두 시간쯤 지나 하는 것이 좋다. 또 너무 자주하는 것보다 일주일에 한 번, 20분 정도가 적당하다.

반신욕이 힘들다면 족욕으로 대신한다. 욕조에 다리를 넣고 종아리가 반쯤 담길 정도로 따뜻한 물을 부은 뒤 온기가 빠져나가지 않도록 욕조를 담요로 덮어두면 땀이 비 오듯 쏟아진다. 일주일에 두 번만 해도 종아리 라인이 달라지고 발걸음도 굉장히 가벼워진다.

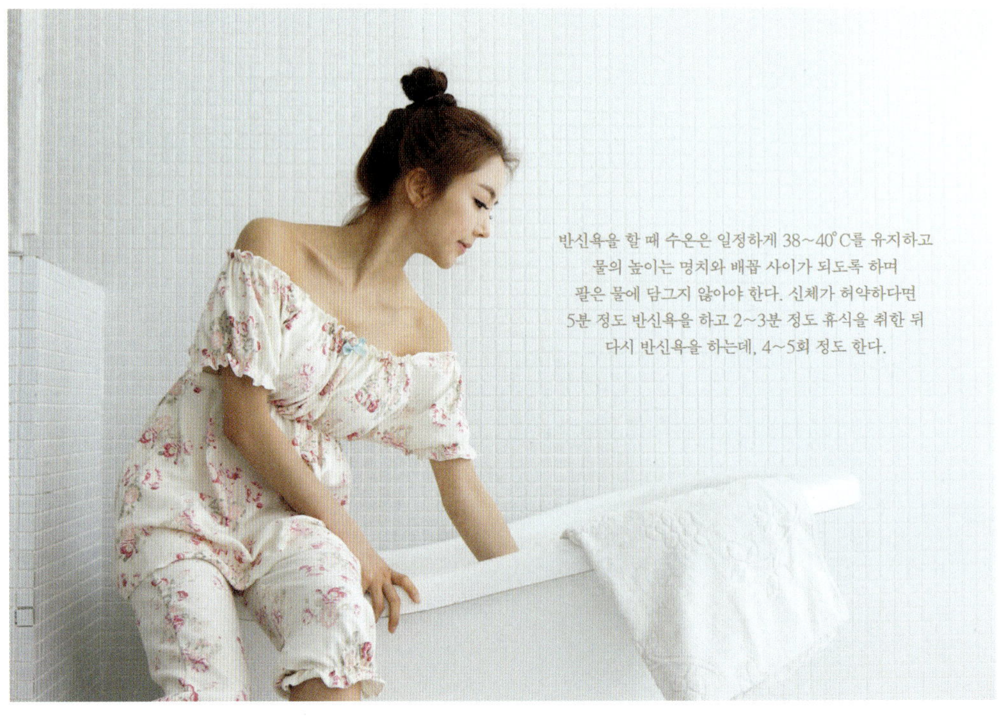

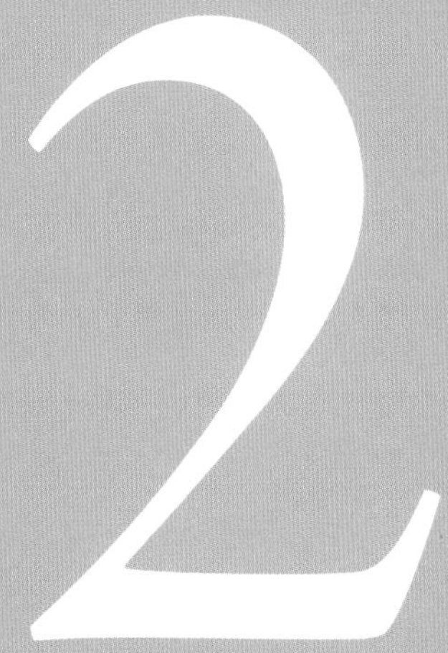

올바른 식습관을
갖는다

조 금 씩 여 러 번 섭 취

한때 1일 1식 열풍이 분 적이 있다. 소식하는 사람이 날씬한 것은 당연하지만, 그렇다고 하루에 한 끼만 먹고 살기란 여간 힘든 일이 아니며 건강에도 좋지 않다. 그보다는 조금씩 여러 번 먹기를 권한다. 한 번에 먹는 양을 줄여 위를 줄이는 것이다. 활동량이 많으면 그만큼 칼로리 소모가 많기 때문에 음식을 필요로 한다. 이때 한 번 먹을 양을 나눠서 조금씩 여러 번 먹는다. 음식을 조금 먹고 많이 활동하고, 배가 고프면 다시 조금씩 먹어 위를 작게 만드는 것이다.

또 하나 중요한 것이 정말 맛있는 음식만 먹기다. 남은 밥 한 숟가락이 아깝기는 하지만 그 한 숟가락이 살이 된다면 그것을 빼는 데는 더 많은 시간과 노력이 든다. 좋아하는 음식만 적당량 먹으면 먹을 때도 즐겁고 먹고 난 후에도 마음이 편하다.

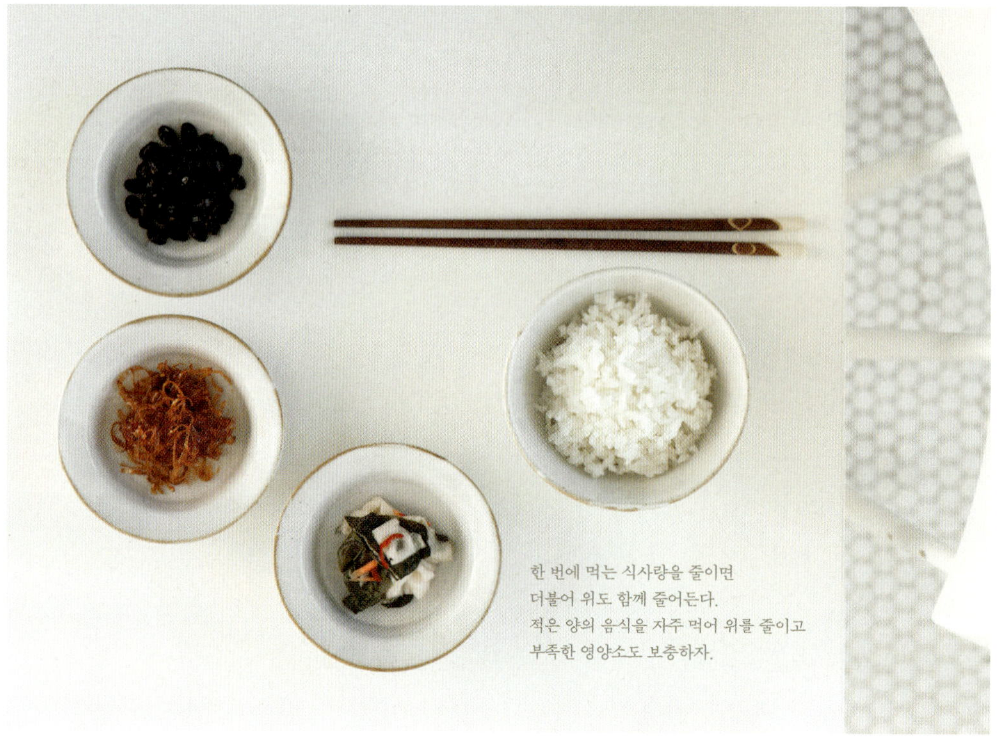

한 번에 먹는 식사량을 줄이면
더불어 위도 함께 줄어든다.
적은 양의 음식을 자주 먹어 위를 줄이고
부족한 영양소도 보충하자.

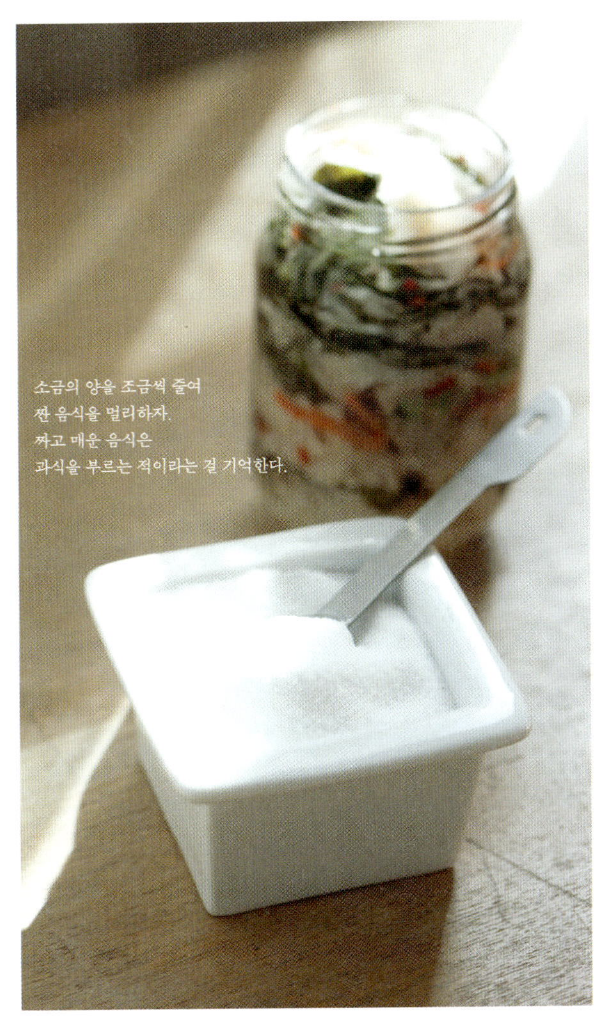

식 사 의 기 본 은 저 염 식

나는 워낙 먹는 것을 즐기는데, 어렸을 때는 특히 맵고 짠 음식을 좋아했다. 지금도 여전히 그렇지만 짜고 매운 음식을 먹으면 다음 날 몸이 붓는 현상을 체험하고는 이런 음식을 멀리하기 시작했다. 소금, 설탕, 고춧가루, 향신료 등은 식욕을 증진시켜 과식을 부르는 양념들이다. 짜고 매운 음식에 입맛이 길들여져 있다면 갑자기 싱겁게 먹기가 쉽지 않을 것이다. 양념들을 조금씩 줄이면서 서서히 입맛을 바꿔보자. 처음에는 맛이 없지만 차츰 싱겁게 먹다 보면 오히려 짠 음식에 대한 거부감이 생긴다. 이렇게 입맛을 바꾸는 것만으로도 식욕이 줄고 몸 상태가 좋아지는 것을 느낄 수 있다. 이제는 너무 매운 것을 먹으면 몸이 먼저 반응한다. 속이 아프고 몸이 붓는 등 몸에서 거부 반응을 보이는 것이다. 좀 더 싱겁게 먹고 좀 더 덜 맵게 먹어야 몸의 밸런스를 유지할 수 있다는 것을 기억하자.

먼저 칼로리부터 체크

아무리 빵을 좋아해도 버터나 설탕, 크림 등이 얼마나 많이 들어가는지 알면 손이 가다가도 멈추게 된다. 다이어트 중일 때는 더욱 그렇다. 그렇다고 좋아하는 음식을 무작정 멀리할 수는 없는 일. 이럴 때는 칼로리를 미리 알아두고 비슷한 종류 중 칼로리가 낮은 음식을 먹는 것이 좋다. 칼로리를 일일이 계산하라는 것이 아니다. 빵을 예로 들면, 어떤 빵의 칼로리가 더 낮은지 미리 알아두었다가 빵이 먹고 싶을 때 칼로리가 낮은 빵을 먹으라는 말이다. 크루아상은 빵 종류 중 칼로리가 높은 쪽에 속하므로 되도록 피하고, 바게트나 시골 빵은 상대적으로 버터와 설탕 함량이 적으므로 빵이 먹고 싶을 땐 바게트를 먹는다.

다이어트를 해야겠다고 마음먹고 칼로리를 조금씩 알아가면 칼로리가 높은 음식은 자연스레 싫어하는 음식 리스트에 올리게 된다. 대략적인 칼로리를 파악해놓고 칼로리가 낮은 음식 위주로 먹도록 하자. 살이 찌지 않는 음식을 좋아하는 입맛으로 바꾸는 것이 중요하다.

빵을 먹고 싶다면
칼로리가 높은 크루아상보다 바게트를 추천한다.
바게트는 크루아상에 비해
칼로리가 절반 정도로 낮다.

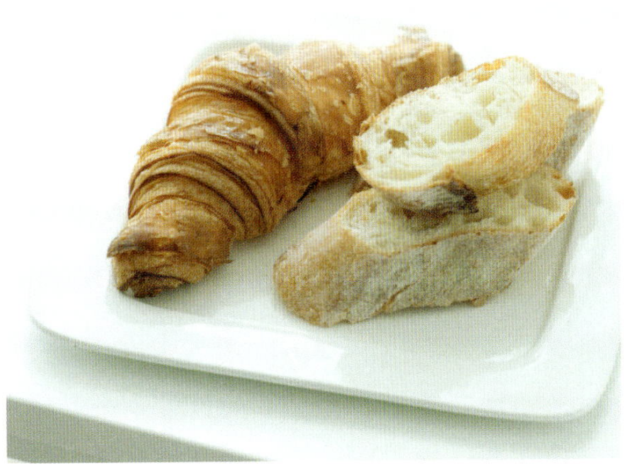

즐겨 먹는
음식의 칼로리

식품	양(g)	칼로리
쌀밥	200	300
볶음밥	200	450
비빔밥	300	530
김밥	170	484
짜장면	220	420
라면	100	381
떡볶이	100	217
파스타	300	690
치즈 케이크	105	412
식빵	35	102
토스트	60	200
피자	100	250
바게트	100	233

식품	양(g)	칼로리
크루아상	100	431
감자	100	66
고구마	100	131
오렌지	100	45
사과	250	130
바나나	100	100
토마토	300	40
참외	200	150
우유	200	125
카페모카	250	400
맥주	500	185
와인	150	126
콜라	250	100

배고픈 다이어트는 금물

하루 종일 바쁘게 생활하다 보니 끼니를 거를 때가 많았고 그때마다 몰아서 폭식을 하거나 굶곤 했다. 이런 생활을 반복하다 보니 위가 나빠져 위염과 위궤양으로 고생하기도 했다. 그 후로 먹는 게 부실하면 집중력이 떨어져 일을 하는 데 지장을 받는다. 밥을 먹기 애매한 시간에는 이동하는 도중 햄버거나 샌드위치와 음료수로 끼니를 때우곤 했는데, 먹다 보니 질려서 이것마저 건너뛰는 경우도 많았다.

이렇게 식사를 제때 하지 않으면 몸이 망가지겠다는 생각이 들어 얼마 전부터는 집에서 고구마나 감자를 쪄서 지퍼백에 넣어 도시락처럼 가지고 다닌다. 손쉽게 먹을 수 있는 귤이나 청포도, 바나나 등도 잘 씻어 함께 가지고 다니면서 언제든 꺼내 먹고는 한다. 감자와 고구마는 한 끼 식사가 되고 과일은 디저트까지 되니, 부족했던 영양소도 채울 수 있고 배도 든든하다.

저녁에 감자와 고구마를 삶고 우유, 귤, 바나나를 준비해둔다. 다음 날 먹지 못한다 해도 2~3일 정도는 상하지 않기 때문에 손이 가는 곳에 두고 배고플 때마다 꺼내 먹으면 좋다. 게다가 고구마는 식이섬유 함량이 높아 변비 예방에도 효과적이다. 다이어트를 하다 변비 때문에 고생하는 여성이 많은데, 이럴 때는 고구마를 챙겨 먹자. 한 가지 음식만 먹으면 이마저도 질릴 수 있으므로 감자와 고구마를 병행하고, 가끔 당근이나 오이를 생으로 먹는 것도 좋다.

다이어트를 할 때 굶는 것은 바람직하지 않다. 배고픔도 장시간 지속되지 않게 해야 한다. 배고픈 다이어트는 고통스럽고 스트레스가 되어 중간에 포기하게 된다. 일상생활을 하며 공복에 칼로리가 낮고 영양소가 풍부한 음식을 먹으면 배고픔이 해결돼 스트레스 없는 다이어트를 지속할 수 있다.

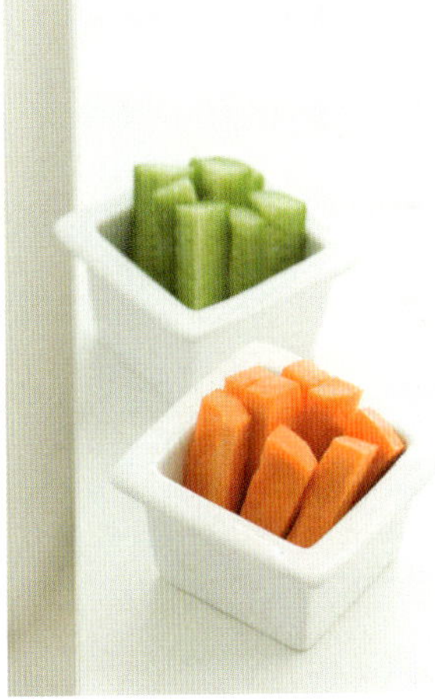

당근과 오이는 생식으로 먹기에 아주 좋지만
서로 음식 궁합이 좋지 않다.
당근이 오이의 비타민 C를 파괴하기 때문에
당근과 오이는 따로 먹도록 한다.

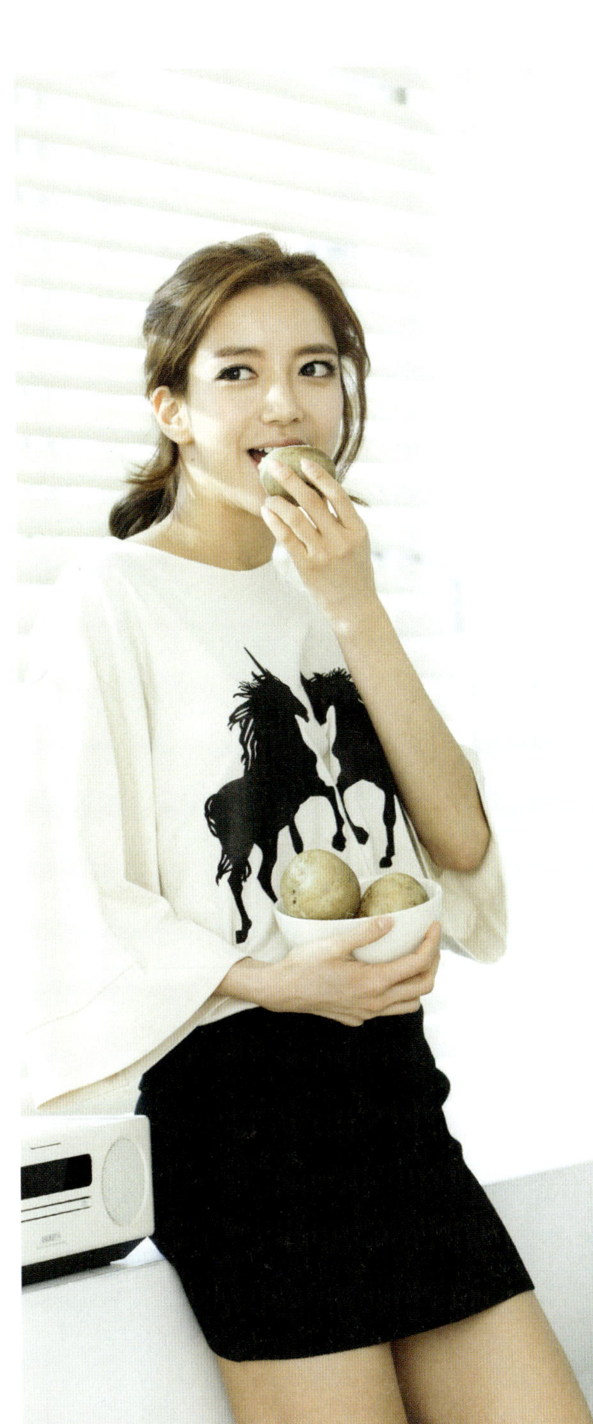

**생식으로
적당한 식품**

포도, 귤, 바나나, 감자, 고구마, 당근, 오이

**어떻게
먹을까?**

1 감자와 고구마는 삶고 포도, 당근, 오이 등은 깨끗이 씻는다.
2 적당량을 정해놓고 먹는다.
3 3~4가지 음식을 함께 먹어 영양을 보충한다.
4 지퍼백에 넣어 도시락처럼 가지고 다니면서 수시로 먹는다.

내 몸에 필요한 음식

갑자기 운동을 하거나 평소보다 운동을 많이 하면 근육통이 따른다. 격한 운동을 한 다음에 근육을 제대로 풀어주지 않았을 때도 마찬가지다. 이럴 때는 근육을 풀어주는 생강, 매실, 멍게, 도라지배즙, 블루베리 등을 먹으면 효과적이다. 근육통이 아니더라도 이런 음식들은 근육이 뭉치지 않게 해주어 울퉁불퉁한 근육이 아닌 날씬한 근육을 만들 수 있게 도와준다.

과일은 다이어트와 상관없이 평소에 많이 먹는 것이 좋다. 비타민은 체내에서 만들어지지 않기 때문에 식품으로 보충해야 하는데, 과일에는 특히 비타민이 풍부하다. 비타민 C는 철분이나 칼슘을 흡수시키는 역할을 하기에 반드시 섭취해야 하는데, 건강이 목적이라면 식후에 바로 먹는 것이 좋지만 이 경우 살이 되므로 다이어트 중이라면 식전에 먹는 것이 좋다. 자몽이나 사과를 식전에 먹으면 포만감이 느껴져 식사량이 줄어든다. 특히 자몽은 식욕을 억제하므로 자주 먹자. 토마토는 미네랄이 풍부하고 칼로리도 100g에 16kcal 정도로 낮아 배고플 때 수시로 먹기에 아주 좋다.

과일을 지퍼백에 조금씩 담아 가지고 다니면서 챙겨 먹자. 칼로 껍질을 벗겨야 하거나 갈변하는 과일은 휴대하기 힘들겠지만, 씨 없는 청포도나 귤 등은 간단히 먹기 좋고 휴대도 편하다. 오렌지의 경우 슬라이스해서 담으면 간편하게 먹을 수 있다.

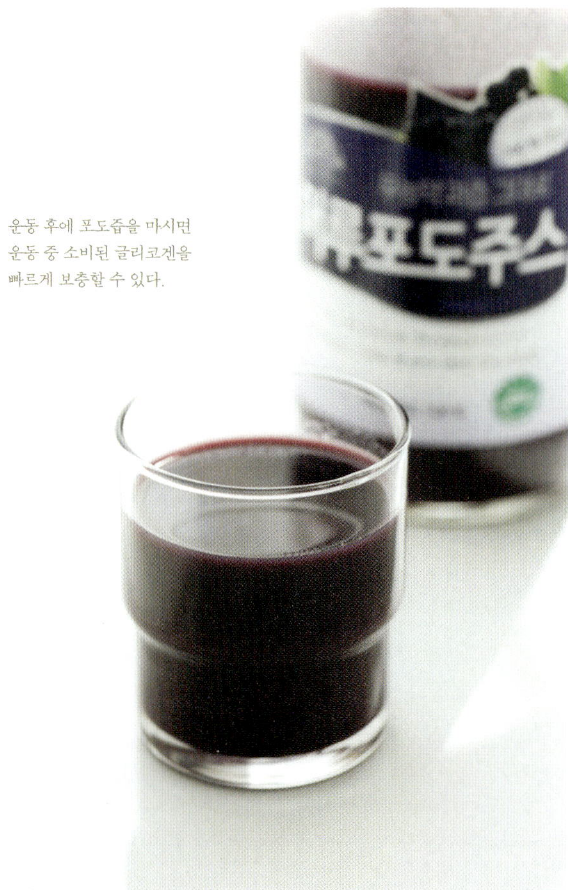

운동 후에 포도즙을 마시면
운동 중 소비된 글리코겐을
빠르게 보충할 수 있다.

날씬한 근육을
만드는 음식

생강, 매실, 멍게, 도라지배즙, 블루베리, 포도즙

어 떻 게
먹 을 까 ?

1 **생강** 차로 마시는 게 가장 좋다. 생강을 물에 넣고 끓여 설탕을
   약간 넣으면 차로 만들 수 있다. 또 생강을 얇게 썰어 전자레인
   지에 30초간 돌린 후 칩으로 먹으면 체온을 높이는 데 아주 효
   과적이다.

2 **매실** 매실 진액을 만들어 물에 1:1.5 비율로 희석해서 마신다.
   매실주나 매실장아찌도 좋다.

3 **멍게** 신선할 때 생으로 먹는 것이 가장 좋다.

4 **도라지배즙** 공복에 물처럼 마신다.

5 **블루베리** 생으로 먹어도 좋지만, 플레인 요구르트에 섞어 먹으
   면 효능이 배가 된다.

6 **포도즙** 포도즙을 섭취하면 몸의 혈당 수치가 올라가고 인슐린
   이 분비돼 근육으로 에너지를 운반, 단백질의 동화를 돕고 대사
   활동에 지장이 없도록 정상화시킨다.

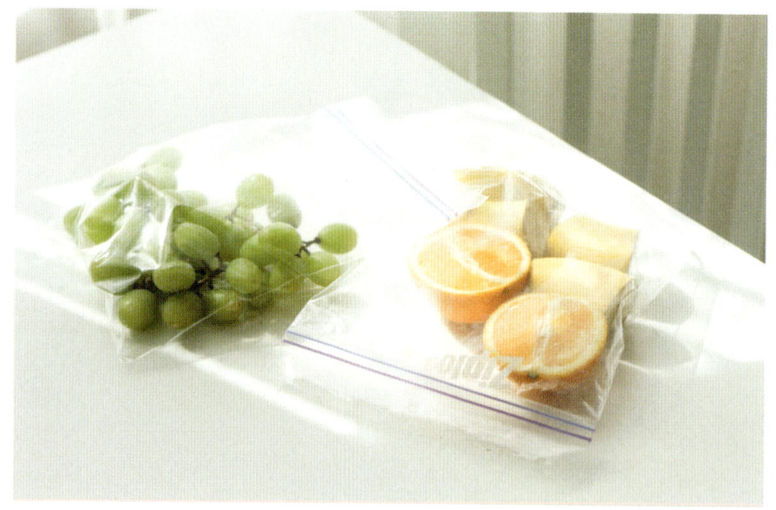

다이어트에
좋은 과일

1 **사과** 칼로리가 높은 편이지만 비만 억제에 도움을 주며 포만
감이 높다. 소장과 대장을 깨끗하게 만드는 정장 효과가 뛰어나
장운동을 활발하게 해준다. 아침에 눈을 뜨자마자 꾸준히 사과
를 먹으면 장의 청결을 유지할 수 있으며 콜레스테롤 수치도 낮
아진다.

2 **단감** 비타민이 풍부하고 칼로리가 100g에 44kcal 정도로 낮은
편이다. 단것을 먹고 싶을 때 좋다.

3 **바나나** 다이어트와 운동에 아주 좋은 과일이다. 비타민이 풍부
하고 포만감도 있으며 피로회복에도 도움이 된다. 또한 장에 쌓
인 독소를 배출하는 효과가 있어 소화불량이나 피부 트러블도
개선할 수 있다.

4 **자몽** 식이섬유가 풍부해 변비를 예방하고 부기를 빼는 효과가
탁월하다. 기름진 음식을 먹은 후 자몽을 반 개 정도 먹으면 지
방 흡수를 최소화시키는 데 도움이 된다. 자몽은 흰 속껍질을
벗기지 않고 먹어야 효과가 더 좋다.

5 **파인애플** 소화를 돕는 효소 성분이 풍부해 체내 나트륨 수치를
조절, 가스가 차는 것을 막고 배변 활동을 원활하게 해준다.

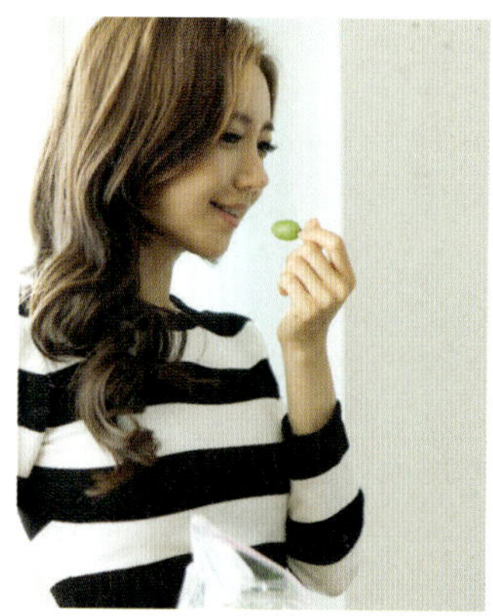

열을 높이는 음식

유난히 추위를 많이 타는 여성들이 있다. 나 역시 그렇다. 그래서 계절에 상관없이 체온을 높이기 위해 노력하는데, 체온 1℃를 높이면 면역력은 5배, 기초대사량은 10~15% 높아진다. 체온을 높이면 건강은 물론 다이어트에도 도움이 되는 것이다. 옷을 따뜻하게 입거나 운동을 하는 것이 몸을 따뜻하게 유지하는 기본적인 방법이지만, 음식으로도 체온을 높일 수 있다. 수분이나 기름기가 많은 음식일수록 몸을 차갑게 만드는 성질이 강한데, 같은 식재료라도 튀기지 않고 햇볕에 말려 먹으면 몸의 열을 내는 따뜻한 성질로 바뀐다. 감자, 마늘, 생강, 우엉 등의 뿌리채소가 체온을 높이는 대표 음식이다. 생강은 차로 마시거나 절임으로 먹으면 좋다. 마늘이나 우엉도 생으로 먹기는 힘들므로 반찬으로 만들거나 다른 음식과 곁들여 먹자.

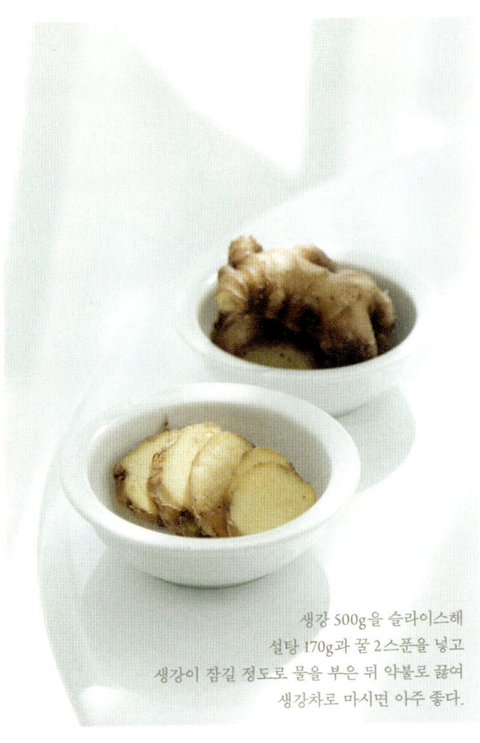

생강 500g을 슬라이스해
설탕 170g과 꿀 2스푼을 넣고
생강이 잠길 정도로 물을 부은 뒤 약불로 끓여
생강차로 마시면 아주 좋다.

변비에 효과적인 음식

변비가 있으면 몸속의 독소가 배출되지 않아 몸이 붓고 무거워진다. 하지만 변비약은 절대 금물! 처음에는 효과가 있을지 몰라도 약이 더 강한 내성을 만들어 시간이 흐를수록 화장실에 가기가 더 불편해진다. 식습관을 개선해 변비를 없애야 한다.

찹쌀이나 팥, 현미, 흑미, 조, 수수, 율무 등 여러 가지 잡곡을 넣고 밥을 지으면 변비에 효과적이며, 비타민도 섭취할 수 있고 칼로리가 낮으면서도 포만감이 높다. 미강(현미를 백미로 도정하는 공정에서 분리되는 속겨)은 면역력을 증강시키고 흰쌀보다 식이섬유가 10배 이상 풍부하다. 발아현미는 대변이 장에 머무르는 시간을 최소화해 노폐물과 독소가 장에 머무르는 시간을 줄여준다. 잡곡뿐 아니라 식이섬유가 많은 고구마나 유산균이 들어 있는 요구르트를 꾸준히 먹어도 변비 해소에 도움을 준다. 아침에 먹는 과일도 변비 해소에 아주 좋다. 식이섬유 중 하나인 사과의 펙틴 성분은 지방질을 빨아들여 변을 몸 밖으로 배출하도록 도와준다. 장운동이 활발한 아침에 사과를 먹으면 심한 변비뿐 아니라 설사에도 효과적이다. 오렌지도 펙틴 성분이 풍부해 변비 해소에 좋다.

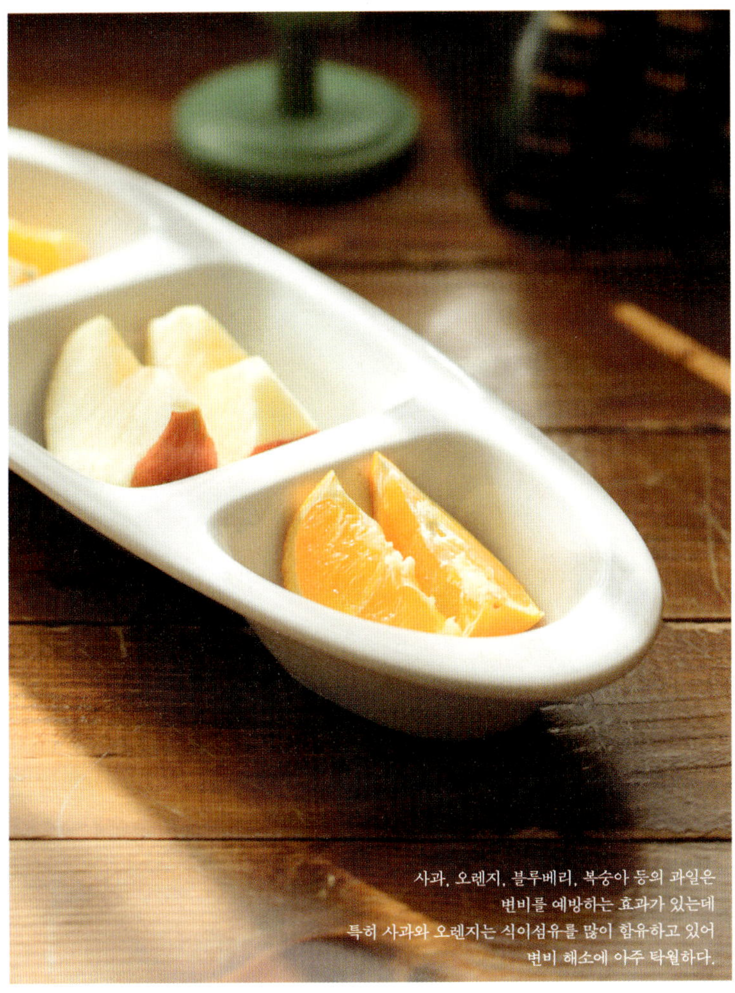

변비 해소에
좋은 음식

고구마, 미강, 요구르트, 잡곡밥, 사과

어떻게
먹을까?

1 **고구마** 껍질을 벗기고 생으로 먹는다. 찌거나 구워서 식사 대용으로 먹는다.
2 **미강** 볶아서 가루로 만들어 먹을 수 있다. 밥을 지을 때나 국을 끓일 때, 반찬에 넣어 요리한다.
3 **요구르트** 설탕이 들어 있지 않은 플레인 요구르트가 좋다. 거북하다면 꿀을 살짝 넣는다.
4 **잡곡밥** 매끼 식사로 먹는다.
5 **사과** 아침마다 깨끗이 씻어 껍질째 먹는다.

올바른 수분 섭취 방법

물을 마시는 것은 아주 중요하지만 무턱대고 많이 마시는 것은 좋지 않다. 소식을 하고 싶다면 식사 1시간 전에 물을 마시자. 이때 마시는 물은 포만감을 느끼게 해 식사량을 줄여준다. 식사할 때 국에 밥을 말아 먹는 등 수분을 함께 섭취하면 소화력이 떨어지고 염분 섭취량이 증가하므로 항상 국과 밥은 따로 먹는 습관을 들이는 게 좋다. 또한 식사를 끝내고 바로 물을 마시지 말고 1시긴 후에 마시도록 하자. 음식물이 위에서 이느 정도 소화된 다음에 물을 마셔야 소화액을 희석시키지 않아 소화가 잘된다. 그리고 식후에는 가급적 찬물을 마시지 않도록 한다. 식후에 마시는 찬물은 암 덩어리라는 말이 있을 정도로 건강에 좋지 않다. 식후에 찬물을 마시면 소화를 더디게 하고 음식물을 굳게 해 소장 내벽에 찌꺼기가 쌓이며 지방이 몸에 축적된다. 또한 한 번에 많은 양의 물이나 찬물을 마시는 것보다는 미지근한 물을 조금씩 천천히 자주 마시는 것이 좋다.

생수를 마시기가 힘들다면 보리차를 마시자. 보리차는 배를 따뜻하게 하고 소화를 도울 뿐 아니라 비타민과 무기질 등 다양한 영양 성분을 포함하고 있으며 갈증도 해소시킨다. 위벽을 보호하는 성분도 함유되어 있다. 여성들의 월경과다, 산후부종 개선 효과가 있으며 천식도 완화시켜주니 그야말로 건강 음료라고 할 수 있다. 보리차는 맛이 구수해서 생수보다 미시기 쉬우므로 끓이는 것이 조금 번거롭더라도 건강을 생각해 자주 마시자.

오미자의 쌉쌀하면서도 새콤한 맛은 식욕을 억제한다. 다이어트로 푸석해진 피부에도 좋은데, 사과나 블루베리 등의 과일보다 비타민이 26배나 많이 함유되어 있다. 게다가 활성산소를 제거해 불면증 개선과 심장 기능 강화, 부종 예방에도 효과적이다. 오미자를 차로 만들어 수시로 마시길 권한다.

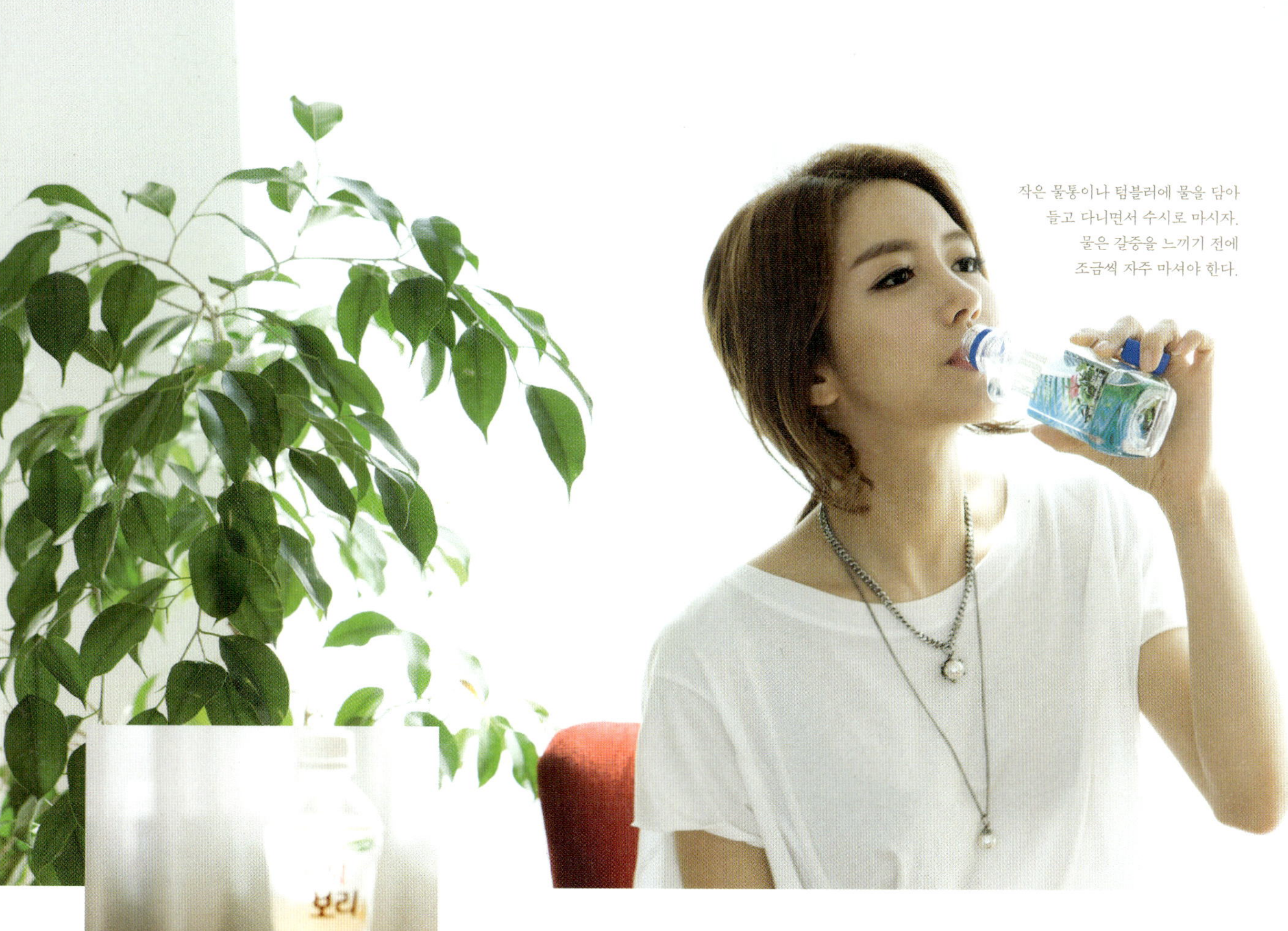

보리차는 카페인이 없어
몸에 수분을 공급하기 아주 좋다.
게다가 혈액순환을 좋게 하고
항산화 작용까지 있다.

오미자차

만드는 법

1 오미자를 찬물에 빠르게 씻는다.

2 생수 170ml에 오미자 2/3컵을 넣는다.

3 하룻밤 지난 후 면포에 거른다.

4 기호에 따라 꿀이나 배즙 등을 넣어 마신다.

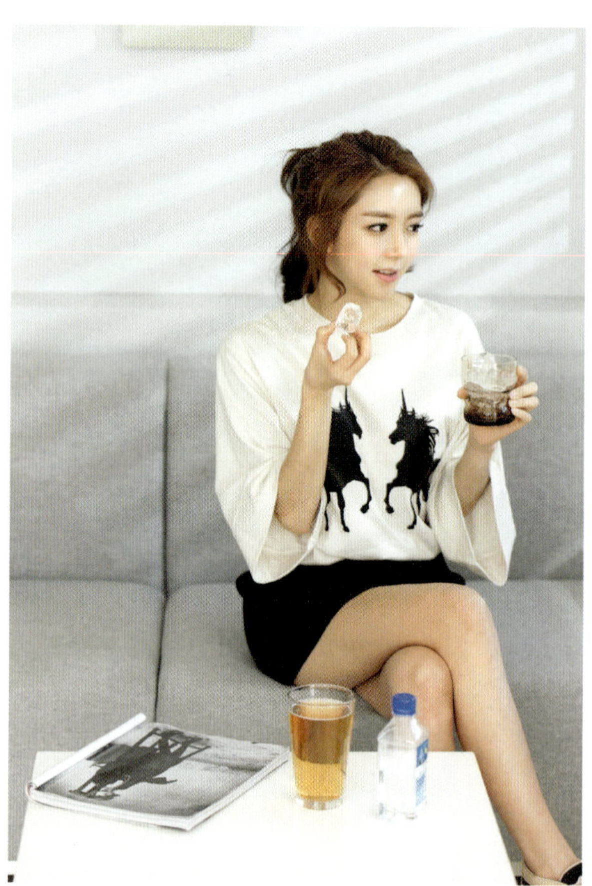

알 아 두 세 요 안주는 물과 얼음으로

회식이나 친구들 모임에서 빠지지 않는 것이 바로 술이다.
술은 건강은 물론 다이어트에도 좋지 않지만 분위기상 마시지 않을
수 없을 때가 많다. 칼로리가 걱정될 때는 물을 안주 삼아 마셔보자.
물이나 얼음이 술의 알코올을 희석시켜 체내에 흡수되는 알코올의 양이
줄어들고, 안주를 먹을 때보다 칼로리도 낮아 부담을 줄일 수 있다.
그래도 술은 건강과 다이어트의 적이라는 것을 기억하자.

다이어트에 도움을 주는 비타민과 영양제

비타민은 인체의 생체 리듬을 활성화시키고 체내 노폐물이나 독소를 분해하는 기능을 한다. 또한 콜라겐은 급격한 다이어트로 탄력이 떨어지는 것을 막아주고 키토산은 변비 예방 효과가 있다. 이런 비타민이나 건강 보조식품은 그 자체로 몸에 좋지만 수분 섭취에도 도움을 준다.

사실 공복에 물을 꾸준히 마시는 일은 생각보다 어렵다. 나 역시 의식적으로 물을 마시는 게 무척 힘들었는데, 5년 전 몸이 피곤하고 기력이 떨어져 비타민과 건강 보조식품을 먹다 보니 자연히 물을 많이 마시게 되었다. 아침, 점심 두 번 약을 먹을 때 물을 500ml씩 마시다 보니 그것만으로도 1L를 마시게 된 것이다. 비타민과 영양제로 몸도 건강해지고 물도 마시는 일석이조의 효과를 얻은 셈이다. 비타민을 챙겨 먹으면서부터 물 마시는 게 수월해져 이제는 아무렇지 않게 물을 잘 마신다.

다이어트를 하면 자연스럽게 소식을 하게 되어 영양이 부족해지기 쉽다. 너무 먹지 않아 피부의 탄력이 떨어지고 다크 서클이 생기거나 심지어 탈모가 진행되기도 한다. 다이어트가 주는 스트레스도 원인이겠지만 영양 불균형이 원인인 경우가 많다. 예뻐지기 위해 다이어트를 하는데 오히려 몸을 더 망칠 수도 있으므로 다이어트 중에는 반드시 영양제를 복용한다. 부족한 영양을 채워야 건강을 해치지 않을 수 있다.

다이어트를 한다고 밥 대신 셰이크를 먹는 경우도 있는데, 다이어트를 오래 지속하기도 어렵고 오히려 스트레스만 받게 된다. 하나를 먹더라도 즐겁고 행복하게 먹자. 비타민이나 영양제로 부족한 영양소를 충전하면서 맛있는 음식을 먹으며 스트레스를 받지 않고 건강을 지키는 것이 중요하다.

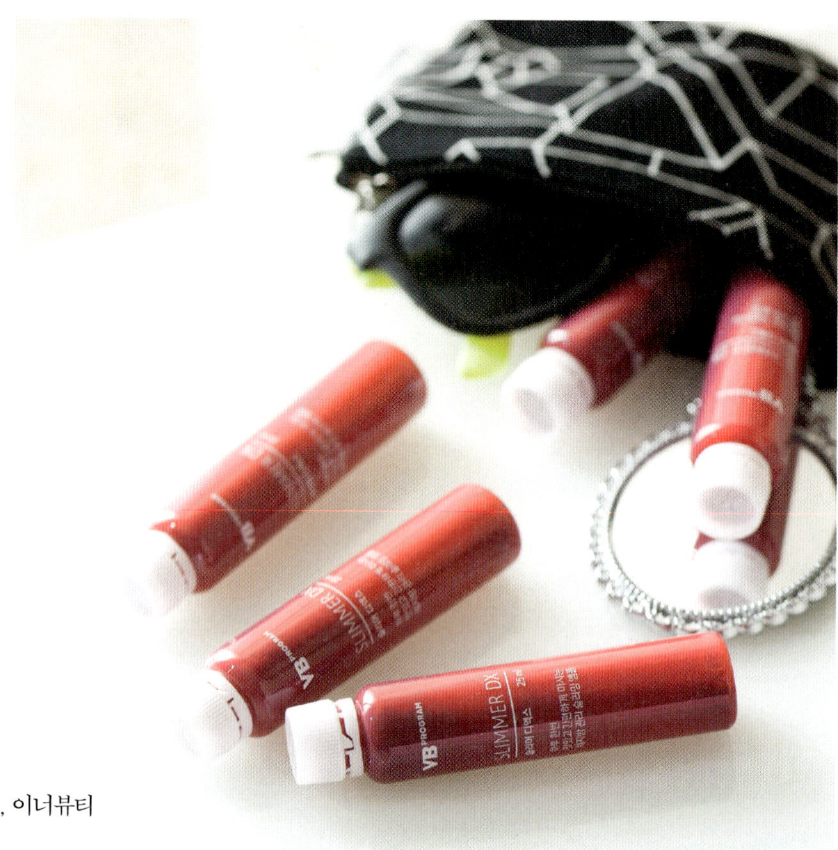

알 아 두 세 요 **건강한 몸매 관리 시크릿, 이너뷰티**

비타민 외에도 챙겨 먹는 것이 있는데, 바로 이너뷰티 제품이다.
이너뷰티 제품은 수분 공급, 체지방 감량 등 자신의 목적에 따라 꾸준히
섭취해야 한다. 최근에는 비키니 등 노출이 있는 촬영에 대비해
복부 체지방 감량에 효과적인 VB 슬리머DX를 매일 마시고 있다.
슬리머DX는 운동을 꾸준히 하지 못할 때 먹으면 더 빛을 발하며
피부까지 좋게 만들어준다. 하지만 이너뷰티 제품은 적어도 한 달 이상
장기 복용해야 효과를 볼 수 있다.

다이어트 중

반드시 먹어야 하는 비타민

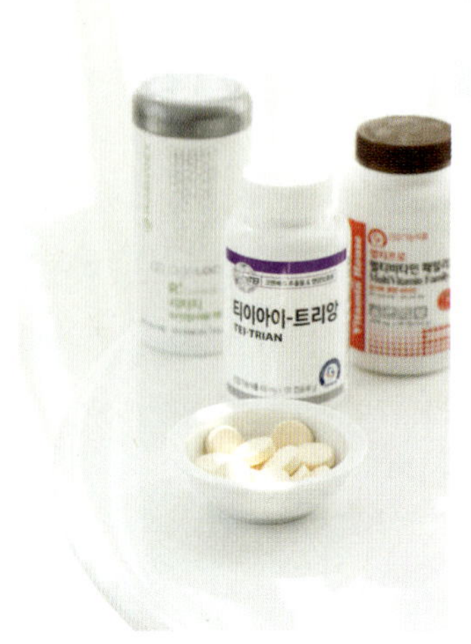

1 **비타민 B, B1** 체내 에너지 대사를 활발하게 해 기초대사량을
   올려주며 탄수화물을 효율적으로 에너지화한다.

2 **비타민 C** 고용량 비타민 C를 섭취하면 체중 감량 효과가 있다.
   식이섬유와 함께 섭취하면 효과가 더 크다.

3 **비타민 D** 칼슘의 흡수를 도와 뼈를 건강하게 하고 면역력을 키
   워준다. 칼로리를 줄이는 다이어트는 비타민 D가 충분해야 성
   공할 수 있다는 연구 결과도 있다.

식욕을 억제하는 것도 다이어트의 기본

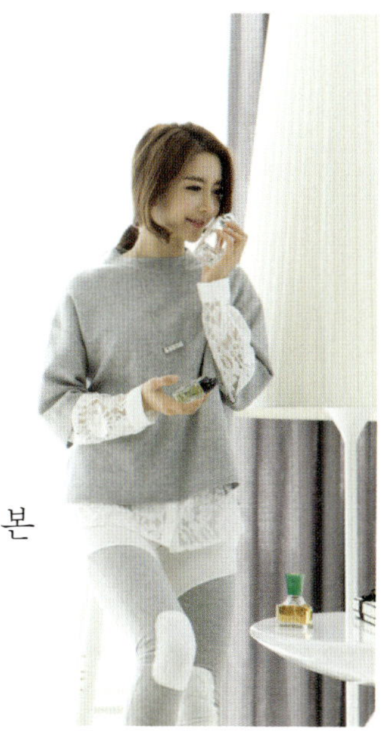

다이어트의 가장 큰 적은 디저트다. 식사를 했는데도 뭔가 달콤한 것이 먹고 싶거나 배가 허전한 느낌이 들어 음식을 더 찾을 때가 있다. 이럴 때는 바로 양치질을 한다. 혀에 이물질이 있으면 더욱 강한 맛을 원하고 무언가 먹고 싶다는 생각이 드는데, 양치질로 입 안의 이물질을 제거하면 식욕을 억제할 수 있다. 양치질을 할 때는 입 속에 향이 남지 않도록 잊지 말고 혓바닥도 깨끗이 닦는다. 가글 제품으로 입을 헹궈도 식욕 억제에 도움이 된다. 비만클리닉 설문조사에 따르면 400명 중 65%가 양치질로 다이어트 효과를 보았다고 하니, 이미 배가 부른데도 뭔가 먹고 싶다면 과감히 숟가락을 내려놓고 칫솔을 손에 쥐자.

또한 향수와 향초로 코를 자극하면 다이어트는 물론 스트레스 해소, 마음 안정, 집중력 향상, 불면증 해소에도 좋다. 아로마 향을 맡으면 대뇌 중추신경에 영향을 주어 과식과 폭식을 조장하는 호르몬의 분비를 막아 식욕 조절에 도움을 주고, 신진대사가 원활해져 노폐물 배출 효과도 있다. 게다가 다이어트로 날카로워진 신경도 진정시킬 수 있다.

자몽 향은 달콤하고 상쾌해 스트레스와 우울증에 효과적이며, 지방 분해를 촉진하고 식욕 억제 기능도 한다.

파촐리 향은 식욕을 억제 및 감퇴시키는 대표적인 아로마로 알려져 있으며, 그레이프프루트 향은 중추신경 안정, 체액 흐름 촉진, 우울증 등에 효과적이다.

주니퍼베리 향은 해독 및 이뇨 작용을 하는 대표적인 아로마로 몸속의 불순물과 수분 배출, 체지방 분해 효과가 있다.

식사 전에 향수나 향초로 후각을 자극해 식욕을 억제하고 마음을 안정시켜 다이어트로 인해 쌓인 스트레스도 해소하자.

3

운동과 휴식이
좋은 몸을 만든다

올바른 운동법

비만인 경우 스트레칭뿐 아니라 유산소 운동을 병행해야 하는데, 몸을 최대한 가볍게 만든 후 근육을 잡는 운동을 같이 해야 살이 빠진다. 처음에는 간단한 스트레칭으로 시작해 조금씩 운동의 강도를 높여나가는 방식으로 서서히 근력을 키워나가는 것이 좋다.

하지만 운동할 때 올바른 자세를 유지하지 않으면 오히려 몸매가 망가질 수 있다. 실제로 오랫동안 웨이트 트레이닝을 한 사람 중 목이 짧거나 어깨가 올라가 있는 듯한 체형을 가진 경우가 적지 않다. 자전거를 오래 타거나 아령을 들 때 어깨를 들고 하거나 견갑골을 누르지 않는다면, 다른 부위의 살은 빠지지만 목 라인과 어깨 라인은 망가지고 목이 짧아 보인다. 유산소 운동을 할 때도 스퀘어 박스를 유지해야 한다는 것을 잊지 말자.

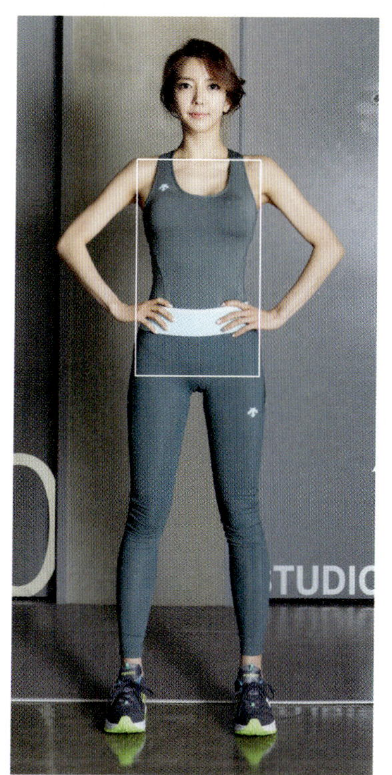

스퀘어 박스란?

양쪽 어깨와 양쪽 골반 좌우의 꼭짓점을 그린 4각형을 말한다.
발레는 이 스퀘어 박스를 움직이지 않고 동작을 실시해야 한다.

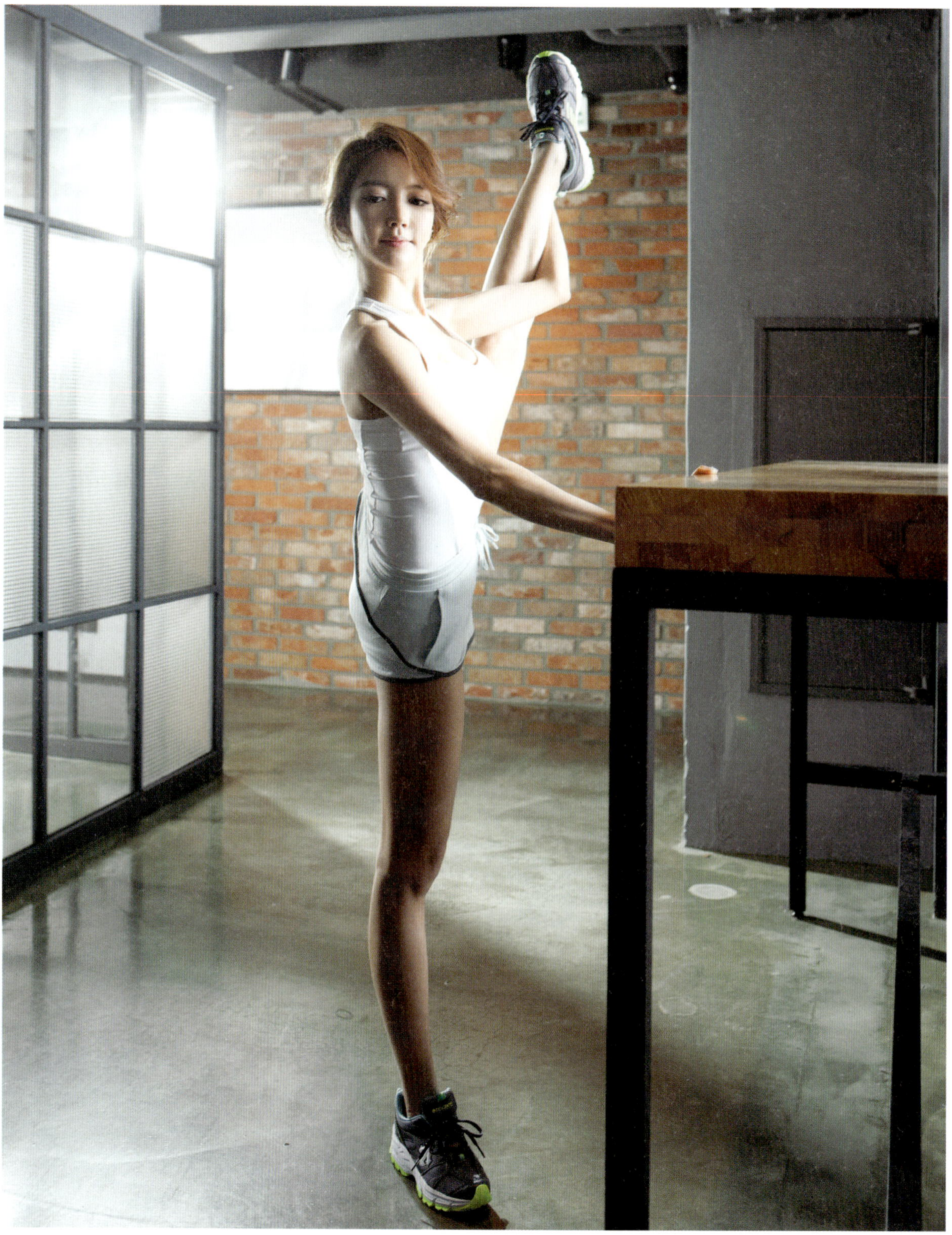

운동 후 스트레칭과 마사지는 필수

평소 활동량이 적은 사람이 갑자기 운동을 하면 일시적으로 에너지 소비가 늘어 몸이 극심한 스트레스를 받을 수 있다. 스트레스를 받으면 이에 대응하기 위해 체내에서 코티솔이라는 호르몬이 분비되어 신체의 근육량이 줄어들고 운동의 지속력도 떨어진다. 그러므로 운동 후 간단한 스트레칭과 마사지로 근육을 풀어주는 것이 무엇보다 중요하다. 운동선수들이 운동 후 스트레칭과 마사지를 잊지 않고 하는 이유다. 또한 스트레칭과 가벼운 마사지는 근육을 가늘고 길게 만들어주며 운동 시 수축됐던 근육들을 이완시켜 체지방을 분해하기 때문에 다이어트를 할 때도 반드시 필요하다. 운동 후 팔다리를 주무르거나 살살 매만져주는 것도 좋지만, 혈을 따라 지압하듯 지그시 6초간 꾹 눌러주면 막혔던 혈이 풀리고 수축됐던 근육이 이완된다.

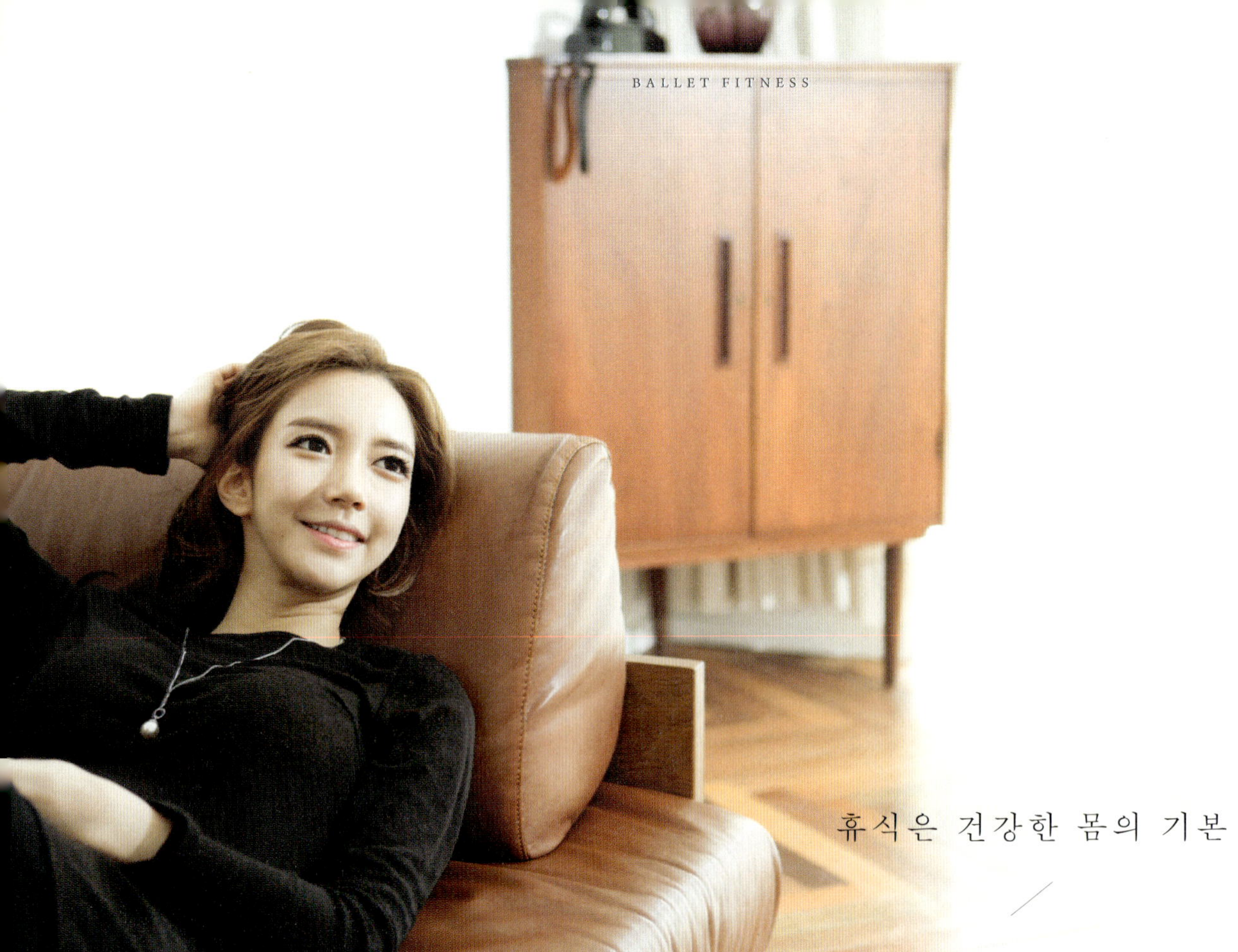

휴식은 건강한 몸의 기본

컨디션이 나쁠 때 운동을 하면 근육에 부담을 주고 심리적으로도 힘들어 다음 운동으로 이어가기가 어렵다. 이럴 때는 간단한 스트레칭 정도로 운동을 마무리한다. 과도한 스트레스로 몸이 경직되었을 때는 잠을 자는 것만으로도 몸이 이완된다. 스트레스를 심하게 받았다면 10~20분 정도 낮잠을 자는 것도 좋다.

그러나 잘못된 자세로 잠을 자면 다음 날 더 피곤하다. 수면 자세는 다음 날의 컨디션으로도 연결되기 때문에 올바른 자세가 무엇보다 중요하다. 허리를 뒤틀거나 엎어진 자세는 근육이 뒤틀리게 해 허리나 척추, 골반에 무리를 줄 뿐 아니라 혈액순환도 제대로 이루어지지 않아 몸이 붓고 오래 자도 개운하지 않다. 특히 팔베개는 가장 나쁜 수면 자세다. 수면 시간 동안 팔베개를 하면 한쪽 어깨뼈가 부자연스럽게 고정되고 이로 인해 목뼈에도 나쁜 영향을 준다. 게다가 높이가 맞지 않아 목에 부담을 주어 디스크를 유발할 수도 있다.

가장 좋은 수면 자세는 똑바로 눕는 것이다. 일자 허리나 척추측만인 경우는 삼가야 하지만, 대부분의 경우 척추의 좌우 대칭 균형을 이루는 자세가 좋다. 일자 허리인 경우 얇은 베개를 허리에 받치고 자는 게 좋으며, 척추측만이나 허리에 통증이 있다면 옆으로 누워 다리 사이에 쿠션을 끼우고 자는 것이 좋다. 요통이 있다면 똑바로 누워 무릎 아래 쿠션을 받치고 자면 허리의 부담을 줄일 수 있다.

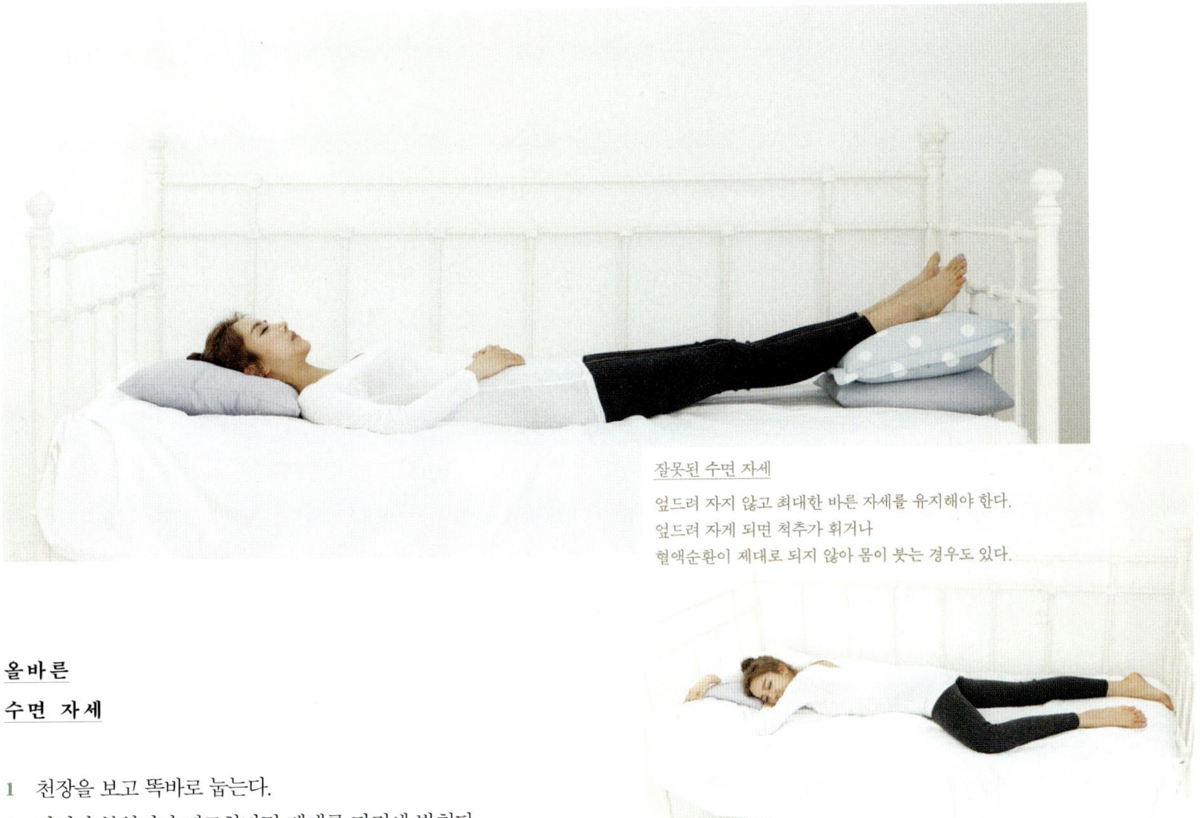

올바른
수면 자세

1 천장을 보고 똑바로 눕는다.
2 다리가 부었거나 피로하다면 베개를 다리에 받친다.
3 일자 허리의 경우 얇은 베개를 허리에 받친다.
4 허리에 통증이 있는 경우 옆으로 누워 다리 사이에 쿠션을 끼운다.
5 요통이 있을 경우 똑바로 누워 무릎 아래 쿠션을 받친다.

알 아 두 세 요 올바른 베개 선택

올바른 베개 선택도 수면 자세만큼 중요하다. 자신의 목 높이에
맞는 베개를 선택해야 하는데, 보통 바닥에서 머리까지의 높이가
6~8cm 정도인 베개가 적당하다. 깃털이나 솜으로 된 베개는 안락한
느낌은 주지만 경추를 받쳐주는 데는 도움이 되지 않는다. 라텍스나
메모리폼은 충격 흡수가 좋고 탄성이 좋아 경추를 잘 받쳐준다.
메밀이나 왕겨 베개는 머리가 닿는 부분이 파여 있어 편안함을 주고
통풍이 잘된다. 딱딱하거나 너무 높거나 낮은 베개는 목에 무리가
가므로 피하는 것이 좋다.

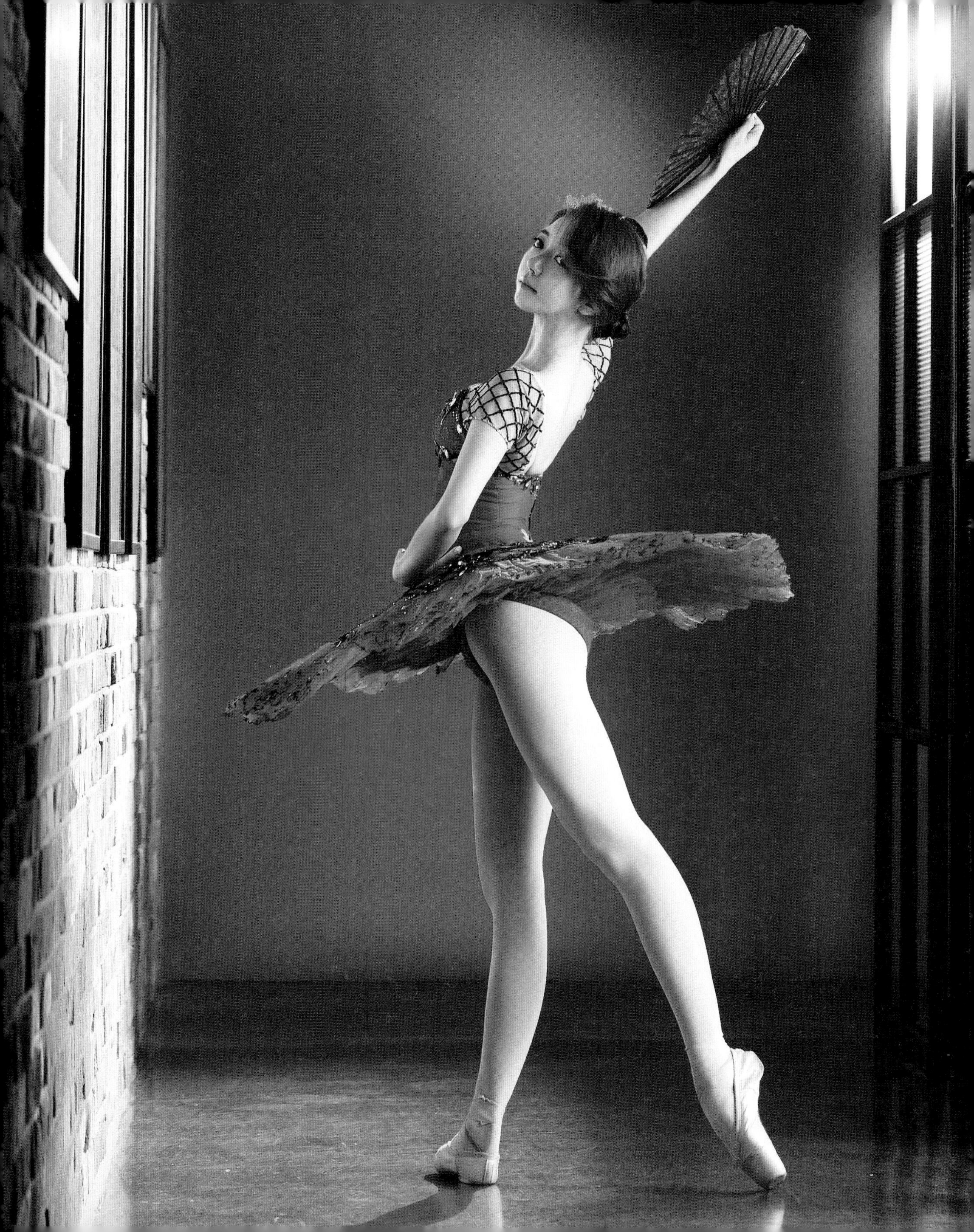

Chapter 3 일주일에 두 번 완벽한 몸을 만든다

특별한 도구 없이 기본인 플로어, 바, 센터 동작들만으로도 아름다운 몸을 만들 수 있다. 각 동작을 할 때는 머리부터 발끝까지 온몸에 힘을 주고 움직인다. 발레 피트니스는 날씬하고 길쭉한 몸매를 갖게 하며 근력 강화 및 근지구력 향상, 유연성 유지, 밸런스 향상 등의 효과도 볼 수 있다. 전체 동작을 실시하면 50분이 소요된다. 일주일에 두 번 전체 동작을 정확히 실시하는 것이 좋다.

How to

발레 피트니스의 기본

발레에서 가장 중요한 것은 정확성이다. 발레의 기본자세만 정확하게 알고 동작을 해도 곧은 척추와 다리, 쫙 펴진 어깨 라인과 가느다란 목 라인, 그리고 탄력 있는 복부와 힙을 만들 수 있다. 하지만 정확하지 않은 자세로 발레를 한다면 근육이 더 굵어질 뿐 아니라 심지어 부상까지 입을 수도 있으니 기본자세는 반드시 잘 알아두자.

발레 호흡법

발레에서는 흉곽 호흡을 한다. 흉곽 호흡이란 가슴 안쪽
에 자리 잡고 있는 횡격막, 복근, 흉부동강 등을 동시에
움직여 숨을 쉬는 것을 말한다. 풀업인 상태에서 호흡이
머리 위에 있다고 생각하며 가슴을 편다. 숨을 들이쉬고
내쉴 때 모두 배에 힘을 주고 갈비뼈를 작게 만든다는
생각으로 갈비뼈와 배꼽을 조인다. 동작을 할 때 호흡이
머리 위에 있다고 생각하며 자연스럽게 숨을 들이쉬고
내쉬자.

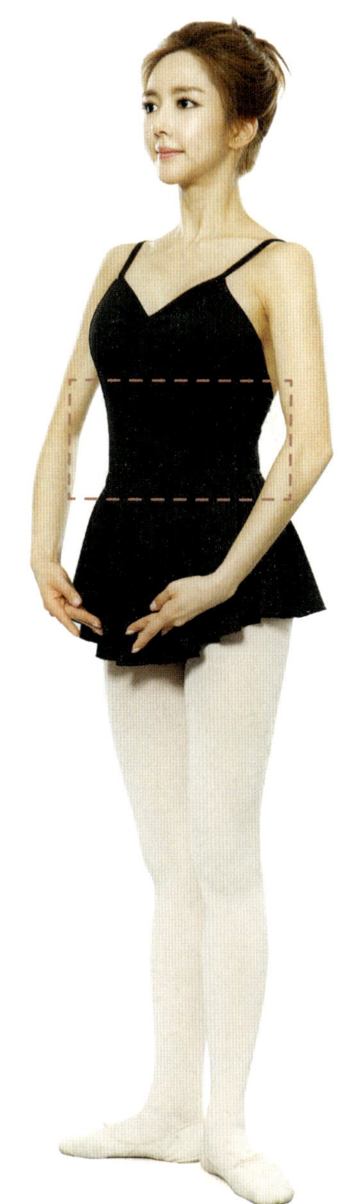

발레의 기본자세

발레 동작을 할 때는 풀업 상태와 스퀘어 박스를 유지해야 한다. 풀업은 척추를 포함한 모든 뼈와 근육을 똑바로 편 상태에서 머리끝을 위로 잡아당기는 듯한 자세다. 스퀘어 박스는 양어깨와 골반 좌우의 꼭짓점이 직사각형을 유지하는 것을 말한다. 어깨는 살짝 내리고 양쪽 날개뼈(견갑골)를 평평하게 한다는 느낌으로 선다. 누군가가 내 팔다리를 지그시 잡아당긴다는 느낌으로 모든 동작을 헤야 한다. 또한 발끝이 고관절과 함께 바깥쪽으로 서는 턴 아웃은 발레의 기본이기 때문에 반드시 익히도록 한다.

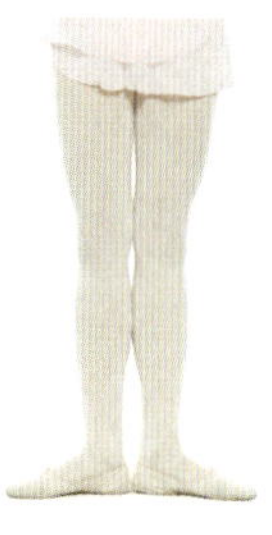

알아두세요   턴 아웃이란?

발레에서 가장 기본이 되는 다리 자세로 엉덩이부터 무릎, 발목, 발끝까지 양다리가 180도를 유지하는 상태를 말한다. 몸의 평형을 유지해 안정감이 있으며 어느 방향으로든 재빨리 체중을 옮겨 이동할 수 있다. 근육을 가늘고 길게 발달시키기에 아주 좋은 자세다. 무릎이나 발목만 180도로 벌리면 부상을 입을 수 있기 때문에 반드시 엉덩이부터 턴 아웃이 되어야 한다.

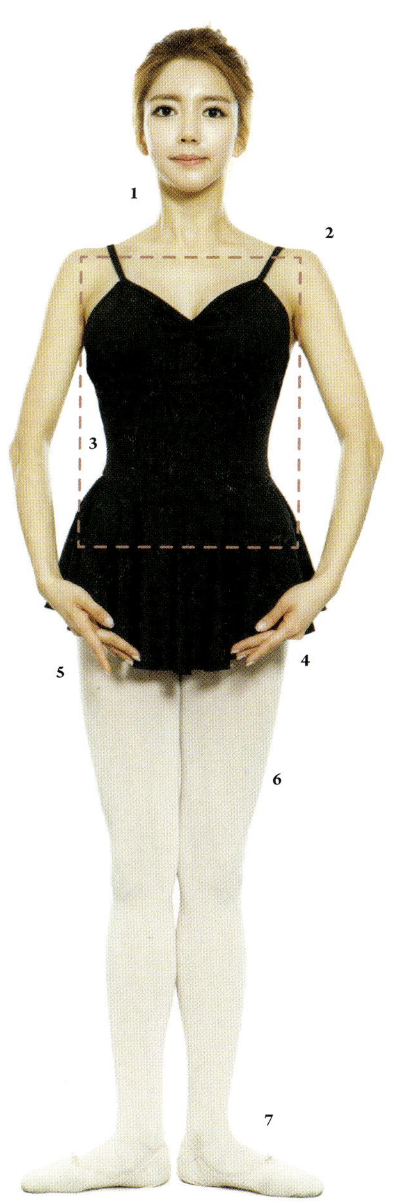

1 **목과 턱** 목을 길게 빼고 누가 머리끝을 위로 잡아당긴다는 느낌으로 선다. 척추부터 목까지 일직선을 만든다는 생각으로 고개를 들고 턱 끝은 살짝 든다.

2 **어깨와 척추** 스퀘어 박스가 틀어지지 않도록 하며 척추를 곧게 세운다. 어깨는 반듯하게 편 상태에서 날개 뼈를 평평하게 한다는 느낌으로 선다. 어깨 양끝이 앞으로 숙여지지 않게 좌우로 최대한 늘여서 넓게 편다.

3 **등** 누가 위로 살짝 민다는 느낌으로 선다. 이때 가슴이 벌어지지 않도록 가슴과 횡격막을 최대한 모은다.

4 **손** 손가락 마디는 곧게 편 상태에서 검지를 살짝 들고 엄지와 중지를 거의 닿게 한다. 새끼손가락을 살짝 들어 손가락끼리 서로 붙지 않게 하며 손끝까지 긴장하며 길게 늘인다.

5 **골반과 엉덩이** 골반을 곧게 편 상태에서 벽에 붙이는 것처럼 골반 뒷부분에 힘을 주고 선다. 엉덩이가 튀어나오지 않도록 꼬리뼈를 아래로 내린다.

6 **다리** 허벅지 안쪽에 힘을 주어 붙이고 무릎을 곧게 펴서 바닥을 지그시 누르듯 힘을 준다. 다리 전체를 쭉 펴고 뒤꿈치에는 너무 힘을 주지 않는다.

7 **발의 무게중심** 체중을 양 발바닥에 골고루 분산한다. 열 개의 발가락에 골고루 힘을 주어 발 안쪽이나 바깥쪽으로 쏠리지 않게 한다. 무게중심이 앞으로 쏠리면 몸이 틀어지는 것은 물론 종아리 바깥 부분에 힘이 많이 들어가 종아리 근육이 굵어질 수 있다.

알 아 두 세 요 스퀘어 박스 만들기

대부분의 발레 동작은 양쪽 어깨와 양쪽 골반 좌우의 꼭짓점이 4각형이 되는 스퀘어 박스를 유지한 채 실시해야 한다.

1 갈비뼈를 모으고 배에 힘을 주고 허리를 곧게 세운다.

2 양어깨가 올라가지 않도록 한다.

3 양쪽 골반이 비뚤어지지 않도록 무게중심을 유지한다.

4 목을 길게 늘이고 턱을 살짝 들어 멀리 바라본다.

발 포지션

발레 동작을 하기 위해서는 반드시 발 포지션을 알아두어야 한다. 발레의 발 포지션은 다섯 가지이며 모두 턴 아웃을 기본으로 한다.

1번 포지션

무릎을 바깥쪽으로 돌린 상태에서 양발의 발뒤꿈치를 붙인다. 양발이 일직선이 되어야 하며, 발끝의 각도는 180도를 유지한다. 뒤꿈치가 지면에서 떨어지지 않도록 주의한다.

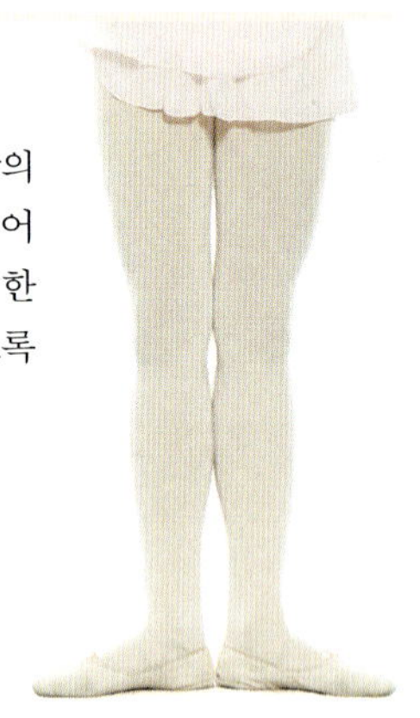

2번 포지션

1번 포지션에서 양쪽 발뒤꿈치를 어깨 너비로 벌린다. 발끝의 각도는 180도를 유지하면서 양발을 최대한 나란히 편다.

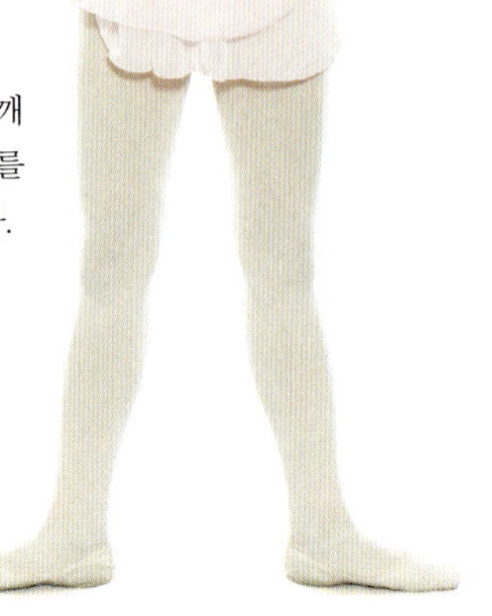

3번 포지션

한쪽 발의 뒤꿈치를 다른 발 가운데에 놓는다. 3번 포지션은 잘 사용하지 않는 동작이다.

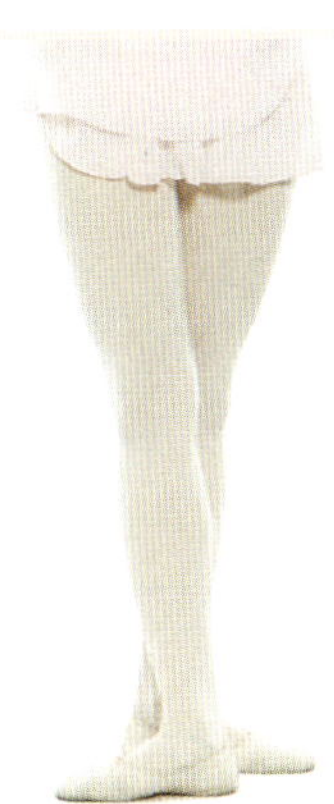

4번 포지션

앞발과 뒷발 사이에 한 발자국 정도 간격을 두고 앞뒤로 나란히 선다. 앞뒤 발은 평행 상태를 이루며 앞발 뒤꿈치와 뒷발 엄지발가락이 일직선을 이루게 한다.

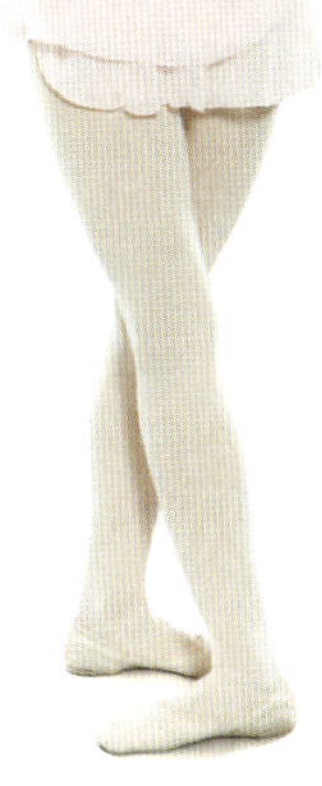

5번 포지션

양발을 앞뒤로 나란히 두고 뒤꿈치가 땅바닥에 딱 붙게 한다.

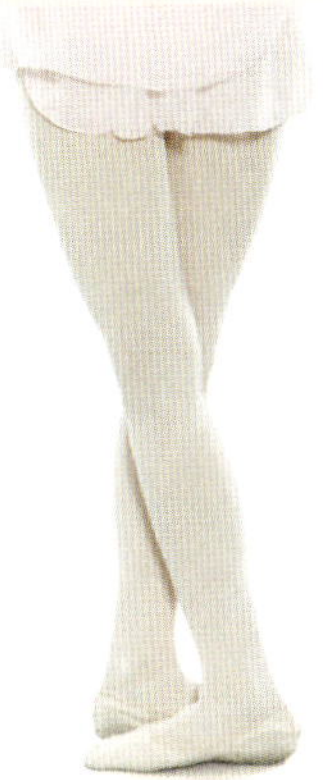

● 발 포지션

발레 용어

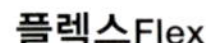

포앵트Pointe

영어의 '포인트Point'와
같은 말로 발끝을
쭉 뻗어 다리와
발등이 직선을
이루게 하는 자세다.

플렉스Flex

발끝을 90도 정도로
모아 몸 쪽으로 힘껏
당기는 동작이다.
포앵트와 플렉스를
반복하면 혈액순환이
좋아져 다리의 부기가 빠진다.

플리에Plie

'구부리다'라는 뜻으로 한쪽
또는 양쪽 무릎을 구부리는 동
작이다. 완전히 구부리면 그
랑 플리에Grand Plie, 반만 구부
리면 드미 플리에Demi Plie라고
한다.

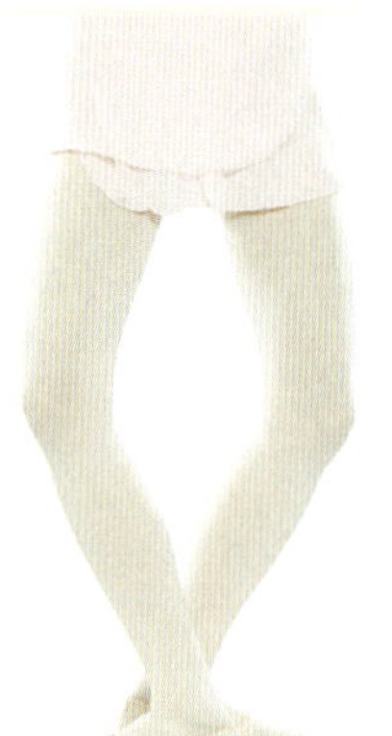

롱 드 장브Rond De Jambe

한쪽 발로 서서 다른 쪽
발끝으로 반원형을
그리는 동작이다.

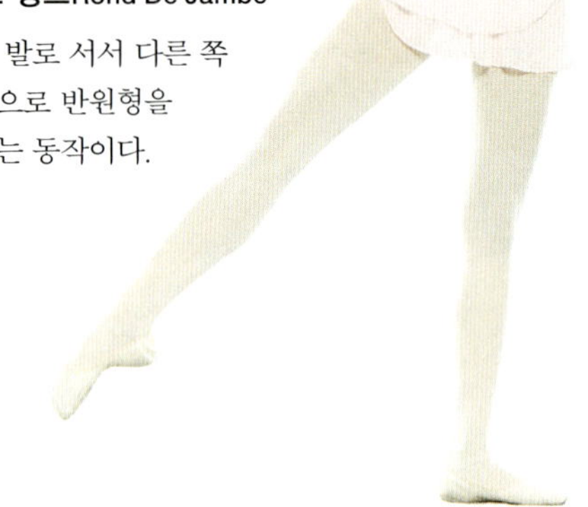

퐁뒤Fondu

'가라앉다'라는 뜻으로
몸을 지탱하는 다리의
무릎을 굽히고 펴는
동작이다.

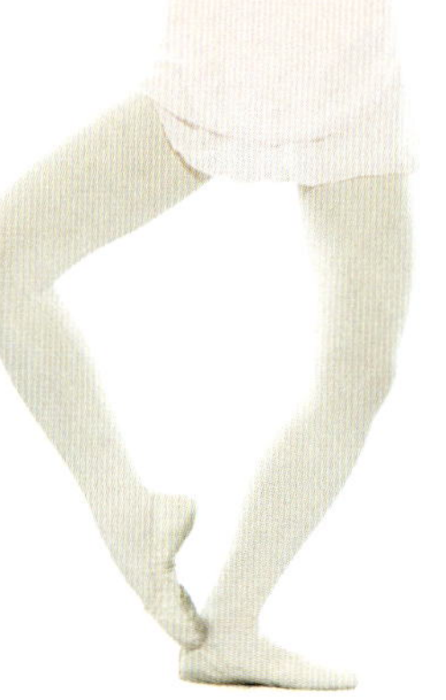

앙 바En Bas

어깨를 내리고 양팔을 아래로 둥글게 모으는 자세다.
팔과 겨드랑이 사이에 달걀 하나 크기의 공간을 둔다.

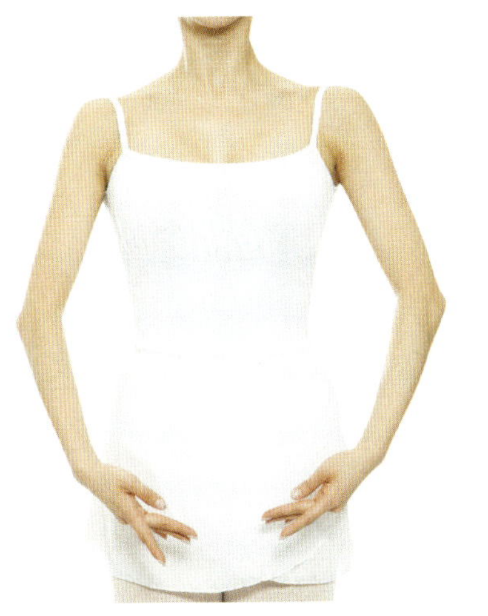

앙 아방En Avant

앙 바로 모은 양손이 배꼽을 향하도록 가슴 높이보다
약간 아래로 모으는 자세다. 양손이 배에 닿지 않게
한다.

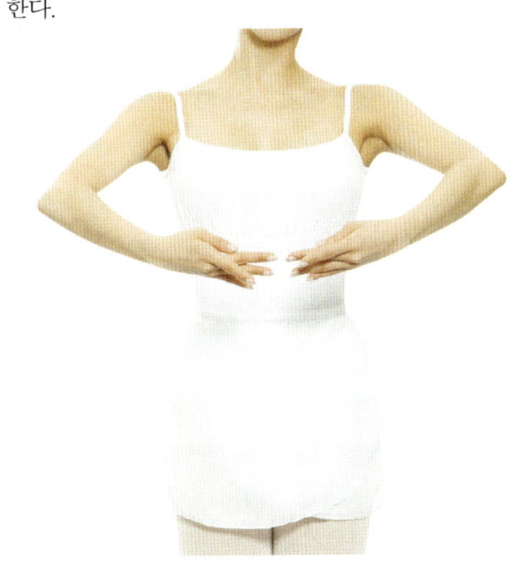

앙 오En Haut

'오Haut'는 높이를 뜻한다.
양팔을 머리 위에서
둥글게 모으는
자세다.

알 라 스공드A La Second

양팔을 어깨 높이에서 옆으로 벌린 자세다.

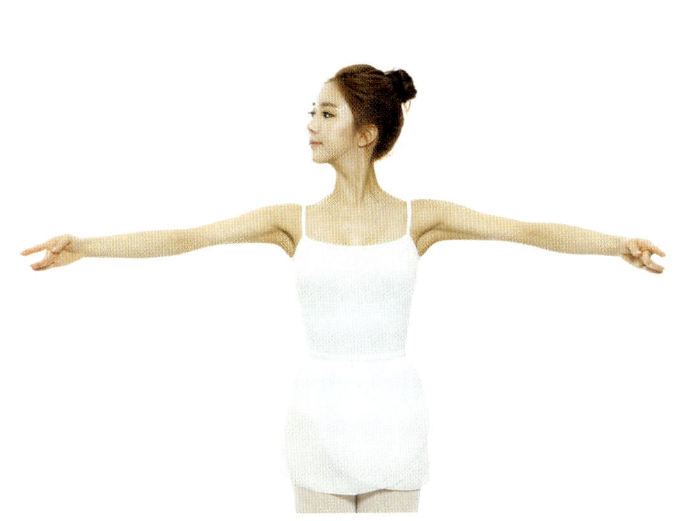

포르 드 브라Port De Bras

팔을 움직이는 상체 동작을 말한다. 아름다운 상체는
포르 드 브라로 결정된다.

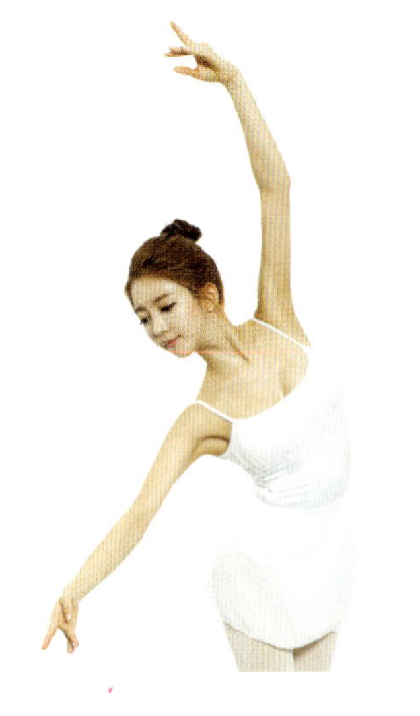

바트망Battement

한쪽 다리에 체중을 싣고, 다른 쪽 다리로 빠르고 힘
차게 공중으로 던지듯 차는 자세다.

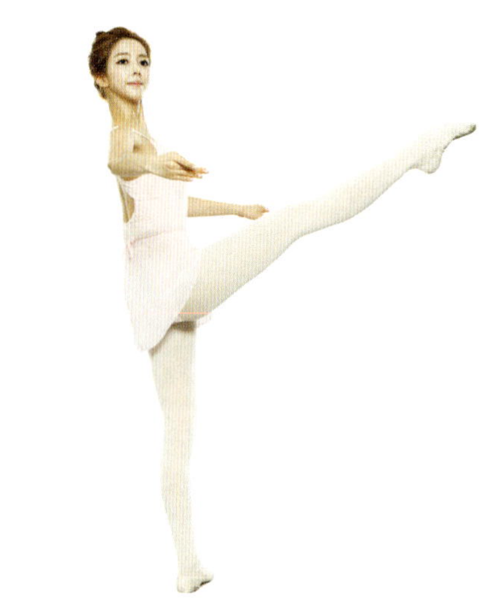

데벨로페Developpe

'펼치다, 벌린다'라는 뜻으로 한쪽 발을 천천히 올려
완벽한 균형을 이루는 동작이다.

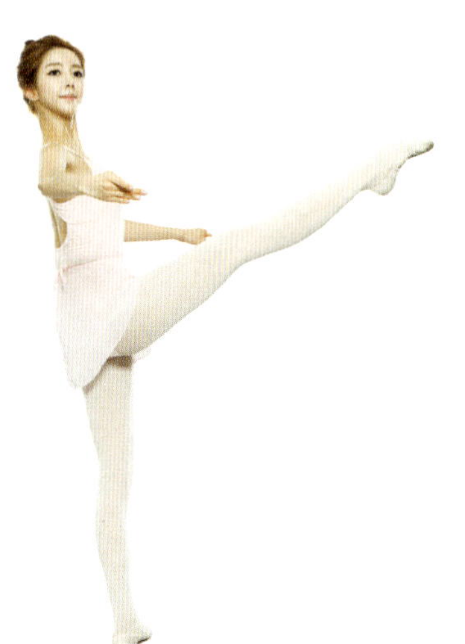

아라베스크Arabesque

한쪽 다리로 서서 밸런스를 잡은 후 다른 쪽 다리를
뒤로 뻗는 동작이다.

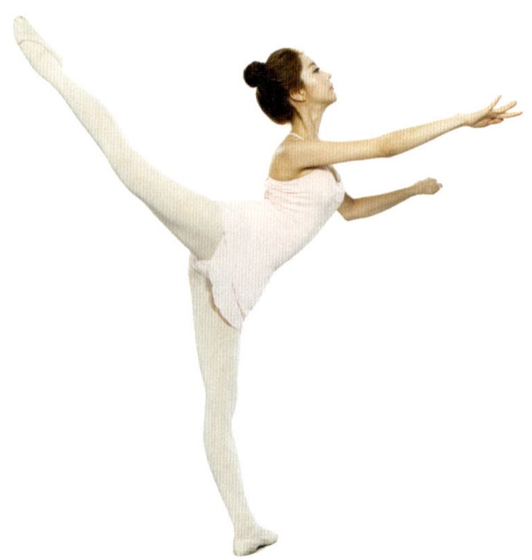

기본 준비물

발레는 특별한 도구가 없어도 할 수 있는 운동이다. 전문
발레리나가 아니라면 편안한 옷을 입고 해도 된다. 다만
조금 더 전문적으로 배우고자 한다면 기본적인 옷이나
슈즈 등은 갖추는 것이 좋다.

레오타드Leotard

원피스 수영복처럼 생긴 발레 연습
복이다. 몸에 밀착되어 자세를 교
정하기에 좋다. 수영복 모양의 기
본 레오타드 외에 목에 걸 수 있는
홀더넥, 치마가 달린 레오타드 등
이 있다.

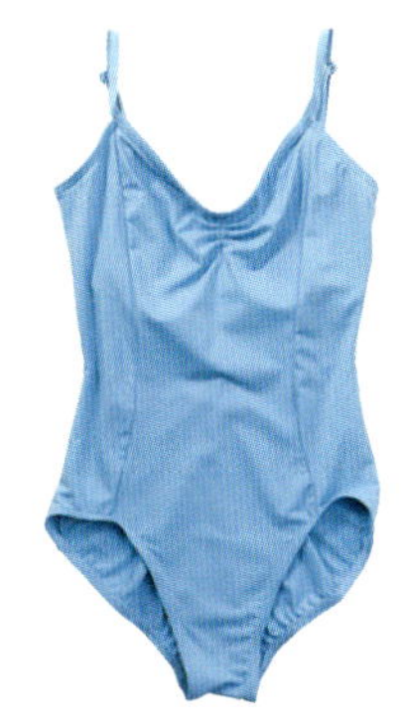

팬츠Pants

레오타드와 함께 입는다. 타이트한
것을 선택하면 자세 교정에 도움이
된다. 동작을 편하게 할 수 있도록
신축성 있는 것을 선택한다.

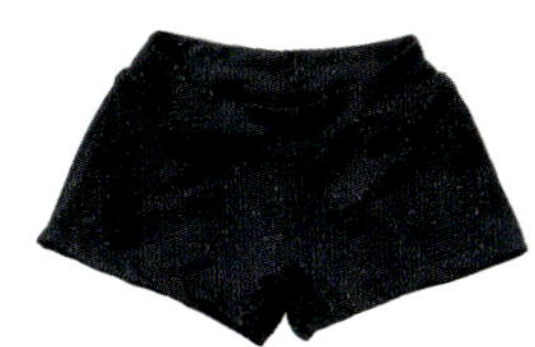

스커트Skirt

레오타드와 함께 입는다. 랩 스타
일과 기본 스타일이 있으며, Y라인
을 감출 수 있어 부담스럽지 않다.

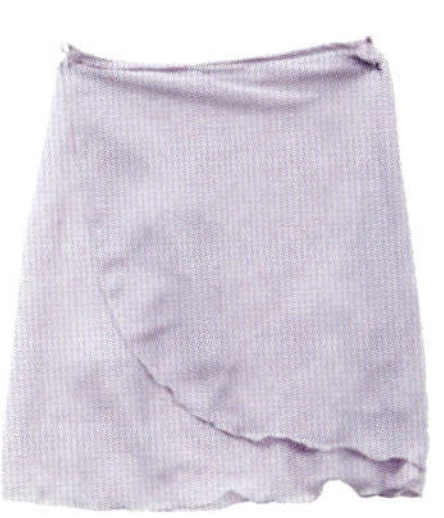

튀튀Tutu

발레의 움직임을 더욱 아름답게 표
현해주는 스커트. 무릎 정도 길이
의 로맨틱 튀튀와 옆으로 빳빳하게
모양을 유지해 원형처럼 보이는 클
래식 튀튀가 있다.

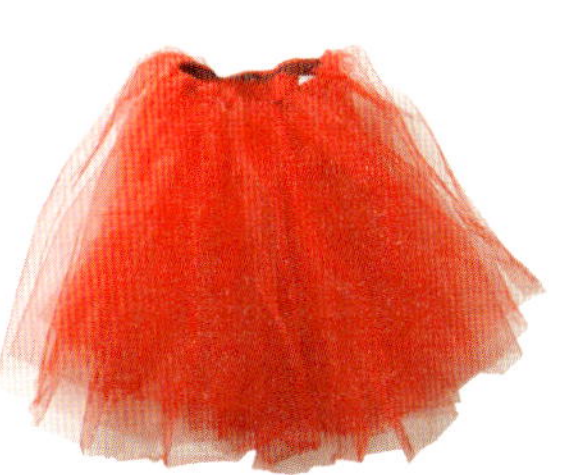

로맨틱 튀튀

슈즈Shoes

발레를 할 때 신는 슈즈는 포인트 슈즈Point Shoes와 천 슈즈로 나뉜다. 토슈즈Toe Shoes라고도 불리는 포인트 슈즈는 발끝으로 서서 춤을 출 수 있도록 발끝에 석고를 댄 발레 전용 슈즈다. 천 슈즈는 천으로 만든 연습용 발레 슈즈다.

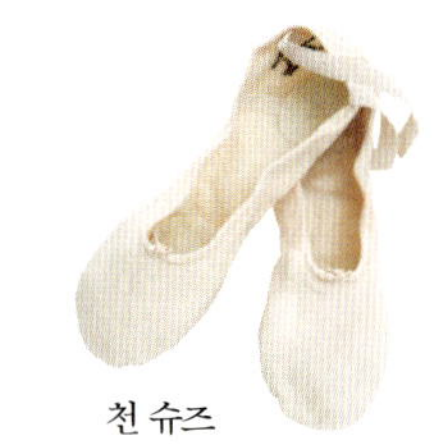
천 슈즈

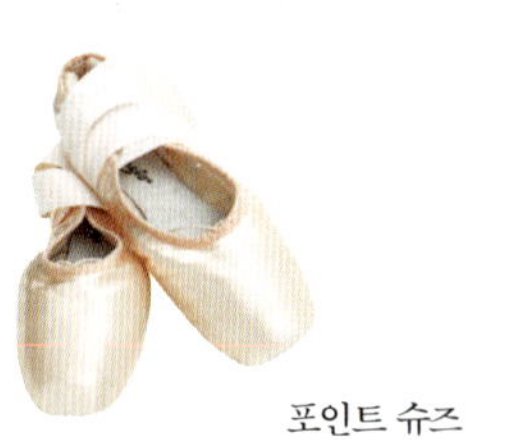
포인트 슈즈

타이츠Tights

발끝까지 전체를 감싸는 것과 레깅스처럼 발목까지 내려오는 것이 있다. 발끝까지 오는 타이츠 중에는 바닥에 둥근 홀(구멍)이 있는 것도 있는데, 홀이 있는 것은 발에 상처가 났을 때 타이츠를 벗지 않고 응급처치를 할 수 있다.

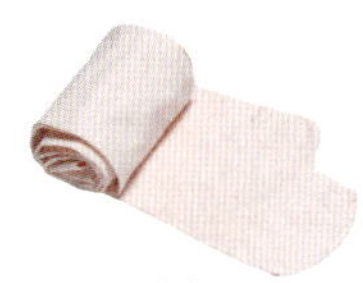
일반 타이츠

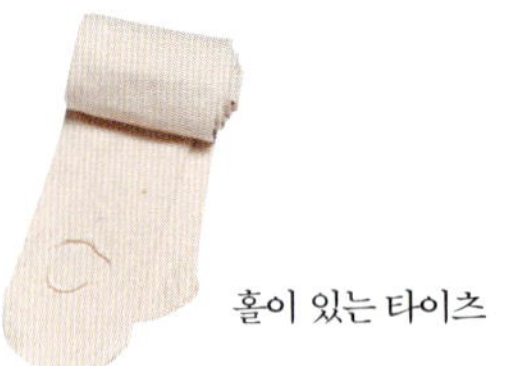
홀이 있는 타이츠

바Barre

동작을 할 때 손이나 발을 지탱하는 발레 도구로 연습용인 1인용 바도 있다. 바가 없다면 의자나 책상 등을 이용한다.

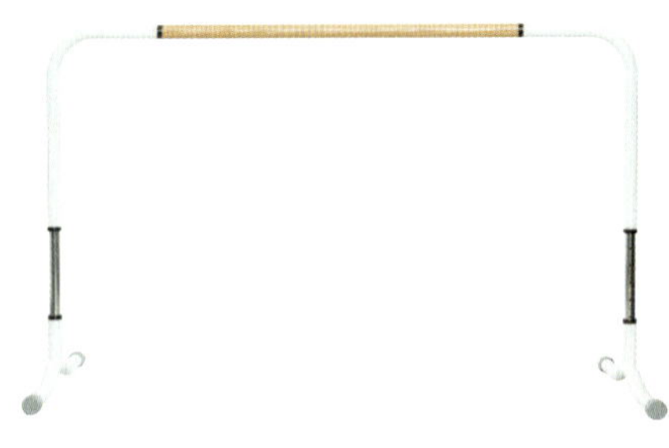

의자Chair

바가 없을 때 사용한다. 허리에서 가슴 사이 높이가 적당하다.

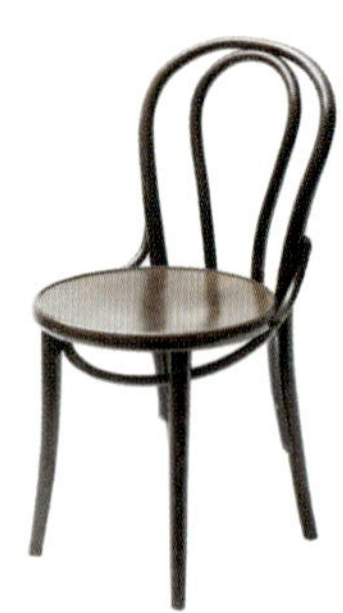

알 아 두 세 요 발레 용품을 구입할 수 있는 곳

- **카페지오** 대표적인 발레 용품 브랜드. 레오타드, 스커트, 팬츠, 튀튀, 슈즈뿐 아니라 각종 보조용품과 액세서리도 판매해 발레를 처음 시작하는 사람은 물론 전문가들도 즐겨 찾는 곳이다. 사이트에서는 카페지오뿐 아니라 다양한 브랜드의 발레복을 판매하고 있다.
  문의 www.capezio.co.kr

- **로맨틱 발레** 성인 전용 레오타드 쇼핑몰로 여성스러운 레오타드가 많다. 다양한 디자인의 레오타드를 원한다면 방문해보자. 스커트, 팬츠 등도 판매한다.
  문의 www.romanticballet.co.kr

- **탄쯔** 조립식 1인용 바를 비롯한 다양한 크기의 바와 무용 매트를 판매한다.
  문의 www.tanz.co.kr

스트레칭

스트레칭은 모든 운동의 첫 번째 과정이다. 신체 부위의 근육이나 인대 등을 늘이는 스트레칭은 관절의 가동 범위를 증가시키고, 유연성 유지 및 향상은 물론 부상 예방에 도움을 준다. 유연성을 향상시키기 위해서는 근육을 약 10% 이상 늘여야 한다. 운동을 하기 전 움직임이 많았다면 스트레칭 과정은 생략해도 괜찮지만, 몸이 굳어 있는 상태라면 전체 스트레칭을 운동 전후에 1회 이상 실시한다. 운동을 시작하기 전에는 몸이 풀렸다고 느껴질 정도로 실시하고, 마무리 스트레칭으로는 근육을 정리해 수축했던 근육들을 늘인다.

발목 스트레칭

발목을 풀어 부상을 최소화하는 동작이다. 전체 동작을 6회 실시한다.

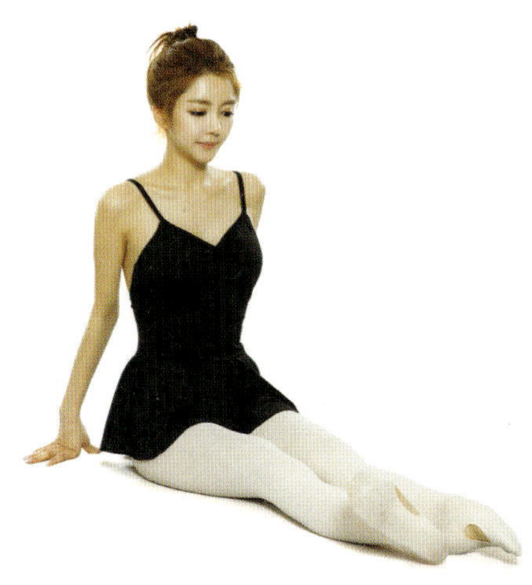

1

앉아서 엉덩이부터 발끝까지 쭉 뻗은 뒤 오른발만 최대한 몸 쪽으로 꺾는다. 왼발도 똑같이 반복한다.

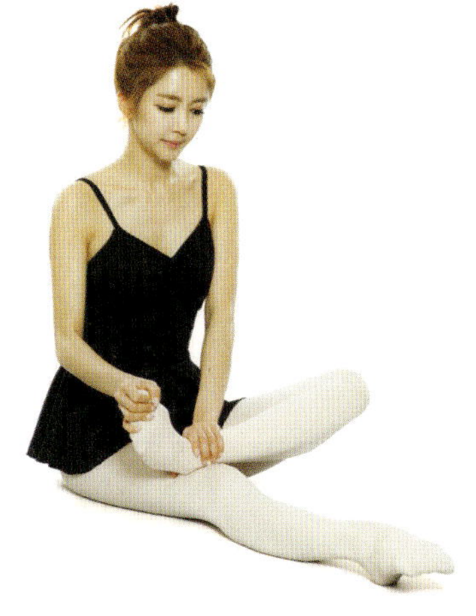

2

왼쪽 발목을 오른쪽 허벅지에 올리고 오른손으로 왼쪽 발목을 시계 방향으로 1회, 시계 반대 방향으로 1회 돌린다. 왼손은 왼쪽 발목을 잡아 지탱한다. 오른쪽 발목도 똑같이 반복한다.

하체 스트레칭

뒤쪽 다리의 전체 근육을 늘이는 동작으로 마지막 동작에서 10초 동안 정
지한다. 전체 동작을 5회 이상 실시한다.

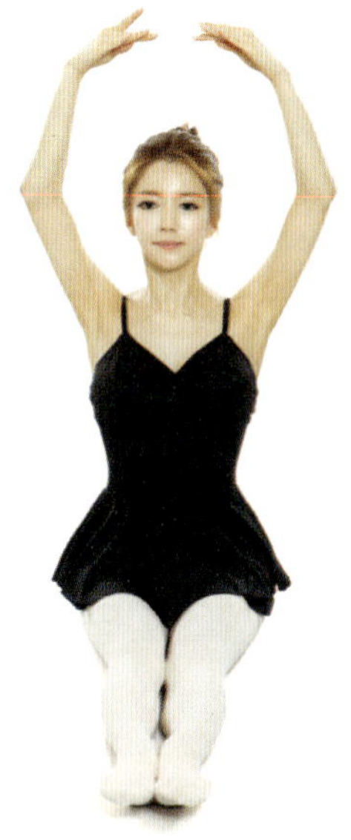

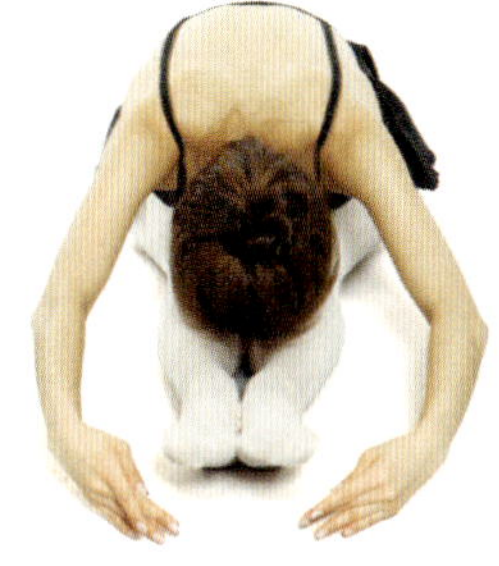

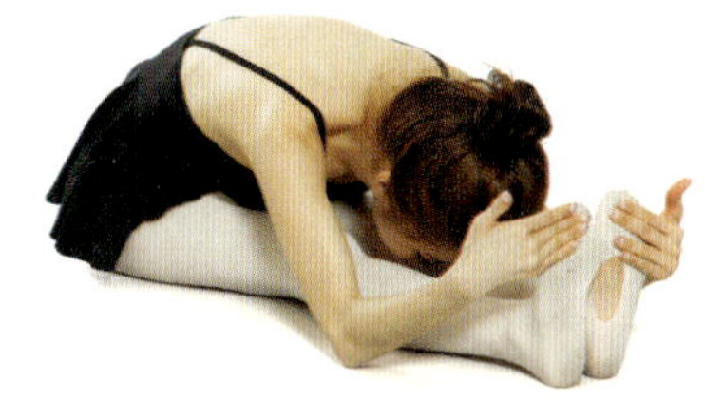

1

앉아서 엉덩이부터 발끝까지 쭉 편 뒤 양
팔을 머리 위로 올려 타원을 만든다.

2

그대로 상체가 하체에 닿을 정도로 천천
히 내린다.

3

양손으로 양발을 잡고 직각으로 들어 올
린다.

동영상 수업을
체험하세요!

• 하체 스트레칭

다리 스트레칭

다리를 앞뒤로 뻗어 허벅지와 고관절을 이완시킨다. 마지막 동작에서 10초 이상 정지한다. 5회 이상 실시한다.

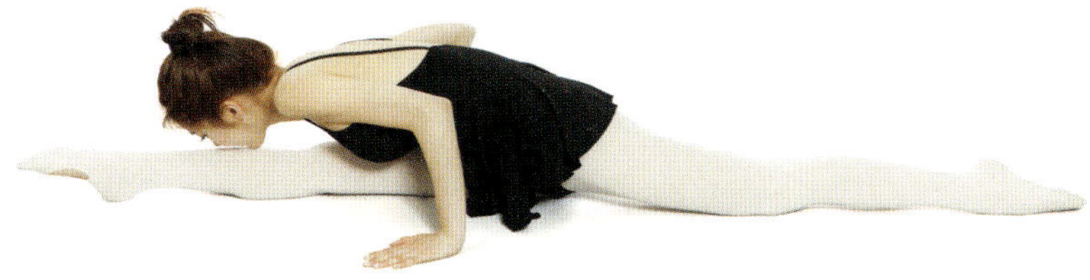

1

앉아서 양다리를 180도가 되도록 양옆으로 최대한 뻗고 상체를 오른쪽으로 튼다. 코를 다리에 대는 느낌으로 최대한 상체를 숙인다.

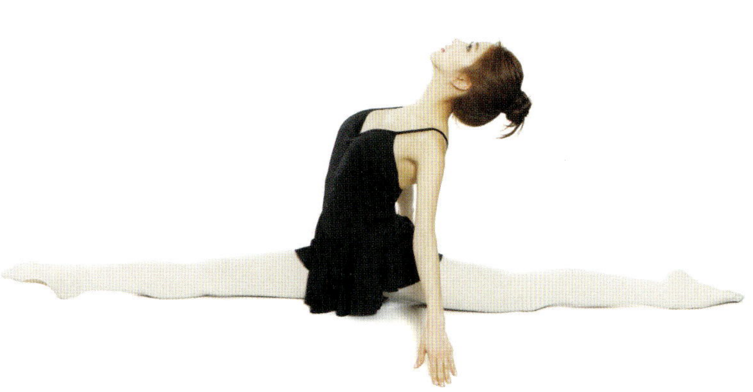

2

상체를 들어 허리를 뒤로 넘긴다. 왼쪽도 똑같이 반복한다.

허벅지 스트레칭

발을 잡아당겨 스트레칭 하기 힘든 앞쪽 허벅지 근육을 늘인다. 마지막
동작에서 10초 이상 정지한다. 5회 이상 실시한다.

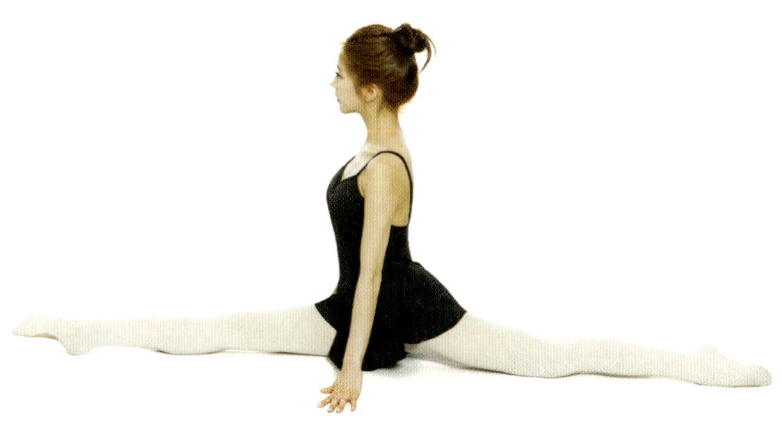

1

앉아서 양다리를 180도가 되도록 양옆으로 최대한 뻗고 상체를
오른쪽으로 튼다.

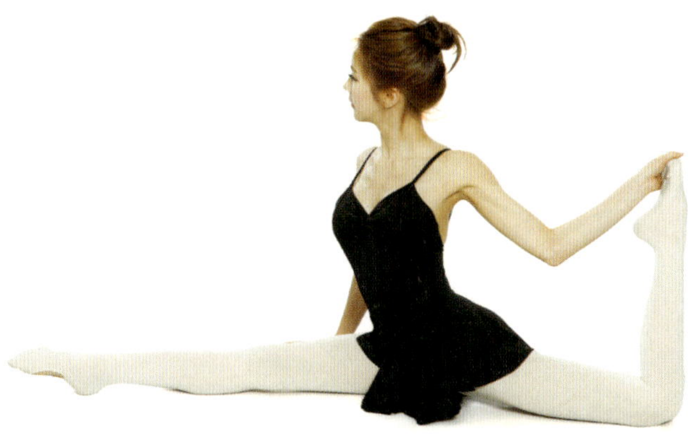

2

왼쪽 다리를 90도로 들어 올리고 왼손으로 왼발을 잡아 지탱한
다. 오른쪽도 똑같이 반복한다.

골반 스트레칭

고관절과 골반의 유연성을 키울 수 있으며, 복근과 허벅지 안쪽 근육 강
화에도 도움이 된다. 10회 이상 실시한다.

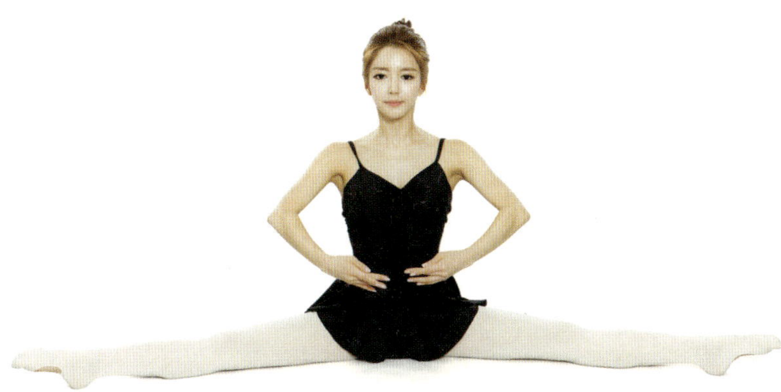

1

앉아서 엉덩이부터 발끝까지 일직선으로 쭉 뻗
고 척추를 곧게 세운 뒤 무릎을 굽히지 말고 바
닥을 쓸 듯이 양다리를 최대한 벌린다. 양손은
앞으로 둥글게 모은다.

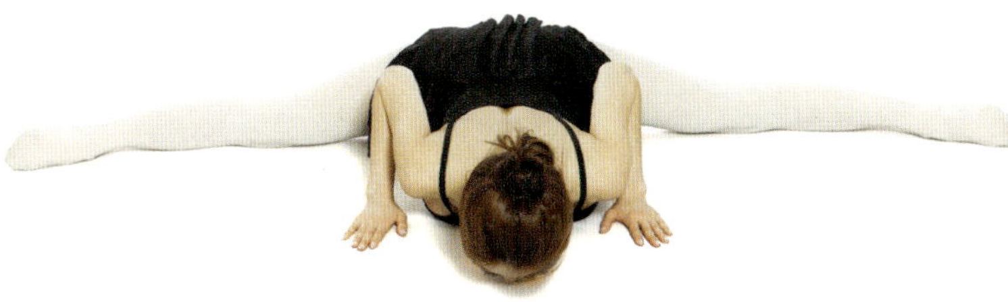

2

상체를 숙이고 양 손바닥을 바닥에 붙인다.

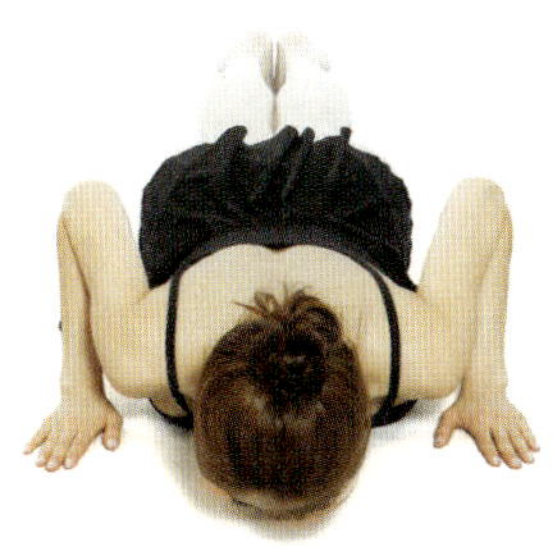

3

바닥을 쓸 듯이 양다리를 뒤로 뻗는다.

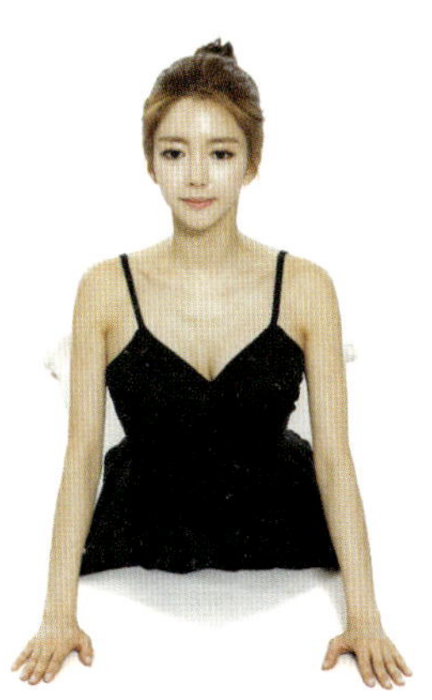

4

골반을 바닥에 붙이고 상체만 세운다.

Step 1

플로어Floor

플로어는 몸을 풀고 근육에 긴장감을 주는 동작들로 구성되어 잠든 근육들을 깨워준다. 눕거나 앉아서 하는 동작이 많으며 동작을 할 때는 스퀘어 박스를 유지해야 운동 효과를 확실히 볼 수 있다. 의식적으로 어깨를 내리고 목은 길게 늘인다. 바, 센터 동작을 하기 전에 실시하며 각 동작을 순서대로 진행한다. 동작을 부드럽게 연결하며 배에 힘을 주고 호흡하는 흉곽 호흡을 한다. 전체 동작은 20분 정도 소요된다.

1

목 스트레칭   아름다운 목 라인 만들기

1회

경직된 목을 풀어주고 승모근과 경추를 늘여 아름다운 목 라인을 만들 수 있다. 이때 목을 너무 빨리 돌리면 부상 위험이 있으므로 천천히 시계 방향으로 1회, 시계 반대 방향으로 1회씩 돌린다.

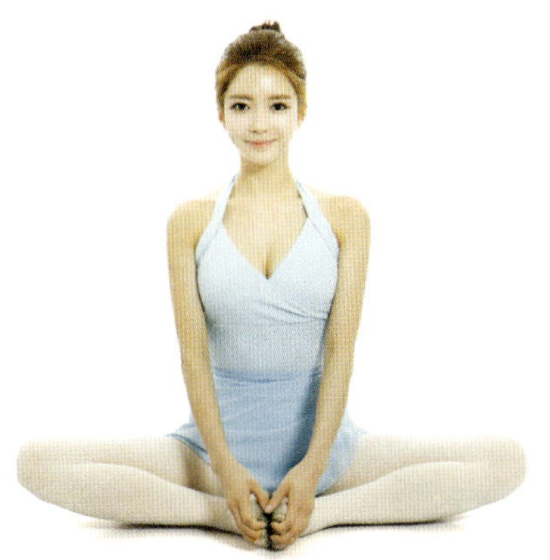

1

앉아서 등과 목을 쭉 편 다음 양 발바닥을 붙인다.

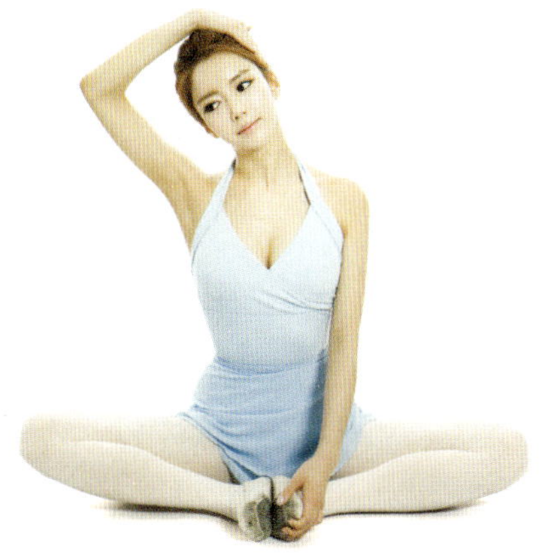

2

오른손으로 왼쪽 귀를 지그시 누르며 목을 오른쪽으로 내린다. 이때 어깨가 틀어지지 않게 한다. 반대쪽도 똑같이 반복한다.

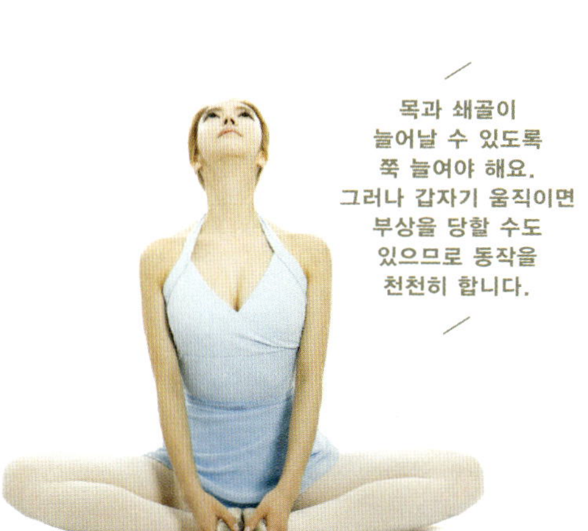

3

턱과 얼굴을 들어 위를 바라본다.

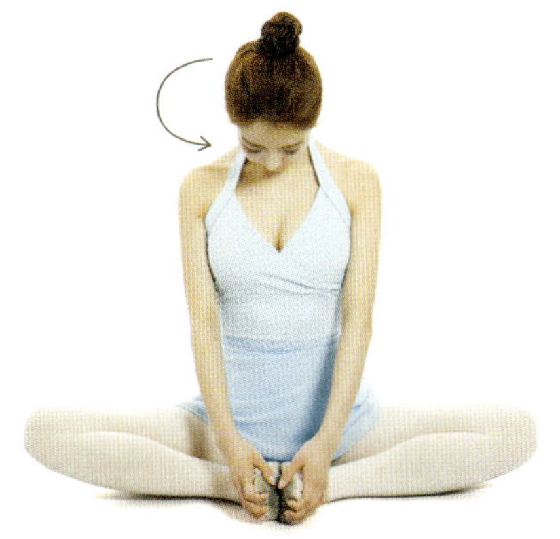

4

턱 끝으로 큰 원을 그린다는 생각으로 시계 방향으로 천천히 목을 돌린다. 시계 반대 방향으로도 돌린다.

2 골반 스트레칭 고관절과 허벅지 뒤 근육 강화

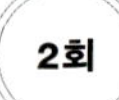

엉덩이와 허벅지 뒤쪽 근육을 스트레칭 하는 동작으로 장시간 서 있는 사람이나 몸을 많이 움직이는 사람에게 효과적이다. 하체에 쌓인 피로를 풀어주며, 고관절과 뒤쪽 허벅지 근육과 허리를 펴는 데 좋다. 각 동작은 10초 동안 정지한다.

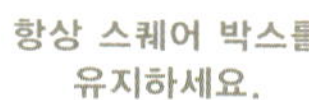

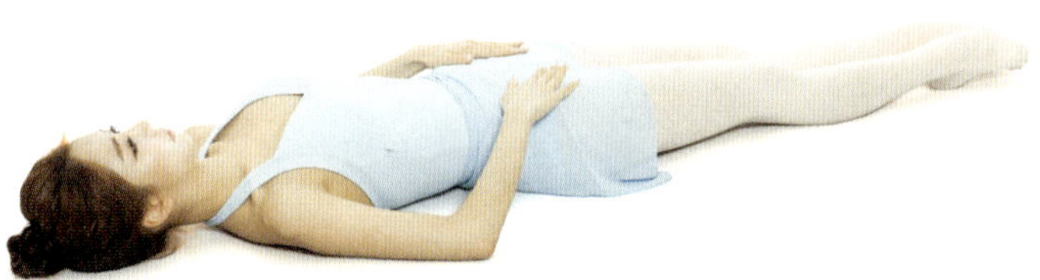

1

바닥에 누워 머리부터 발끝까지 쭉 뻗는다. 이때 다리를 늘인다는
느낌으로 길게 뻗는다.

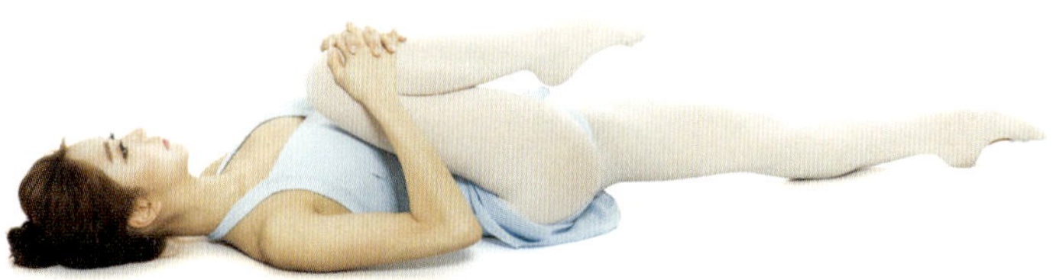

2

오른쪽 다리를 세워 깍지를 낀 양손으로 무릎을 감싼 후 가슴에
붙인다는 생각으로 당긴다. 골반이 틀어지지 않도록 주의한다.

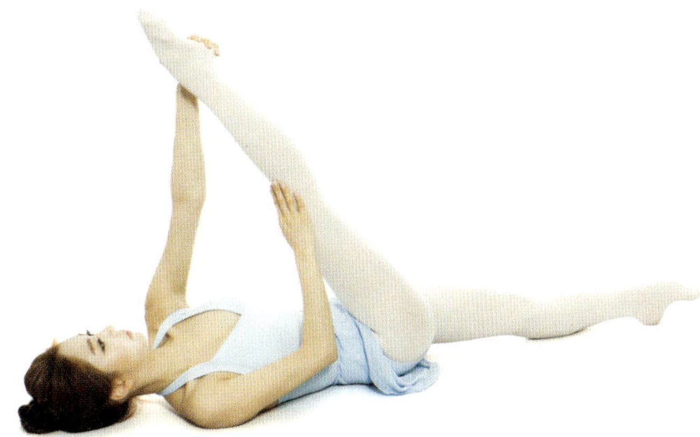

3

다리를 위로 쭉 편다. 왼손은 오른쪽 발뒤꿈치를 잡아 몸
쪽으로 당기고 오른손은 오른쪽 무릎을 잡아 고정한다.

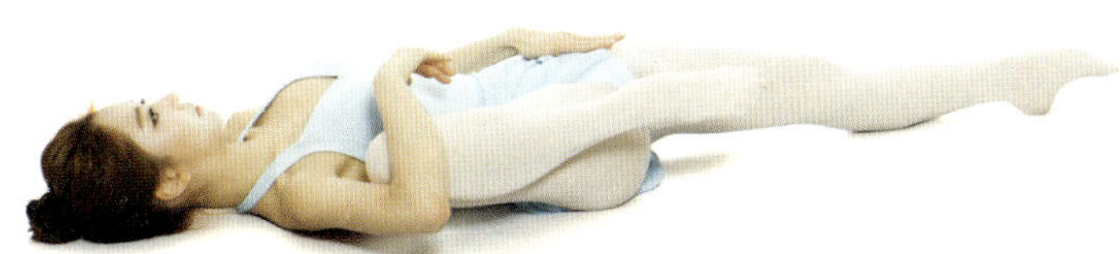

4

오른쪽 다리를 굽혀 오른쪽 옆구리에 붙인다. 왼손으로 왼쪽 골반
을 눌러 골반이 함께 움직이지 않게 한다.

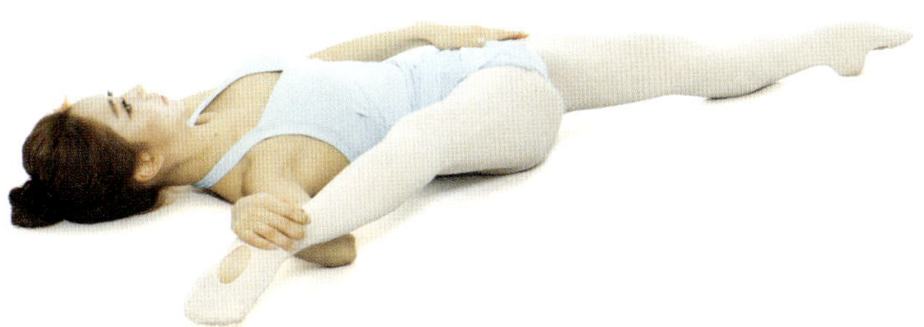

5

오른쪽 다리를 옆으로 쭉 편다. 오른손으로 오른쪽 발뒤꿈치를 잡
아 최대한 늘인다. 왼쪽도 반복한다.

3 골반 회전 스트레칭 골반과 허벅지 유연성 키우기

6회

골반을 돌리면 굳어 있는 고관절을 유연하게 풀어줄 수 있으며 허벅지 뒤쪽 근육도 스트레칭이 된다. 먼저 시계 방향으로 돌린 다음 시계 반대 방향으로도 돌린다.

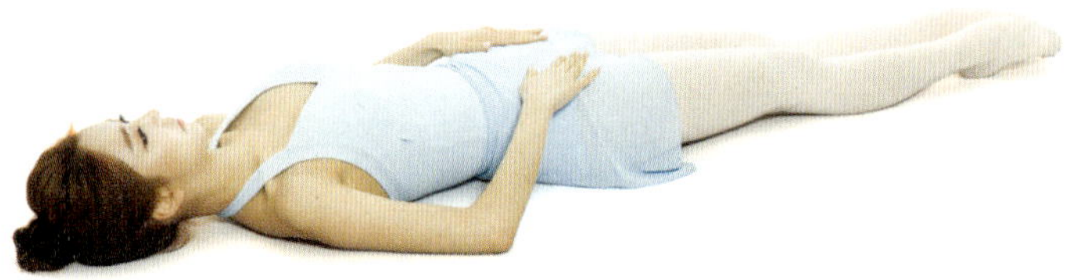

1

바닥에 누워 머리부터 발끝까지 쭉 뻗는다. 다리를 늘인다는 느낌으로 일직선으로 길게 뻗는다.

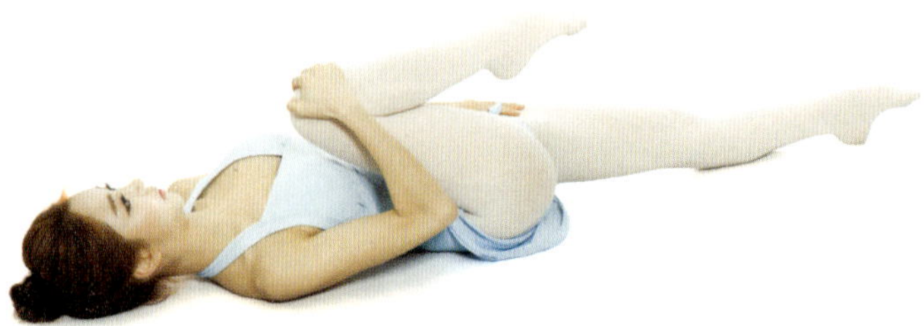

2

오른쪽 다리를 세워 오른손으로 오른쪽 무릎을 감싼 다음 가슴에 붙인다는 생각으로 당긴다. 골반이 틀어지지 않도록 왼손으로 골반을 누른다.

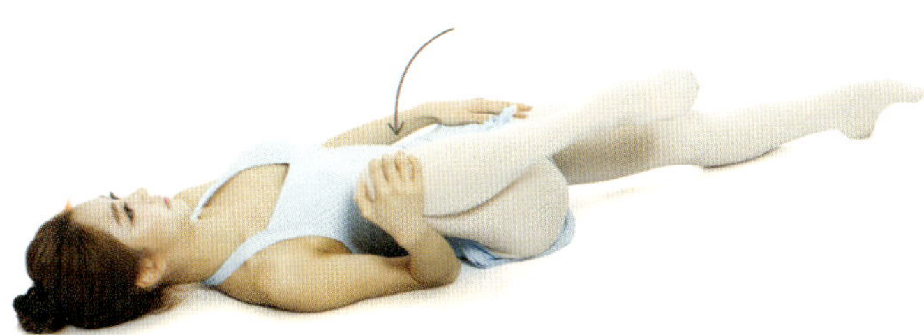

3

오른쪽 무릎을 가슴부터 스쳐서 쓸 듯이 오른쪽으로 돌린다.

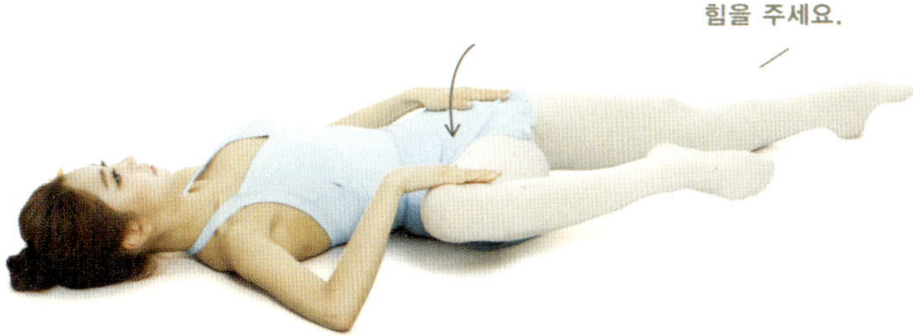

4

오른손으로 오른쪽 무릎을 눌러 최대한 다리로 바닥을 쓸면서 돌
린다.

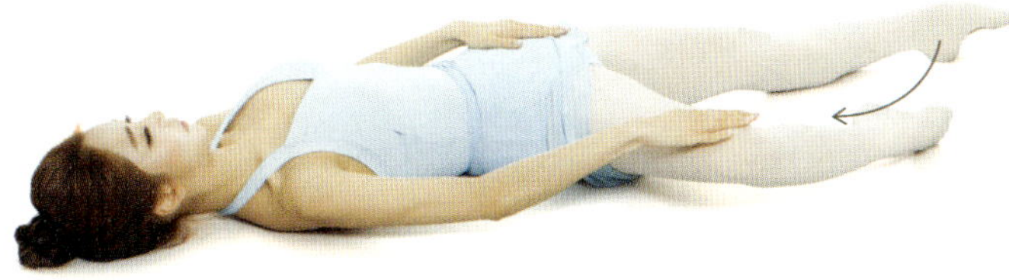

5

1의 자세로 돌아가 반대 방향으로 오른쪽 무릎을 돌린다. 전체 동
작을 왼쪽 다리도 반복한다.

4   다리 회전 스트레칭 **탄탄한 다리 만들기**

6회

전체적인 다리 스트레칭으로 고관절이 유연해지며, 허리와 배에 힘이 들어가므로 탄탄한 라인을 만들 수 있다. 시계 방향과 시계 반대 방향으로 6회씩 반복한다.

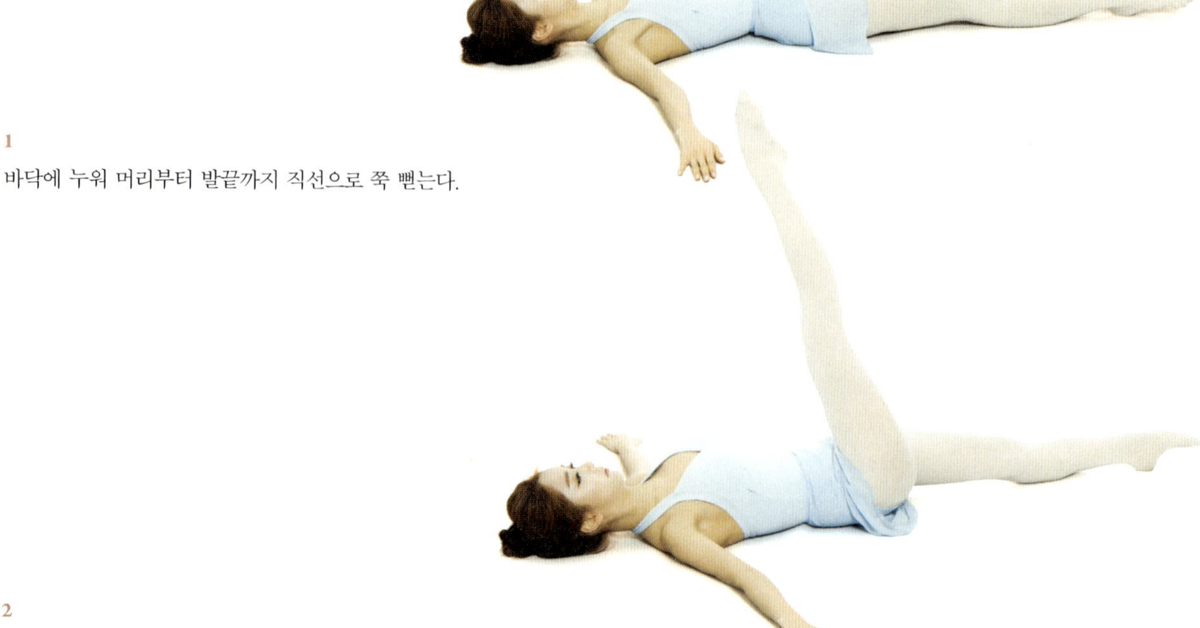

1

바닥에 누워 머리부터 발끝까지 직선으로 쭉 뻗는다.

2

오른쪽 다리를 쭉 펴고 올릴 수 있을 만큼 최대한 위로 올린다.

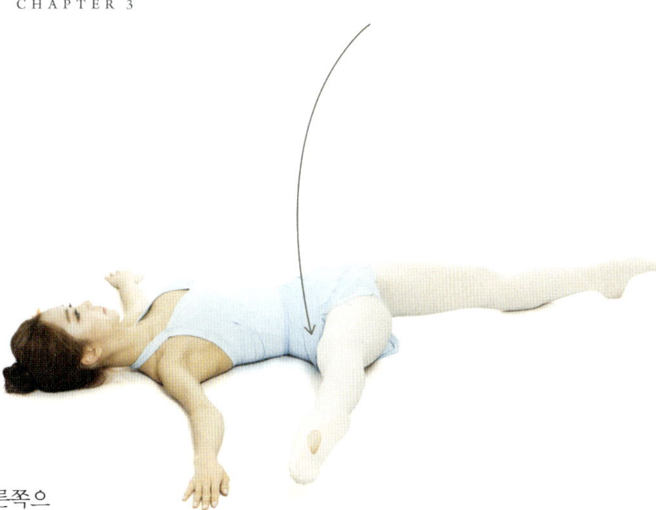

3

그 상태에서 배에 힘을 주고 큰 반원을 그리듯 다리를 오른쪽으로 내린다. 바닥에 닿지 않을 정도로 천천히 내린다.

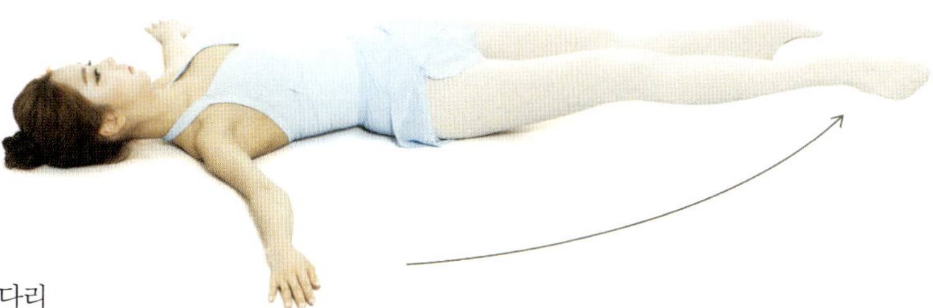

4

다리를 아래로 돌려 1의 자세로 돌아간다. 반대 방향으로도 다리를 돌린다. 전체 동작을 왼쪽 다리도 반복한다.

5

하체 스트레칭 하체 근육 강화

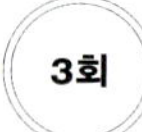

3회

허벅지 안쪽 근육을 늘이는 동작으로 골반과 엉덩이 근육을 움직여 탄력 있는 라인을
만들 수 있다. 척추를 곧게 세운 상태로 실시하는 것이 중요하다. 마지막 동작에서는
10초 동안 정지한다.

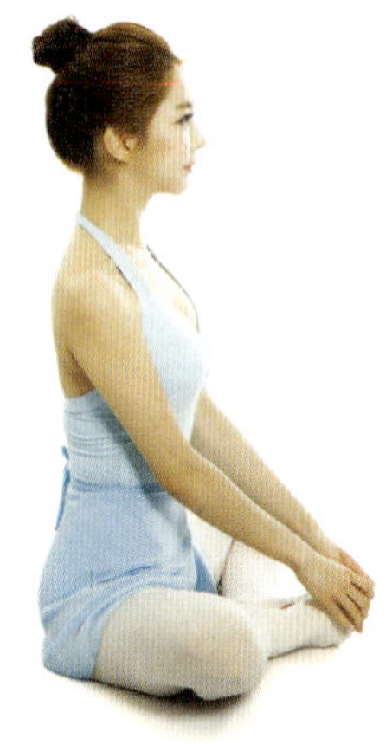

1

앉아서 등과 목을 쭉 편 다음 양 발바닥을 붙인다.

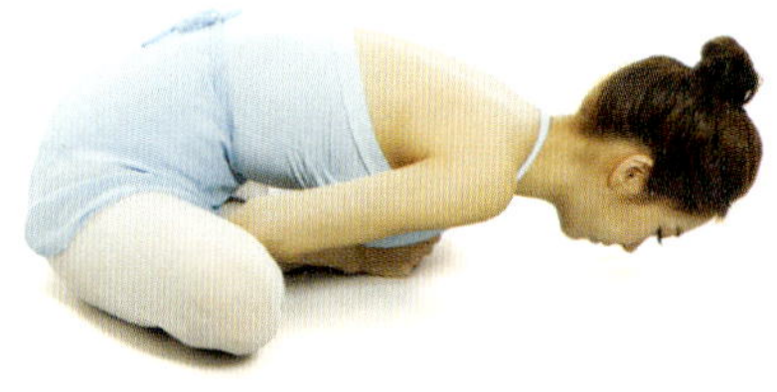

2

배부터 시작해 얼굴까지 바닥에 닿기 직전까지 천천히 숙인다.

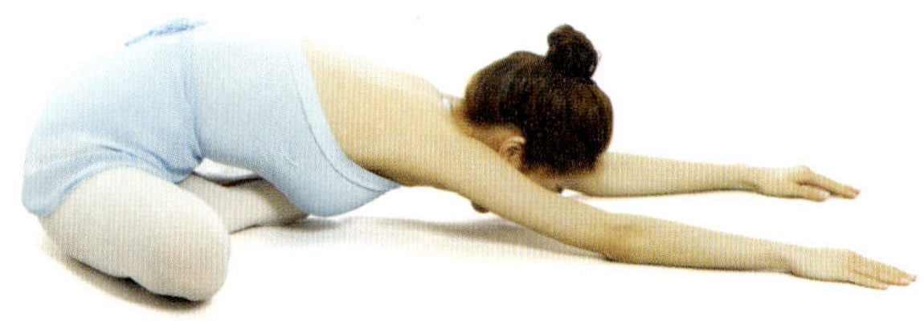

3

양팔을 앞으로 쭉 펴서 겨드랑이를 바닥에 댄다는 느낌으로 몸을
늘인다. 10초 동안 정지한 후 천천히 상체를 세운다.

6   사이드 스트레칭 허벅지와 허리 이완

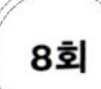

8회

사이드 스트레칭Side Stretching은 허벅지 안쪽과 허리 근육을 이완시키는 동작으로 탄력 있는 허리와 탄탄한 허벅지를 만들 수 있다. 팔을 우아하게 움직여 부드럽게 스트레칭 한다.

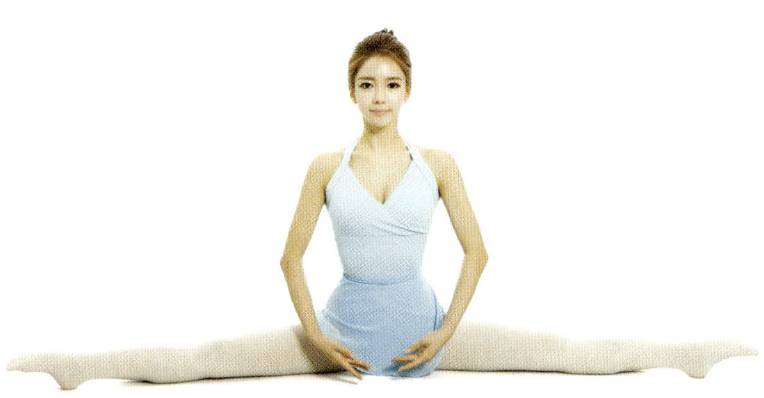

1

앉아서 양다리를 180도가 되도록 최대한 벌린 다. 무릎과 발끝, 등을 곧게 펴며 무릎이 안으 로 기울지 않도록 턴 아웃 한다. 손끝이 허벅지 부분에 오도록 양팔은 둥글게 모은다.

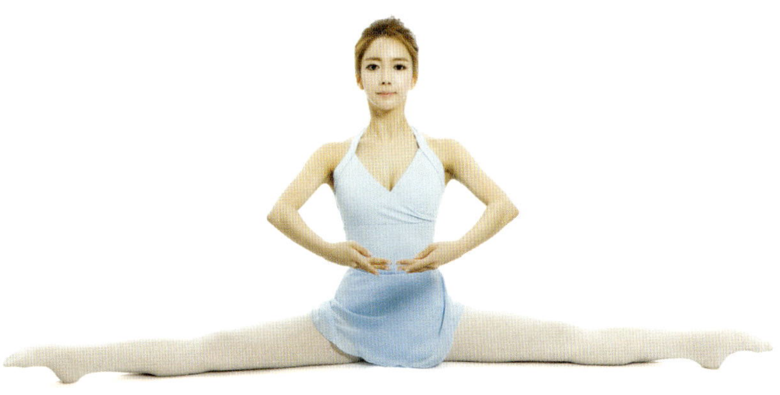

2

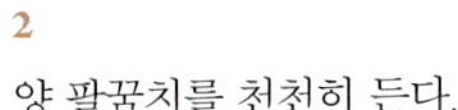

양 팔꿈치를 천천히 든다.

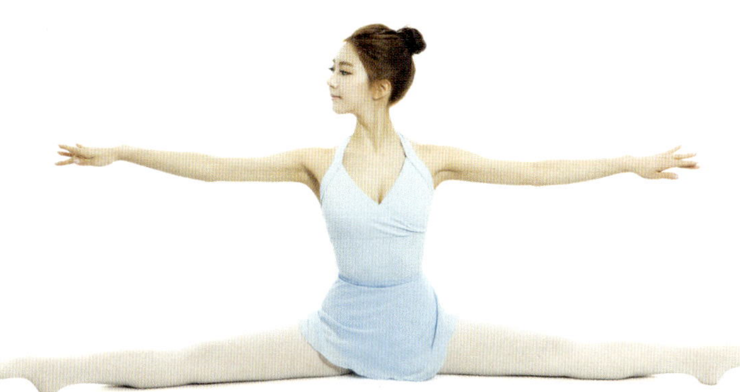

3

팔을 수평이 되도록 양쪽으로 쭉 뻗고 시선은
오른쪽 손끝에 둔다.

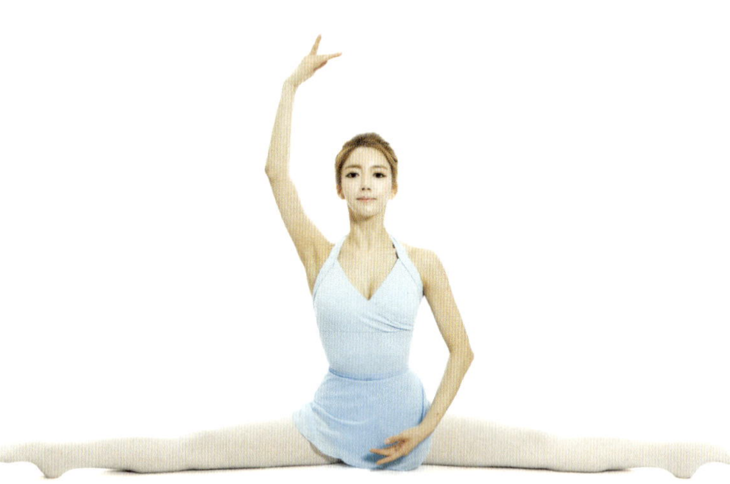

4

오른팔은 머리 위로 둥글게 올리고 왼팔은 아
래로 둥글게 내린다. 시선은 정면에 둔다.

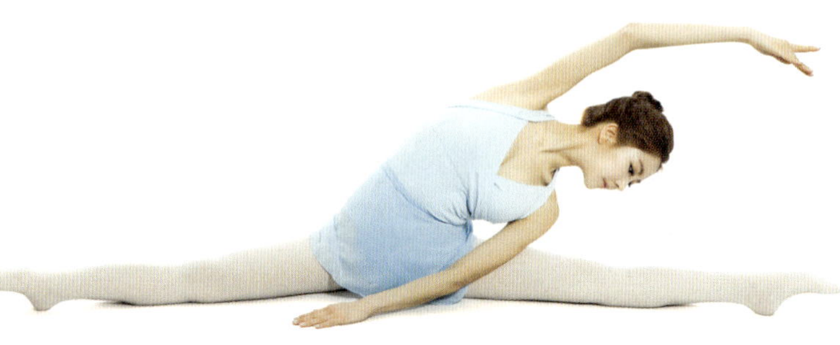

5

상체를 왼쪽으로 숙인다. 몸이 앞뒤로 쏠리지
않게 하면서 팔꿈치는 턴 아웃 하고 시선은 땅
을 향한다.

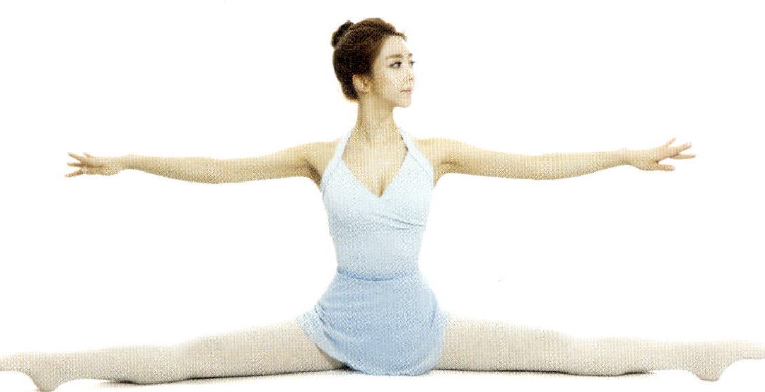

6

상체를 천천히 들고 양팔을 양쪽으로 쭉 뻗으
면서 시선은 왼쪽 끝에 둔다.

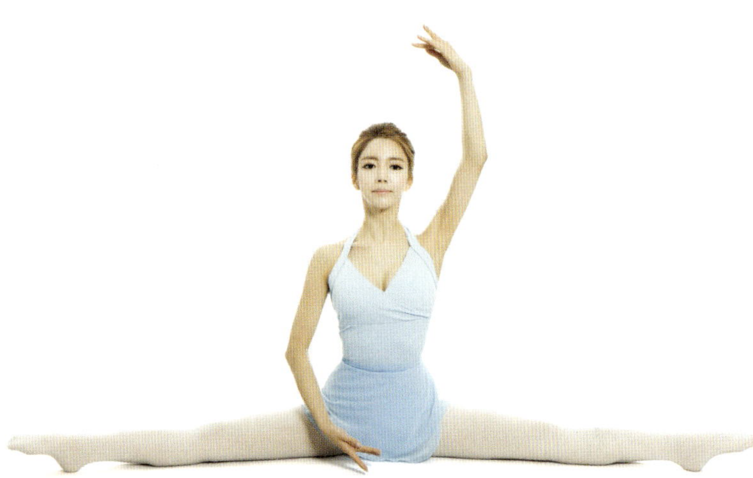

7

왼팔은 머리 위로 둥글게 올리고 오른팔은 아
래로 둥글게 내린다. 시선은 정면에 둔다.

8

그대로 상체를 오른쪽으로 숙인다. 몸이 앞 또
는 뒤로 쏠리지 않게 하면서 팔꿈치는 턴 아웃
하고 시선은 땅을 향한다. 전체 동작을 8회 반
복한다.

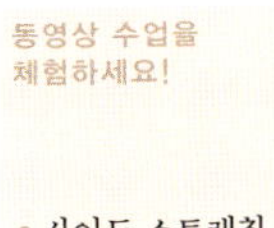

● 사이드 스트레칭

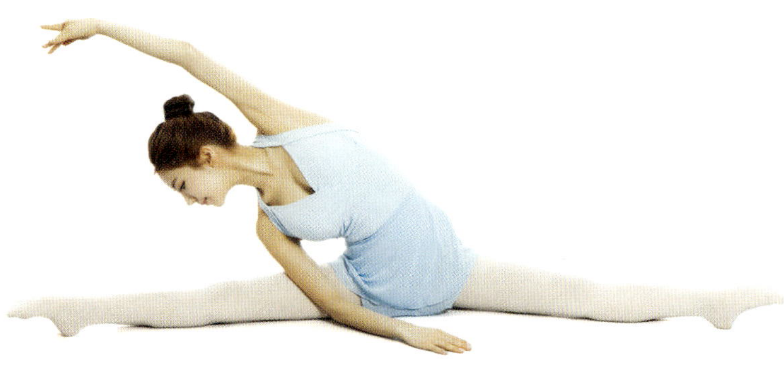

7   포앵트 플렉스   발목 강화 및 종아리 피로 회복

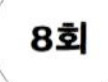

8회

포앵트 플렉스Pointes Flex는 발목을 강화시킬 수 있으며, 종아리 근육의 피로를 풀어주고 혈액순환에도 도움이 된다. 동작을 할 때는 발끝까지 힘을 주고 움직여야 한다. 천천히 8회, 빠르게 8회, 각각 8회씩 실시한다.

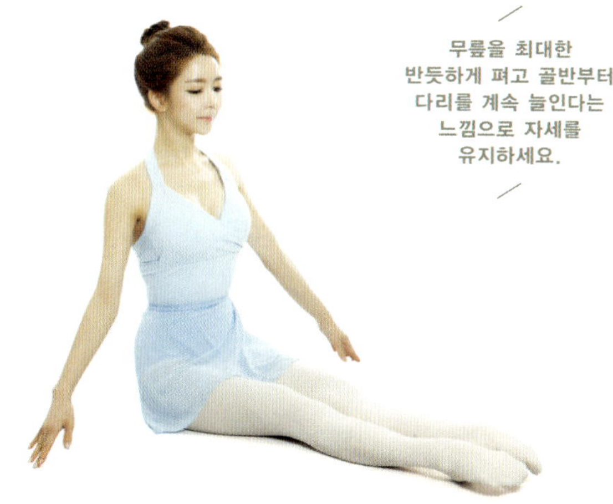

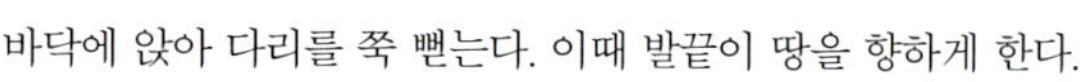

1

바닥에 앉아 다리를 쭉 뻗는다. 이때 발끝이 땅을 향하게 한다.

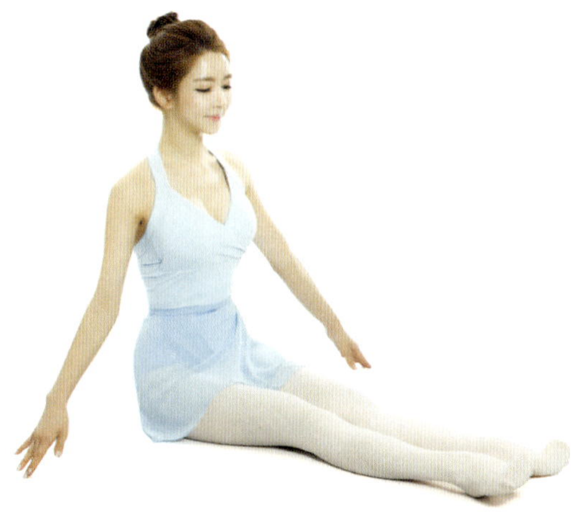

2

양 발끝만 위로 들어 올린다. 이때 뒤꿈치가 땅에서 떨어지지 않게 한다.

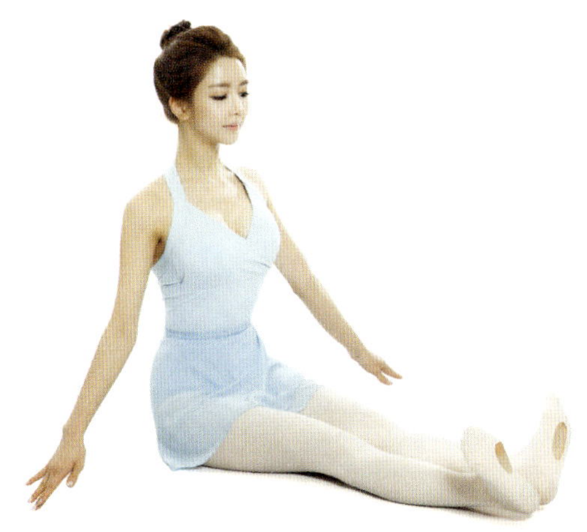

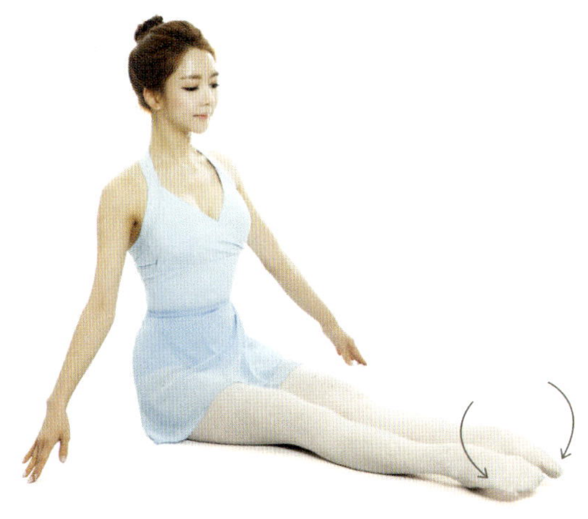

3

양발을 직각으로 들어 올린 뒤 발끝까지 쭉 뻗는다.

4

다시 1~3 동작을 반복해 양발을 직각으로 들어 올린 뒤 양발로 바깥을 향해 반원을 그리고 1의 자세로 돌아간다. 반대 방향도 반 복해서 돌린다.

알 아 두 세 요 **응용 동작**

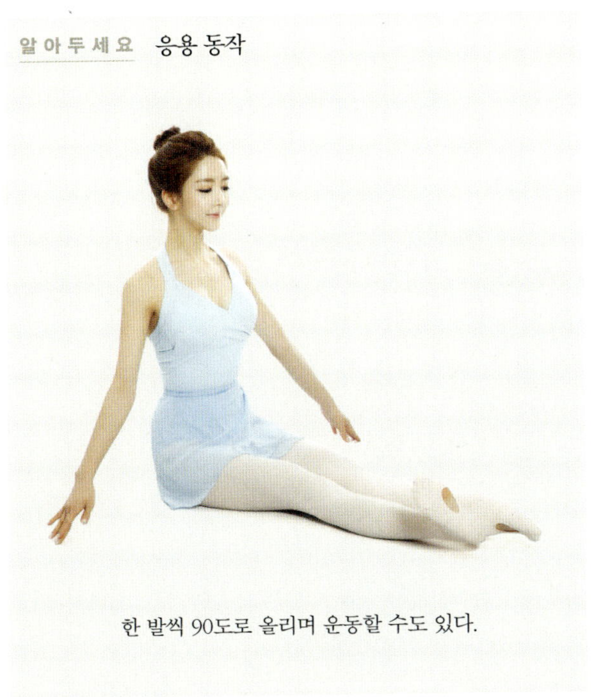

한 발씩 90도로 올리며 운동할 수도 있다.

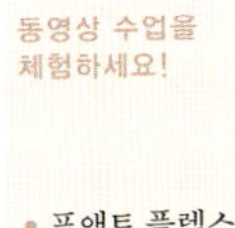

● 포앵트 플렉스

8 플로어 포르 드 브라 슬림한 상체 만들기

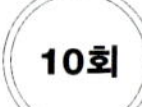

10회

플로어에서 하는 포르 드 브라는 상체를 날씬하게 만드는 동작으로 어깨 라인이 내려가며 팔이 길어진다. 등 근육을 사용하기 때문에 전반적으로 여성스러운 상체 라인을 만들 수 있다.

1

앉아서 양다리를 180도가 되도록 최대한 양옆으로 벌린다. 무릎과 발끝, 등을 곧게 펴며 무릎이 안으로 들어오지 않도록 턴 아웃 한다. 허벅지 부분에 손끝이 오도록 양팔은 둥글게 앞으로 모은다.

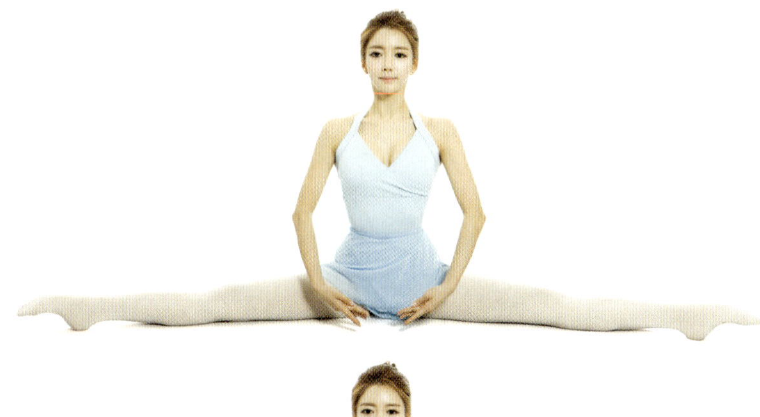

2

양 팔꿈치를 천천히 든다. 어깨는 내리고 가슴은 모으며 팔에 힘을 주어 움직인다.

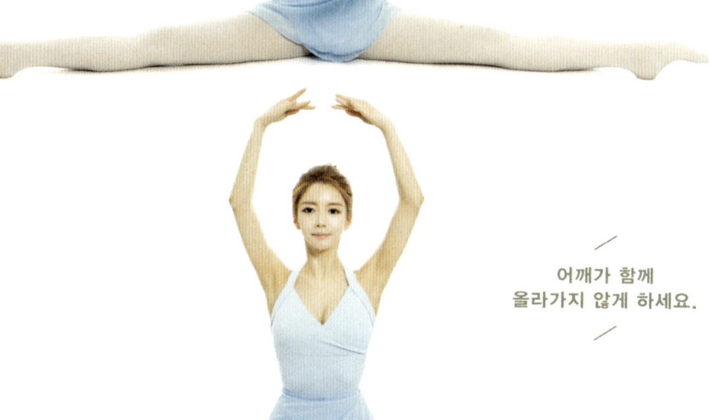

3

그대로 양팔을 머리 위로 올리고 팔꿈치는 턴 아웃 한다.

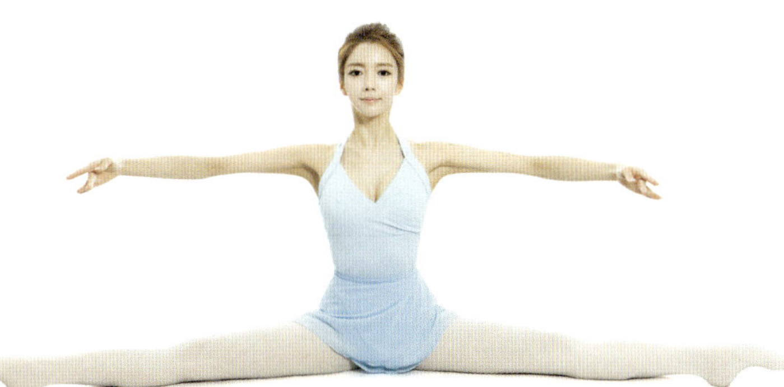

4

양팔을 양옆으로 수평이 되게 벌린다. 이때 어깨
는 올라가지 않고 팔꿈치는 떨어지지 않게 한다.

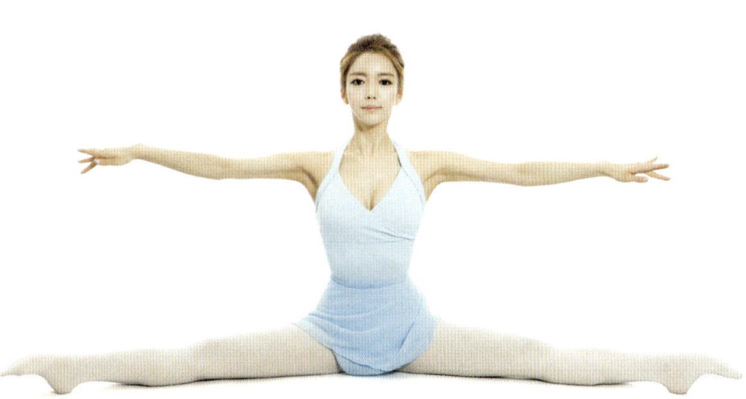

5

양쪽에서 누가 잡아당기는 듯한 느낌으로 양팔
을 양옆으로 쭉 편다.

6

공을 안듯이 다시 양팔을 앞으로 천천히 둥글
게 모은다.

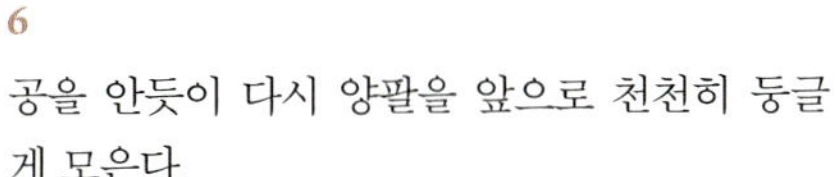

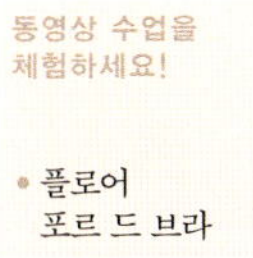

● 플로어
포르 드 브라

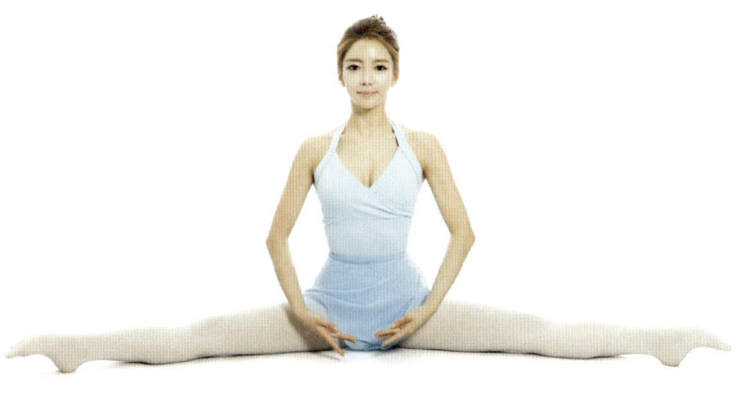

9

데 벨 로 페 **슬림한 하체 만들기**

4회

데벨로페Develope는 허벅지 안쪽부터 다리를 높게 드는 동작으로 하체의 근육을 길게 늘인다. 다리를 들 때는 무릎을 굽히지 않아야 한다. 두 다리를 번갈아가며 4회씩 실시한다.

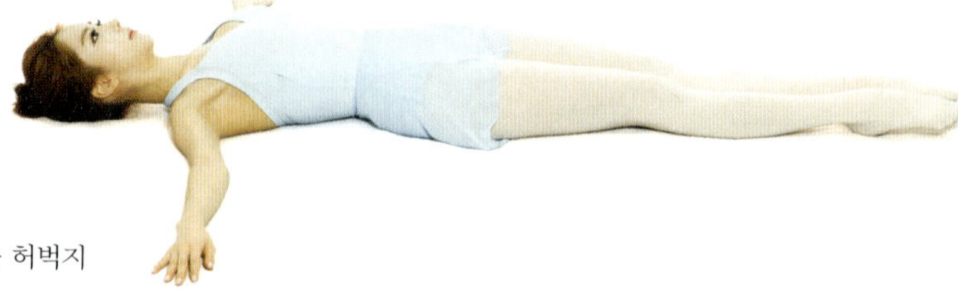

1

바닥에 누워 양팔은 수평이 되도록 펴고 양다리는 허벅지부터 발끝까지 쭉 편다.

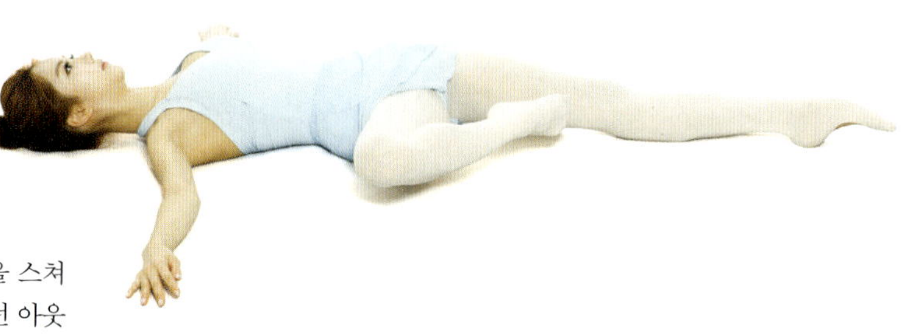

2

오른쪽 발끝으로 왼쪽 다리를 쓸 듯이 발목과 무릎을 스쳐 왼쪽 허벅지에 붙인다. 이때 오른쪽 발은 발목부터 턴 아웃이 되게 하고 왼쪽 다리는 움직이지 않도록 힘을 준다.

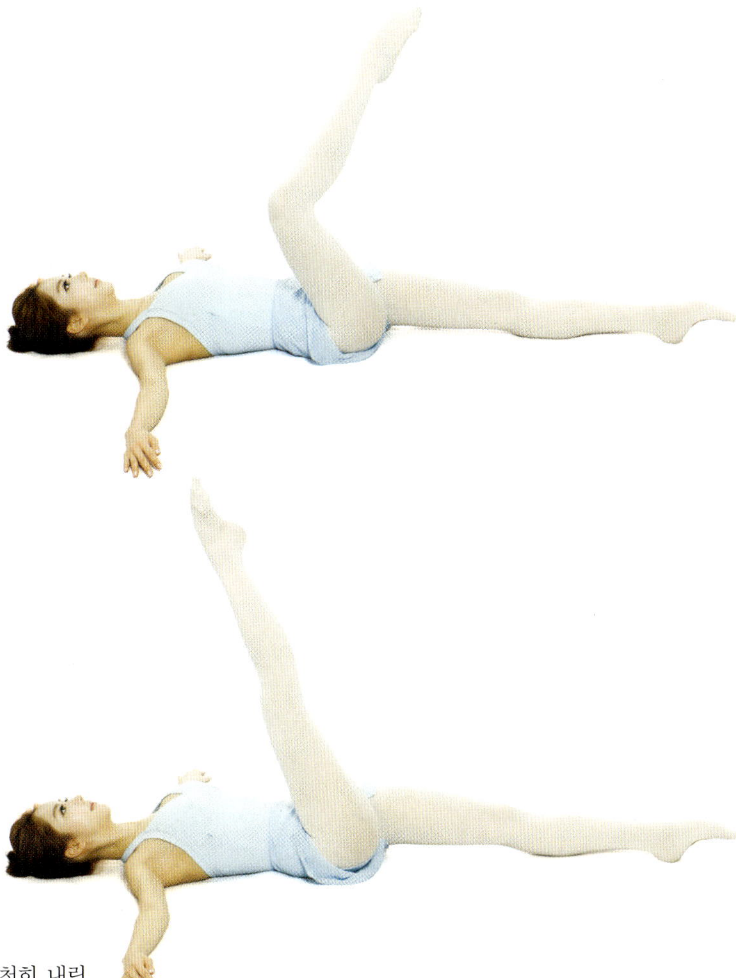

3

2의 자세에서 오른쪽 다리를 위로 들어 올린다.

4

그대로 무릎을 쭉 펴 발끝까지 뻗은 후 다리를 천천히 내린
다. 왼쪽 다리도 반복한다.

10 등 넘 기 기 허리 유연성 키우기

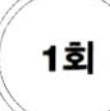

허리가 유연해지며 고관절과 허벅지 앞쪽을 움직여 매끈한 앞 라인을 만들 수 있다. 마지막 동작에서 20초 동안 정지한다.

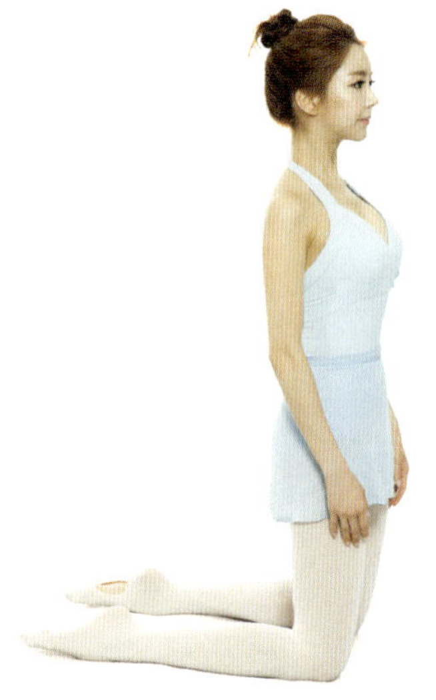

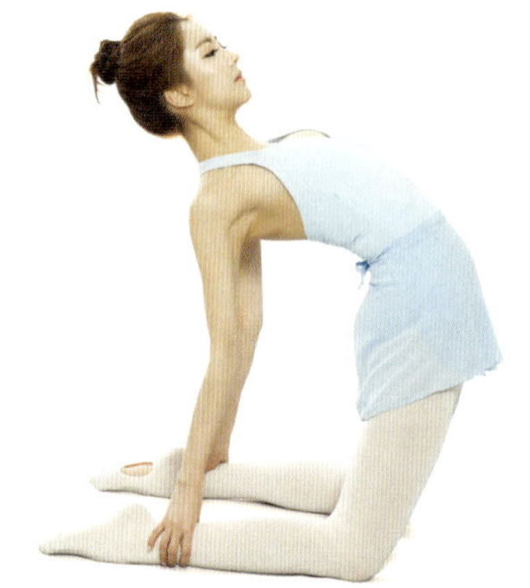

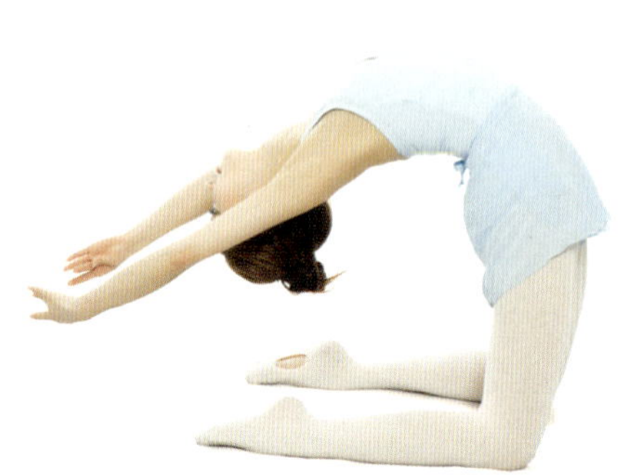

1

무릎을 꿇고 앉아서 엉덩이를 들어 척추를 세운다.

2

골반을 최대한 앞으로 밀고 양손으로 양 발목을 잡는다. 가슴은 쭉 편다.

3

그대로 양팔을 머리 위로 둥글게 모은다. 이때 중심을 최대한 앞쪽에 두어 목이 아래로 떨어지지 않게 한다. 20초 동안 정지한 후 상체를 천천히 들어 **1**의 자세로 돌아간다.

11 등과 배 스트레칭 전신 운동

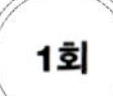

앞쪽 라인을 스트레칭 하며 허리와 엉덩이에 자극을 주는 전신 운동이다. 마지막 동작에서 30초 동안 정지한다.

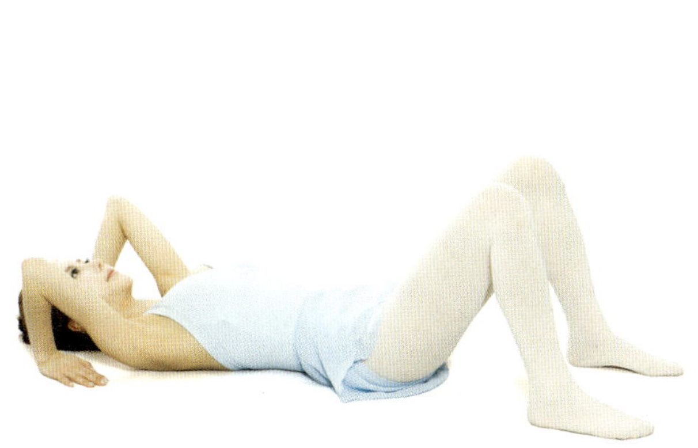

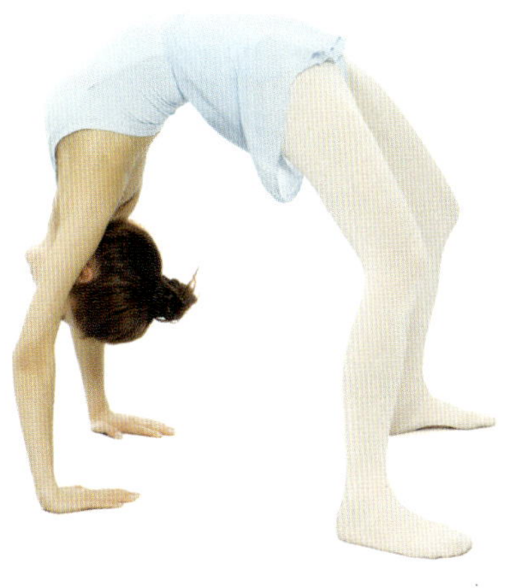

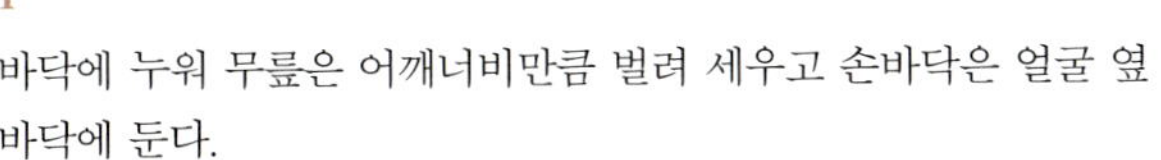

1

바닥에 누워 무릎은 어깨너비만큼 벌려 세우고 손바닥은 얼굴 옆 바닥에 둔다.

2

손바닥에 힘을 주어 골반과 허벅지를 밀며 한 번에 일어난다. 이 상태에서 30초 동안 정지한 후 골반을 천천히 내려 **1**의 자세로 돌아간다.

12   등 스트레칭 등 근육 강화

3회

등과 엉덩이의 힘을 길러주는 동작으로 꾸준히 하면 군살 없는 등 라인으로 가꿀 수 있다. 마지막 동작에서 10초 동안 정지하며, 전체 동작을 3회 반복한다.

1

바닥에 엎드린 뒤 허벅지부터 발끝까지 일직선으로 쭉 뻗고 손바닥은 가슴 옆 바닥에 붙인다.

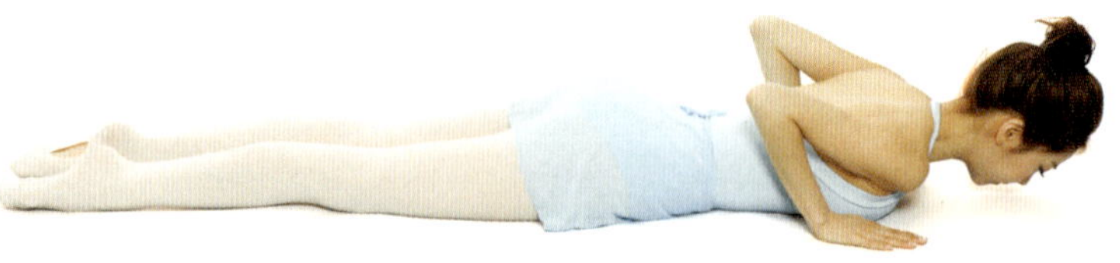

2

그대로 상체를 한 번에 일으킨다. 이때 하체는 바닥에 붙인다.

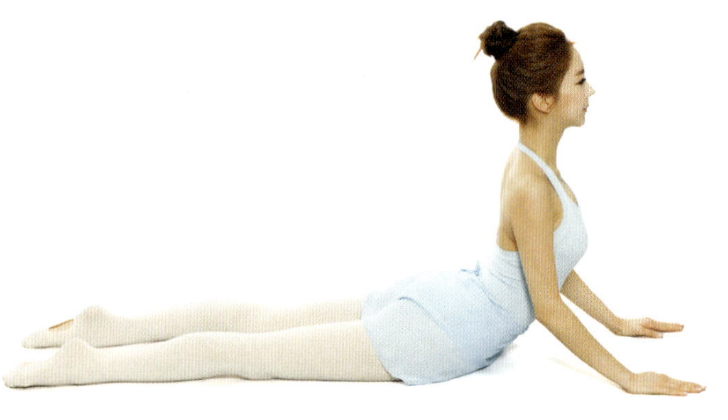

3

다시 상체를 바닥에 붙인다.

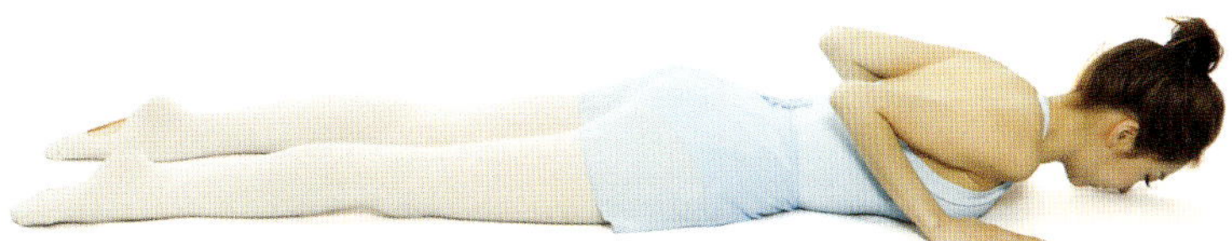

4

다리를 접어 양손으로 양 발목을 잡는다.

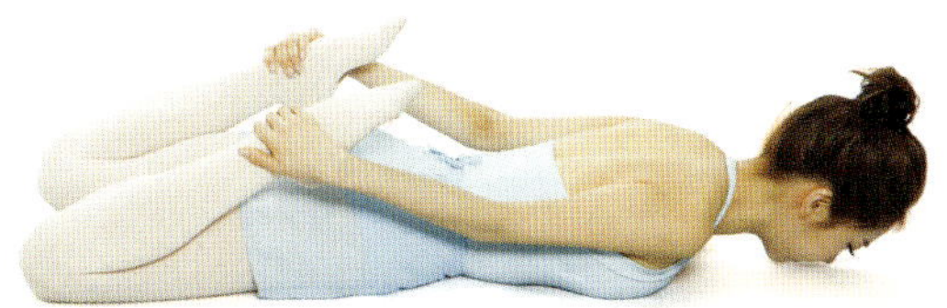

5

상체를 일으키며 일어난다. 이때 골반은 바닥에 대고 돛단배가 움직이듯 몸을 앞뒤로 움직인다. 10초 동안 머무른 후 **1**의 자세로 돌아간다.

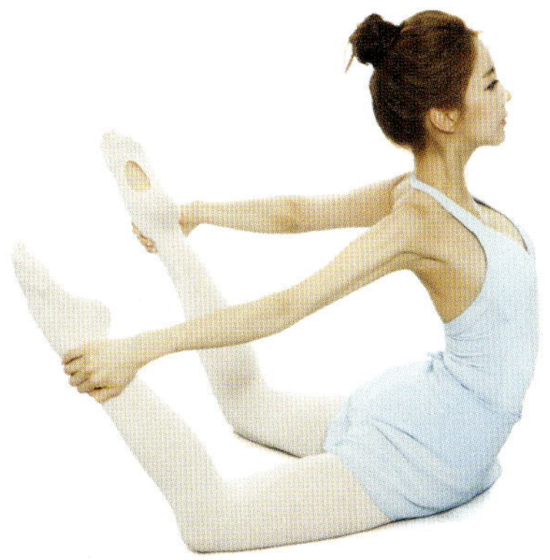

13

바 트 망 다리의 전체 근육 강화

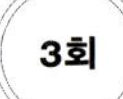
3회

무릎을 곧게 펴서 허공으로 찼다가 다시 내리는 동작으로 다리의 전체 근육을 강화시킬 수 있다. 이때 다리를 곧게 펴는 것이 중요하며 몸은 흔들림이 없어야 한다. 앞, 옆, 뒤 동작을 각 다리로 4회씩 실시하며 전체 동작을 3회 반복한다.

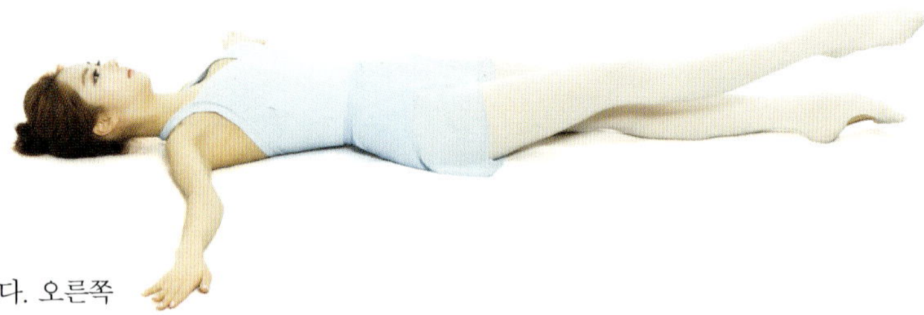

1

바닥에 누워 허벅지부터 발끝까지 일직선으로 쭉 편다. 오른쪽 다리를 살짝 든다. 이때 허벅지 안쪽부터 힘을 준다.

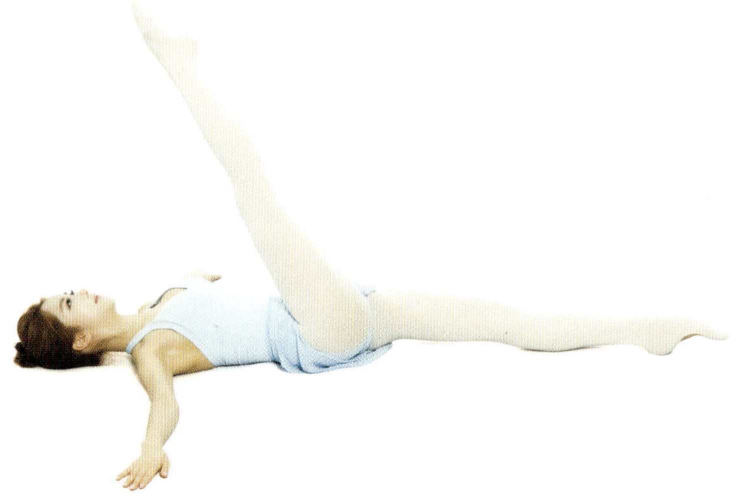

2

발등으로 밀어 무릎을 쭉 펴고 다리를 허공에 강하게 4회 찬다. 왼쪽도 반복한다.

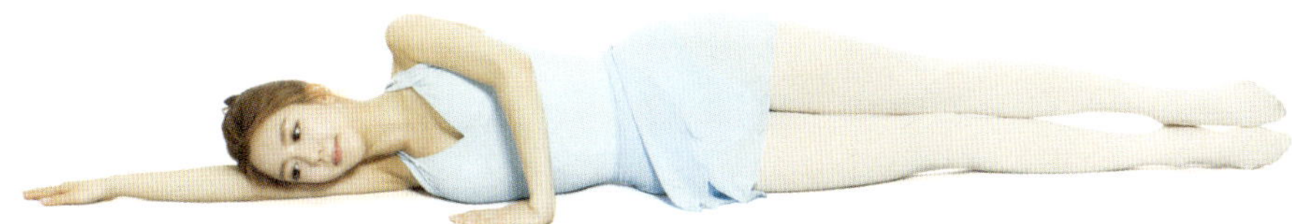

3

몸을 오른쪽으로 돌려 바닥에 대고 옆으로 눕는다. 골반이 앞뒤로
쏠리지 않게 일직선을 유지하고 왼손으로 바닥을 눌러 몸을 지탱
한다.

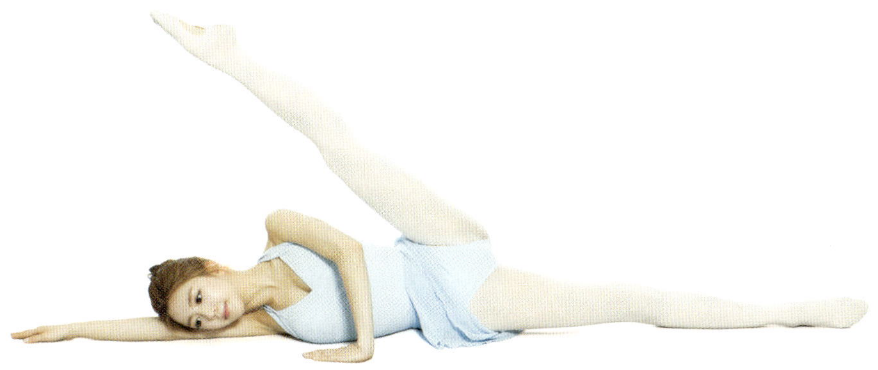

4

무릎을 편 채 발등을 귀에 붙인다는 생각으로 한 번에 힘 있게 4
회 찬다. 반대쪽 다리도 반복한다.

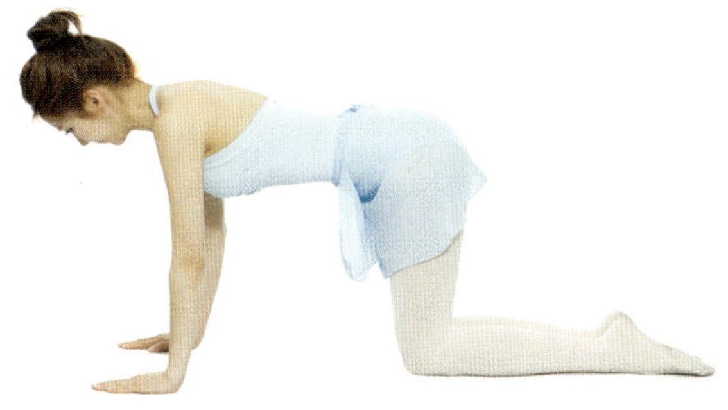

5

양손을 바닥에 대고 일어나 앉아 무릎을 꿇는다.

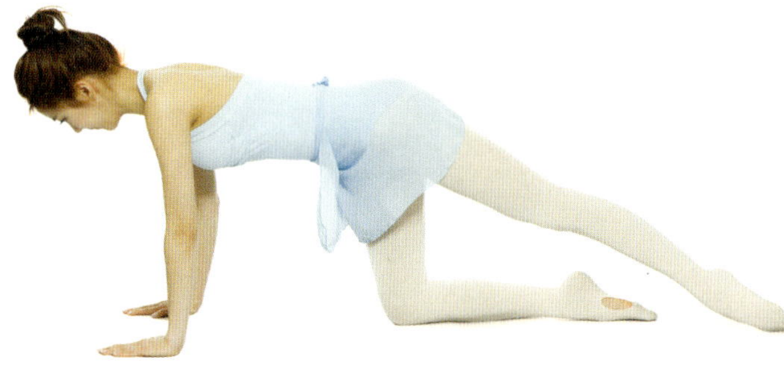

6

한쪽 다리를 쭉 편다.

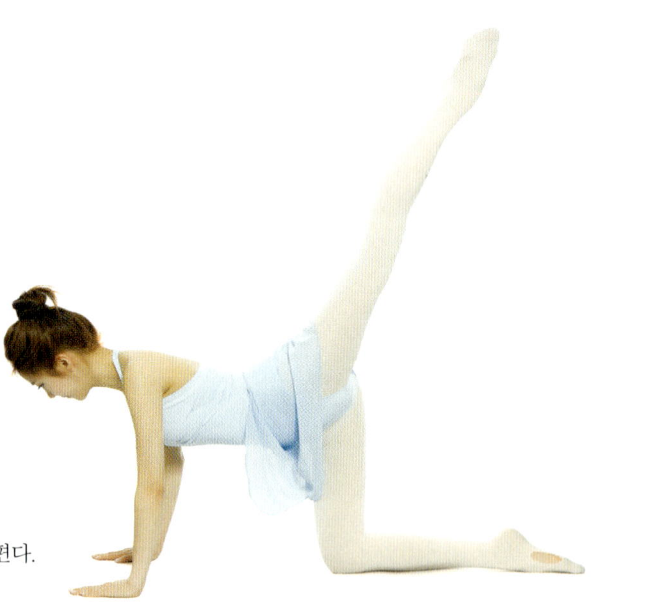

7

그대로 무릎을 펴고 다리를 뒤로 4회 찬다. 이때 발끝을 쭉 편다.
반대 다리도 반복한다.

14 허리 스트레칭 허리 강화

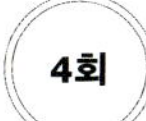

허리를 강하고 유연하게 만들 수 있으며, 배와 엉덩이의 힘도 기를 수 있는 복합 응용 동작이다. 마지막 동작에서 몸을 최대한 일자로 만들고 20초 동안 정지해야 한다.

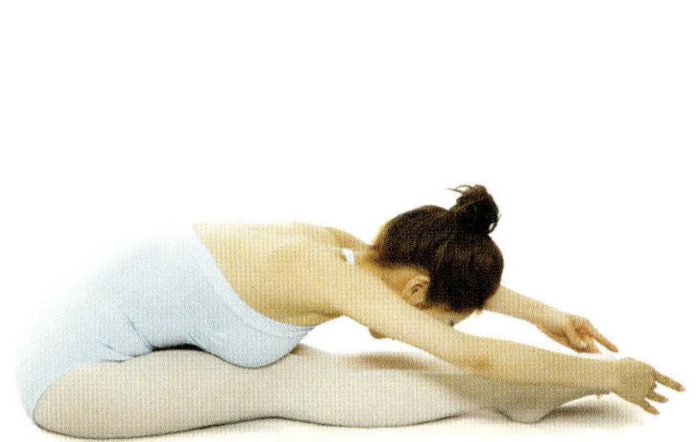

1

앉아서 양다리를 발끝까지 앞으로 쭉 펴고 상체를 최대한 숙인다. 양팔은 머리 위로 둥글게 모은다.

2

허리의 반동을 이용해 한 번에 상체를 일으킨다.

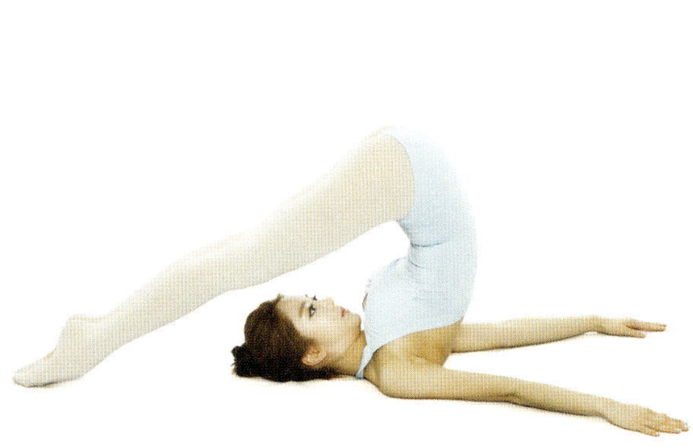

3

발끝으로 반원을 그리듯 양다리를 머리 뒤로 넘긴다. 자연스럽게 뒷머리를 바닥에 대고 양팔은 바닥에 붙인다.

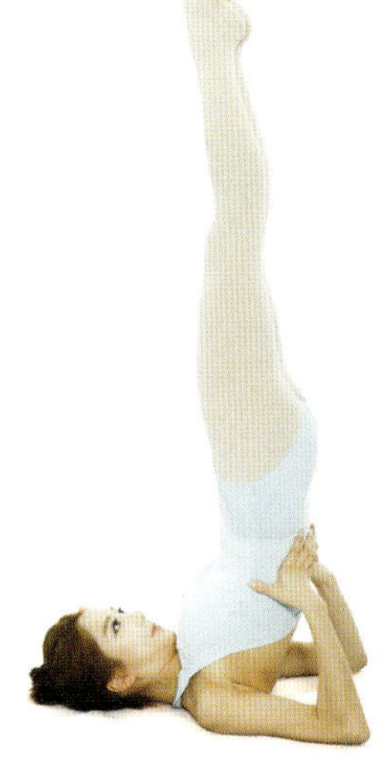

4

양손으로 등을 잡고 허리와 다리를 들어 몸이 일자가 되게 한다. 배와 엉덩이, 허벅지 안쪽에 힘을 준다. 20초 동안 정지한 후 천천히 하체를 내린다.

15 아랫배 운동 배 근육 강화

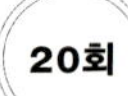

아랫배에 힘을 주고 다리를 들었다 내리는 동작으로 꾸준히 하면 아랫배를 탄탄하고
날씬하게 만들 수 있다. 이때 발끝까지 쭉 펴고 동작을 하는 것이 중요하다.

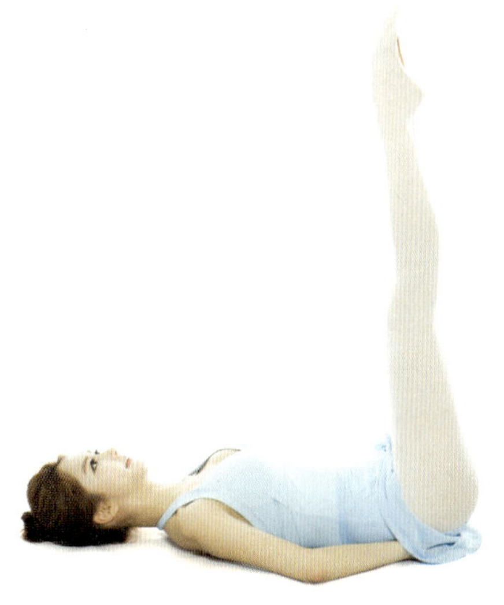

1

바닥에 누워 엉덩이 아래 양손을 살짝 끼우고 꼬리뼈를 바닥에
최대한 붙인다. 양다리는 90도로 위로 든 다음 발끝까지 쭉 펴고
포앵트 한다.

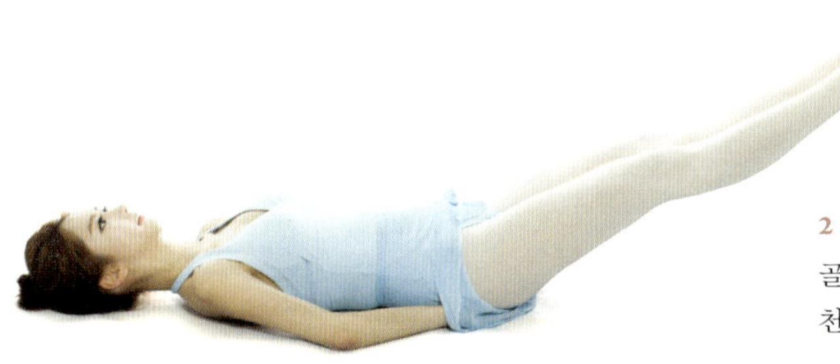

2

골반을 편다는 느낌으로 다리를 길게 쭉 뻗은 상태에서 45도로
천천히 내린다.

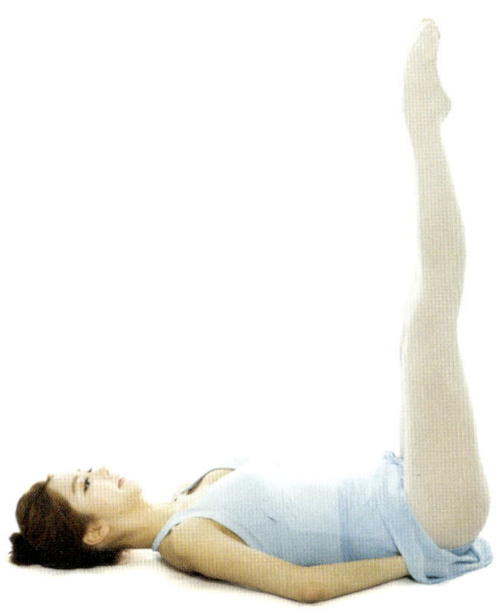

3

다시 다리를 90도로 들어 올리고 발끝은 포앵트 한다.

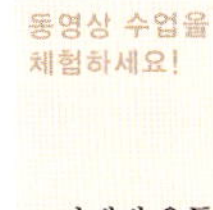

알 아 두 세 요 응용 동작

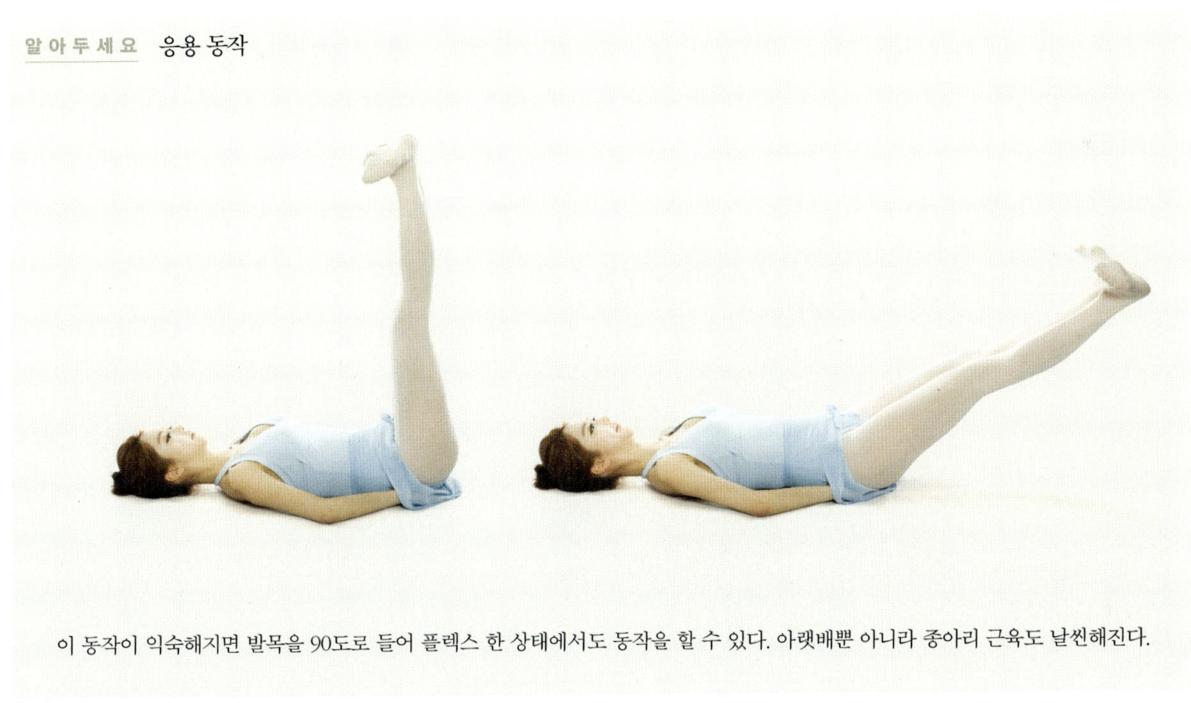

이 동작이 익숙해지면 발목을 90도로 들어 플렉스 한 상태에서도 동작을 할 수 있다. 아랫배뿐 아니라 종아리 근육도 날씬해진다.

Step 2

바Barre

봉을 잡고 하는 운동으로 체력 향상에 도움이 된다. 느린 동작부터 빠른 동작으로 구성되어 있으며 같은 동작이라도 발 포지션에 따라 운동 강도가 다르므로 빠트리지 말고 실시한다. 항상 손끝까지 긴장을 풀지 않고 스퀘어 박스를 유지해야 한다. 바 동작들을 꾸준히 하면 반듯한 척추와 곧게 뻗은 팔다리를 가질 수 있으며 유연성을 기를 수 있다. 바가노바 메소드Vaganova Method의 바 기본 동작으로 구성되어 있다. 플로어 동작이 끝난 후 전체 동작을 순서대로 실시하며 흉곽 호흡을 한다. 총 20분 정도 소요된다.

1

바 포 르 드 브 라 상체 유연성 키우기

1회

바에서 하는 포르 드 브라 동작으로 상체를 유연하고 아름답게 가꿀 수 있다. 동작에 따라 시선을 함께 움직이는 것이 중요하며, 끊기지 않도록 천천히 실시해야 한다.

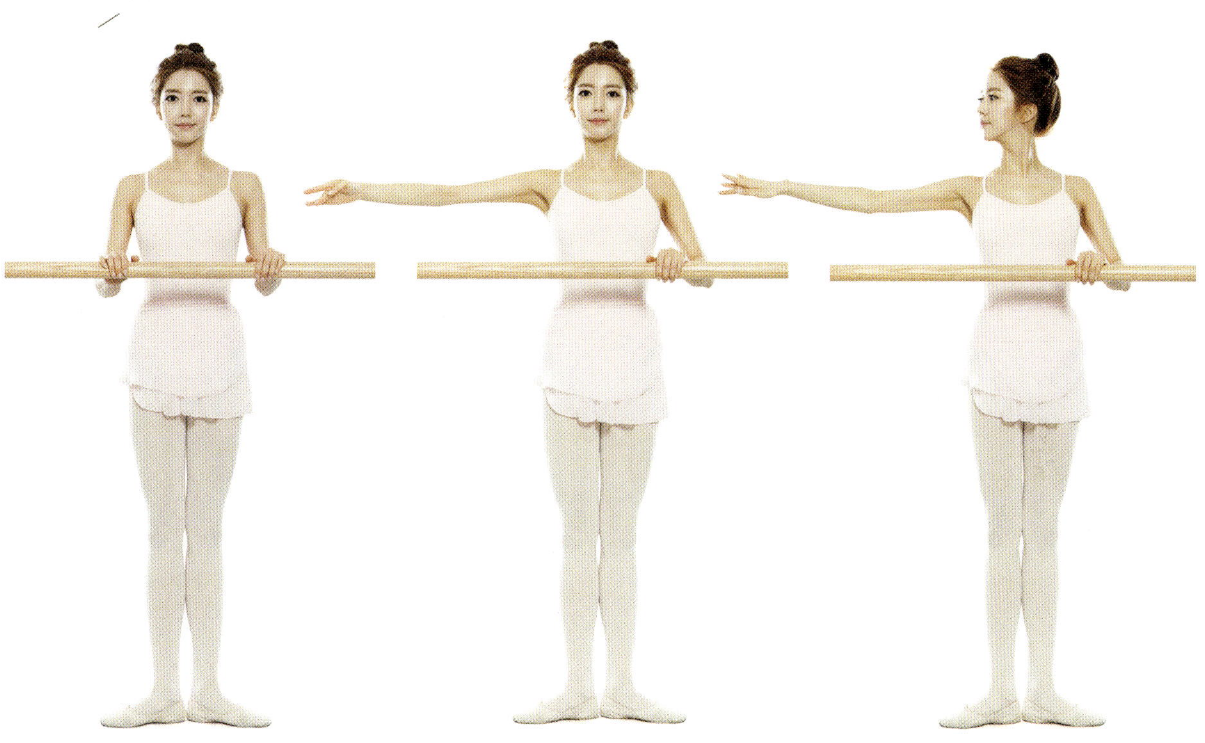

1

1번 포지션(84페이지)을 취한 후 양손으로 바를 잡는다.

2

오른팔을 어깨와 수평이 되도록 옆으로 올려 약간 둥글게 만든다.

3

오른팔을 쭉 뻗고 시선은 오른손 중지에 둔다.

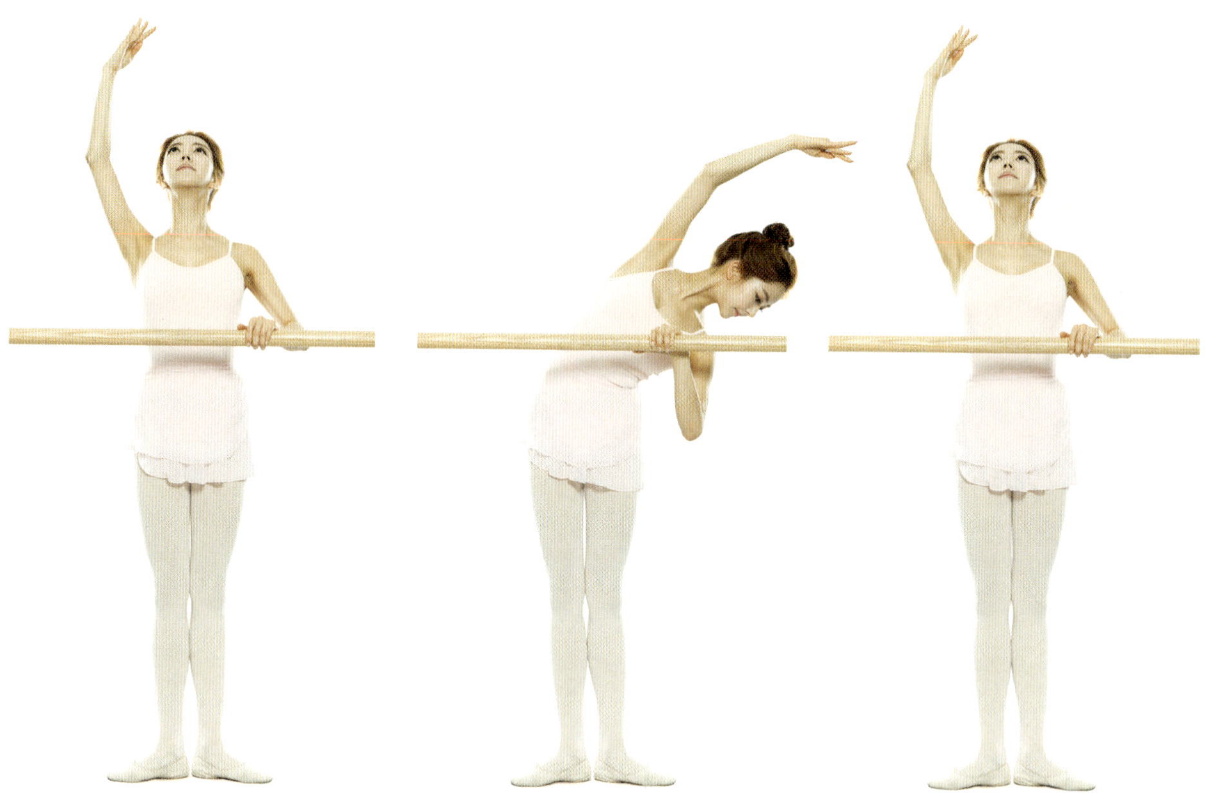

4

오른팔을 머리 위로 둥글게 모으고 시선
은 오른손 중지에 둔다.

5

그대로 왼쪽으로 상체를 넘긴다. 시선은
왼쪽 발끝에 둔다.

6

오른팔을 머리 위에 둔 상태로 다시 일어
나면서 시선은 중지에 둔다.

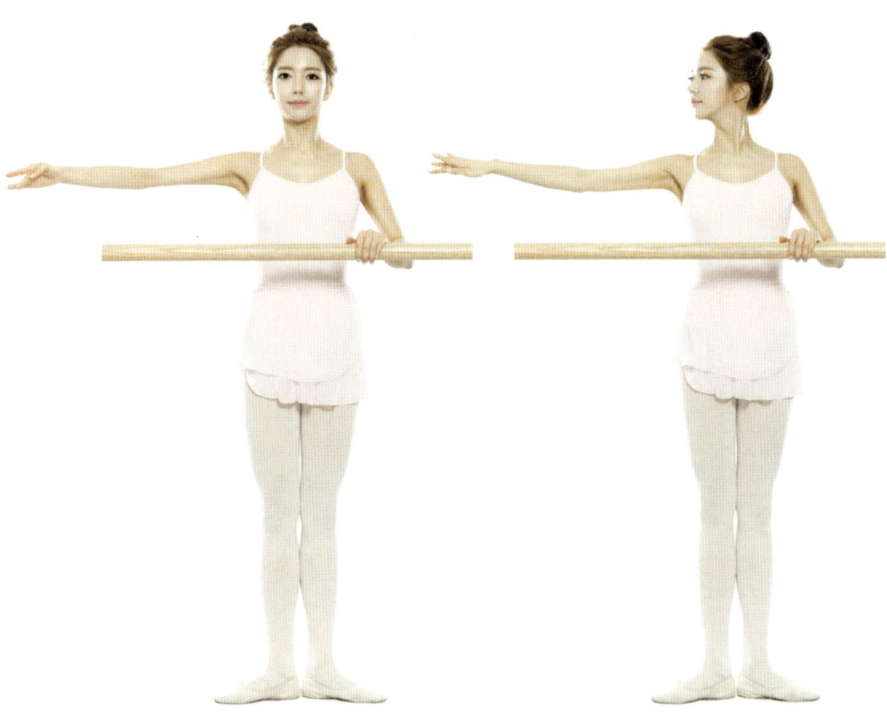

7

오른팔을 어깨와 수평이 되도록 옆으로
내린다.

8

그대로 오른팔을 쭉 뻗고 시선은 오른손
중지에 둔 다음 **1**의 자세로 돌아간다. 왼
쪽도 반복한다.

2

드미 플리에 아킬레스건 유연성 키우기

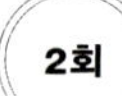

플리에는 프랑스어로 '구부린다, 굽힌다'라는 뜻이다. 내려갈 때는 위로, 올라갈 때는 아래로 내려간다는 느낌으로 동작을 해야 한다. 플리에 동작에는 드미 플리에와 그랑 플리에가 있는데, 드미 플리에는 아킬레스건의 유연성을 길러준다. 1번, 2번, 4번, 5번 포지션으로 각 2회씩 실시한다.

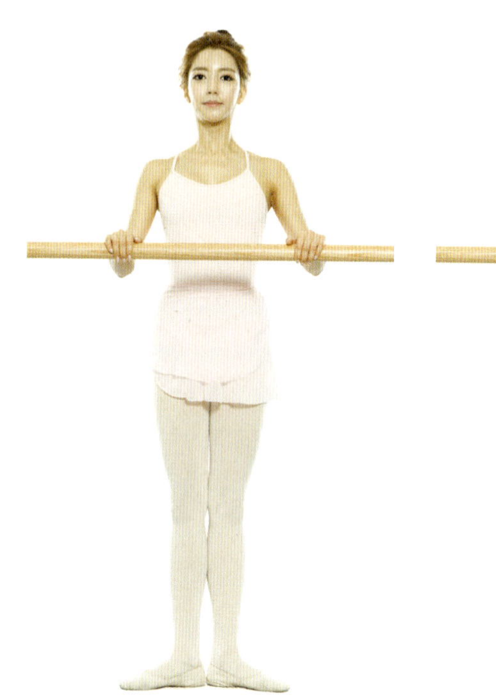

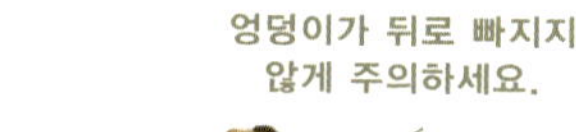

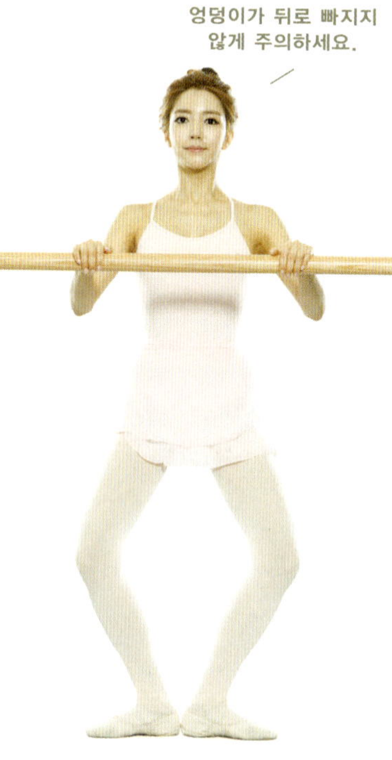

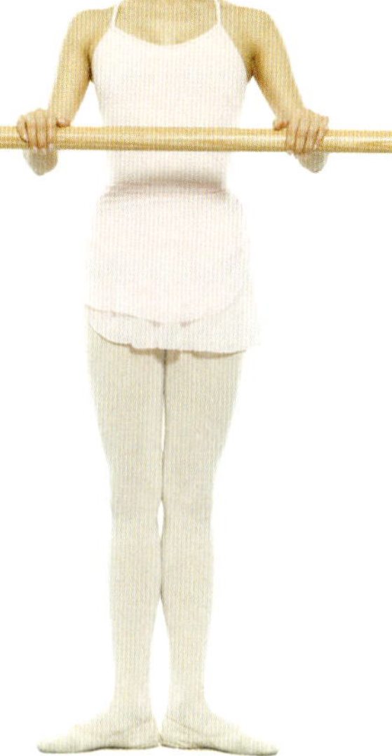

1

1번 포지션(84페이지)을 취한 후 양손으로 바를 잡는다.

2

무릎을 굽히며 몸 전체를 아래로 살짝 내려 무릎 모양이 마름모꼴이 되게 한다. 무릎을 발가락 방향으로 턴 아웃 한다.

3

무릎을 펴며 **1**의 자세로 돌아간다.

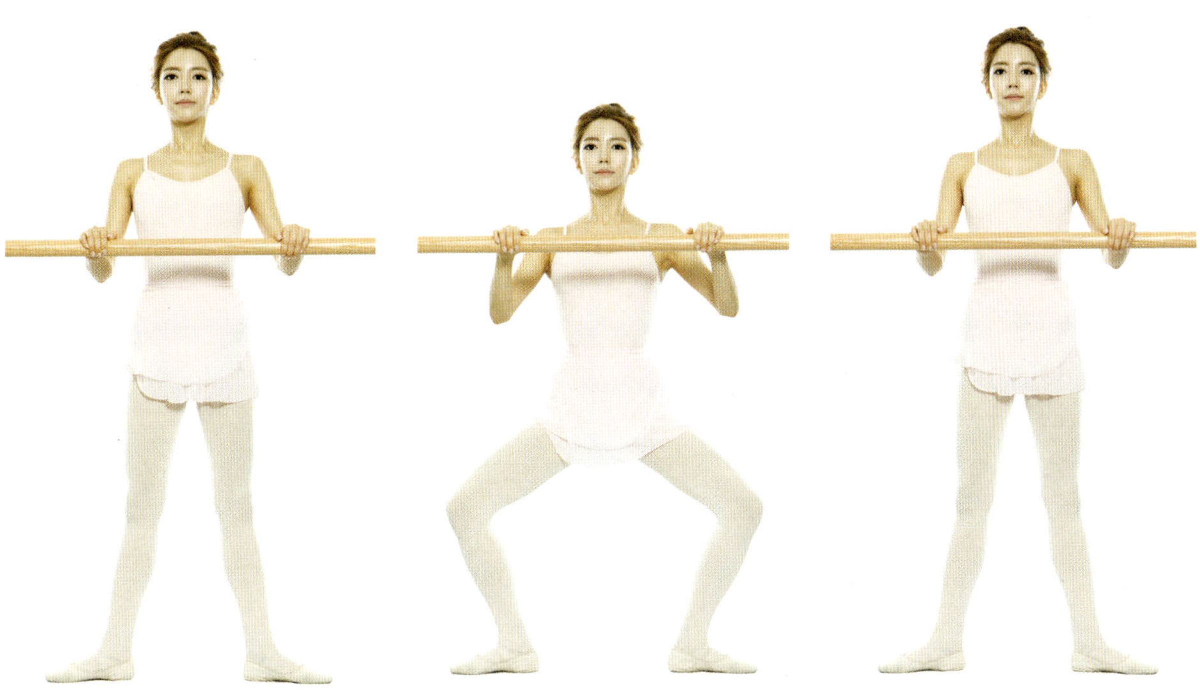

4

2번 포지션(84페이지)을 취한 후 양손으로
바를 잡는다.

5

무릎을 굽히며 몸 전체를 아래로 살짝 내
린다. 이때 척추는 일자가 되게 한다.

6

무릎을 펴며 4의 자세로 돌아간다.

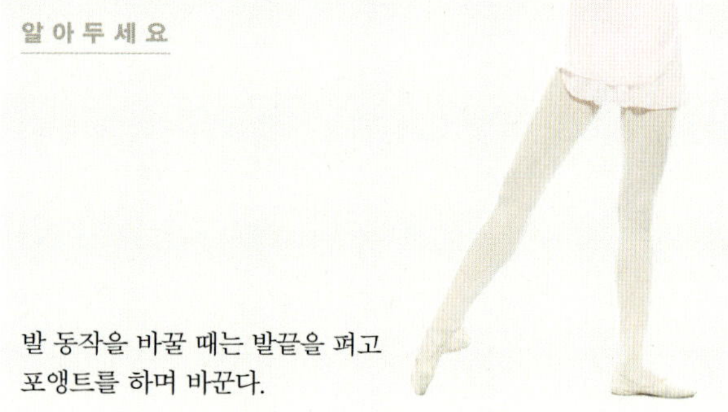

발 동작을 바꿀 때는 발끝을 펴고
포앵트를 하며 바꾼다.

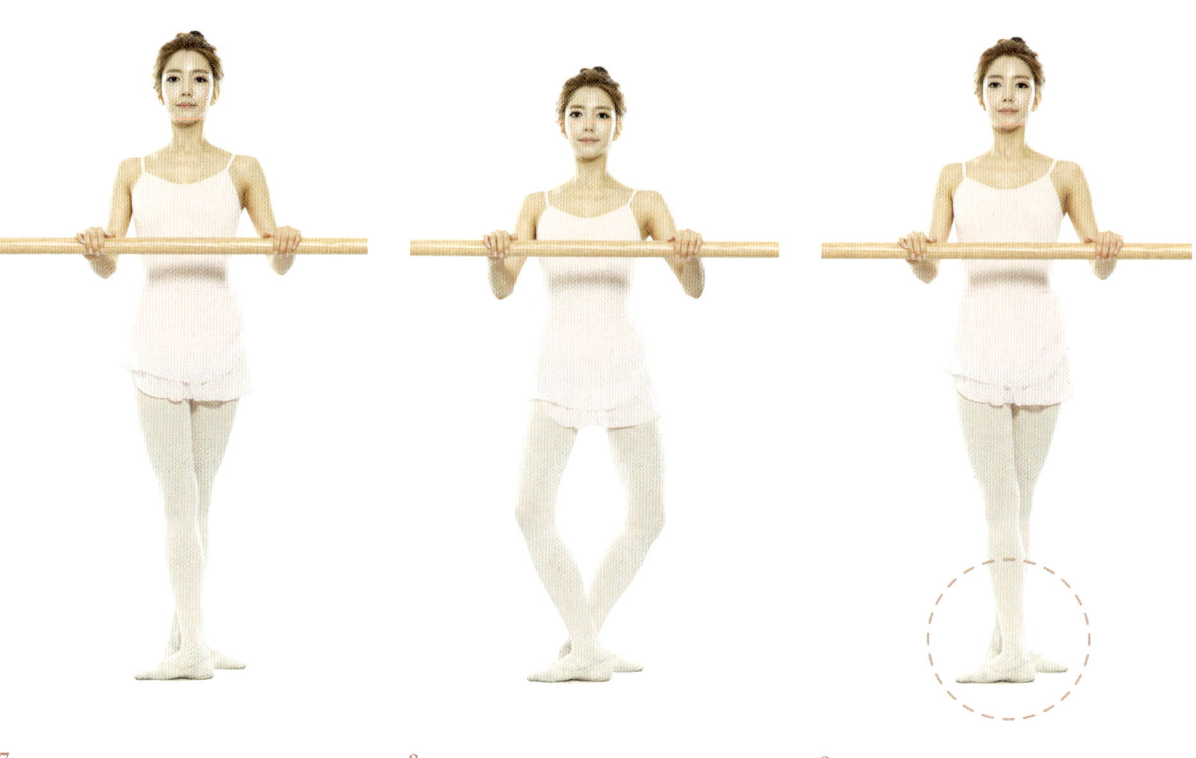

7

4번 포지션(85페이지)을 취한 후 양손으로
바를 잡는다.

8

무릎을 굽히며 몸 전체를 아래로 살짝 내
린다. 무게중심은 양발 가운데에 둔다.

9

무릎을 펴며 7의 자세로 돌아간다.

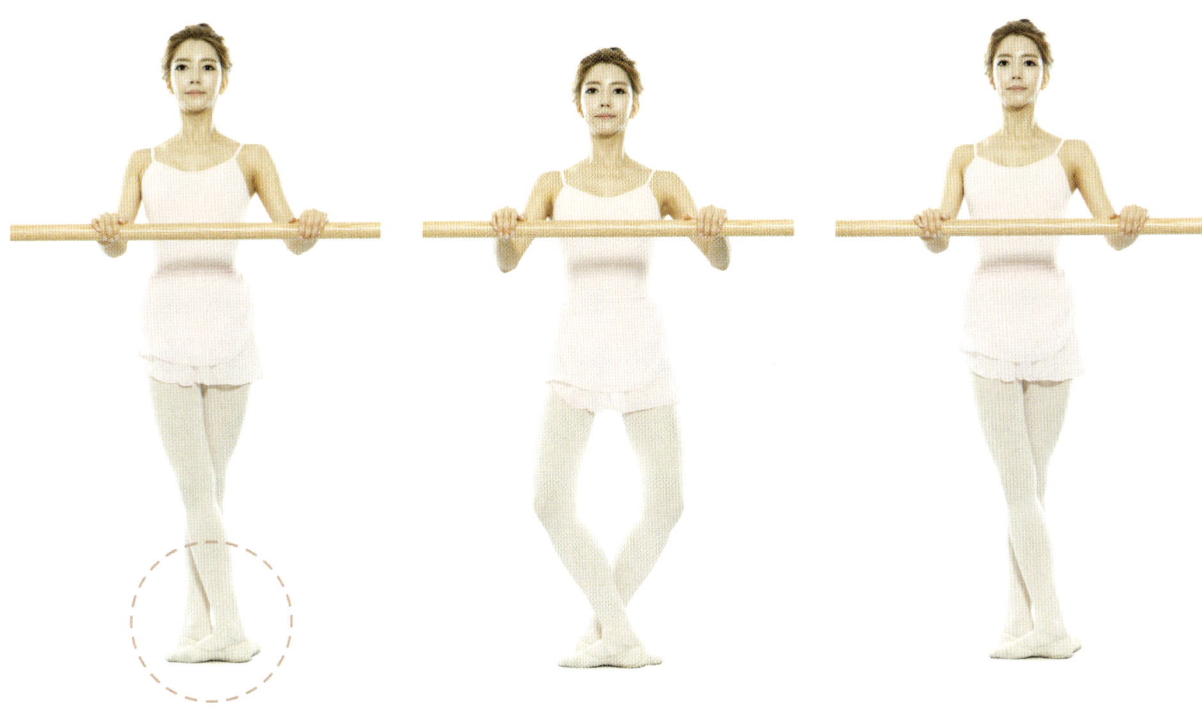

10

5번 포지션(85페이지)을 취한 후 양손으로 바를 잡는다.

11

무릎을 굽히며 몸 전체를 아래로 살짝 내린다.

12

무릎을 펴며 **10**의 자세로 돌아간다.

3 그랑 플리에 다리 근육 강화

2회

플리에의 한 종류인 그랑 플리에는 드미 플리에의 연장선으로 다리의 전체 근육을 강화시킨다. 1번, 2번, 4번, 5번 포지션으로 각 2회씩 실시한다.

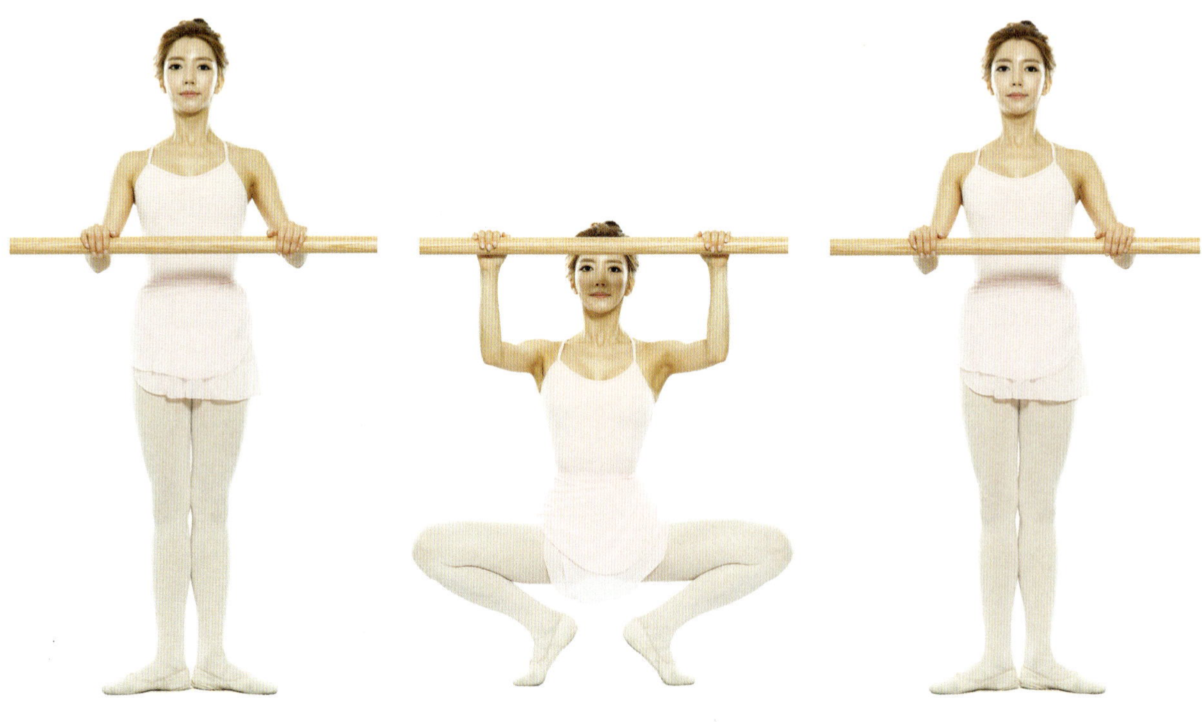

1
1번 포지션(84페이지)을 취한 후 양손으로 바를 잡는다.

2
그대로 무릎을 굽히며 허벅지가 수평이 될 때까지 몸 전체를 아래로 내린다. 이때 발 뒤꿈치는 자연스럽게 바닥에서 뗀다.

3
무릎을 펴며 **1**의 자세로 돌아간다.

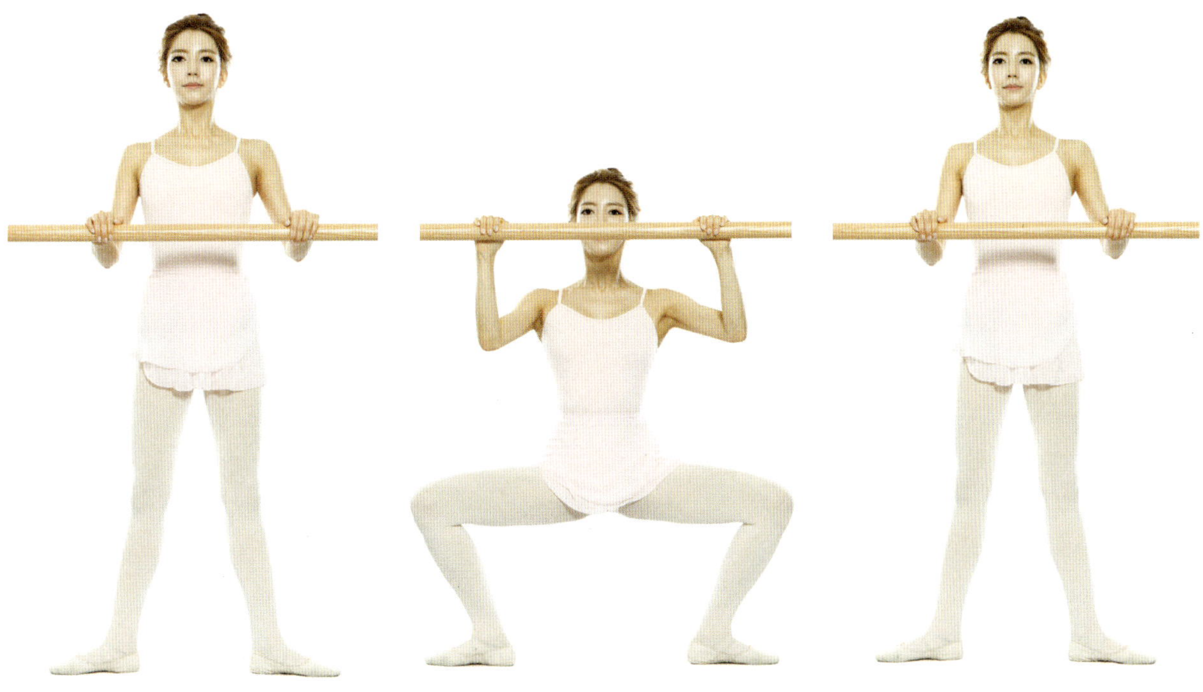

4

2번 포지션(84페이지)을 취한 후 양손으로 바를 잡는다.

5

그대로 무릎을 굽히며 허벅지가 수평이 될 때까지 몸 전체를 아래로 내린다. 이때 척추가 일자가 되게 한다.

6

무릎을 펴며 **4**의 자세로 돌아간다.

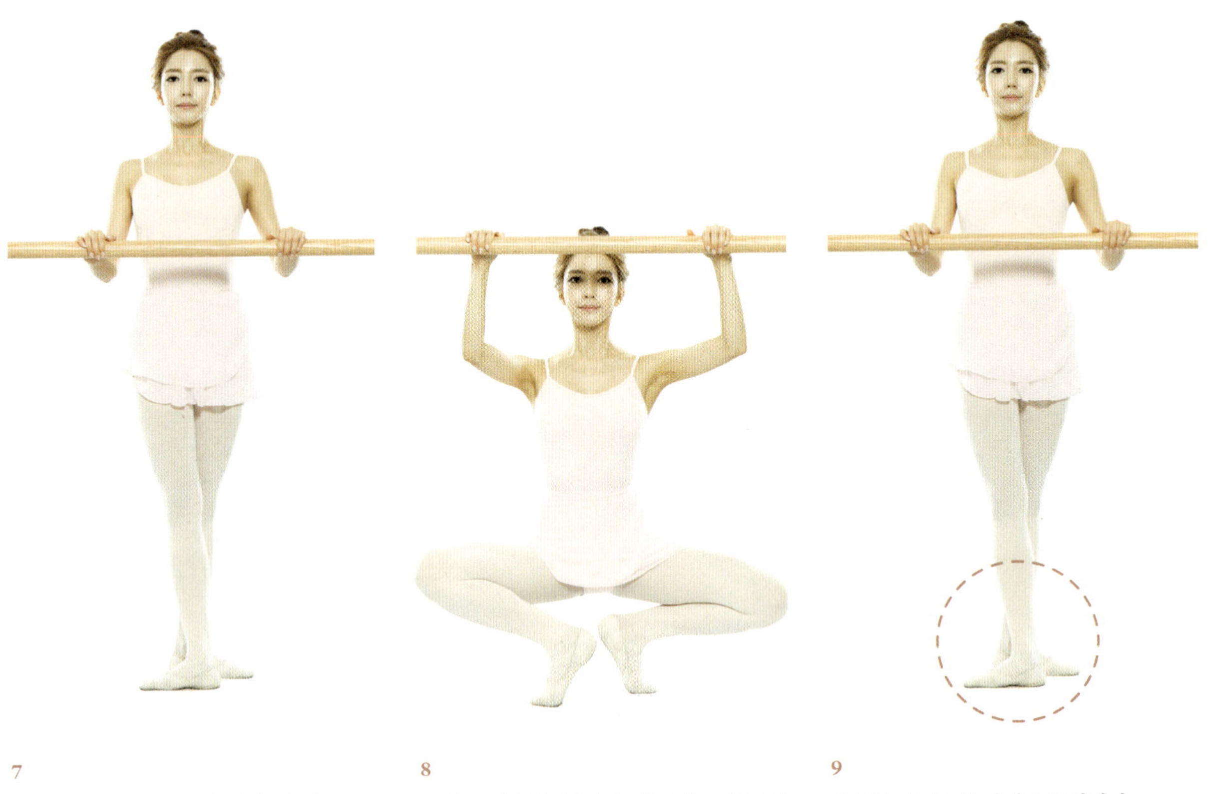

7

4번 포지션(85페이지)을 취한 후 양손으로
바를 잡는다.

8

그대로 무릎을 굽히며 허벅지가 수평이
될 때까지 몸 전체를 아래로 내린다.

9

무릎을 펴며 7의 자세로 돌아간다.

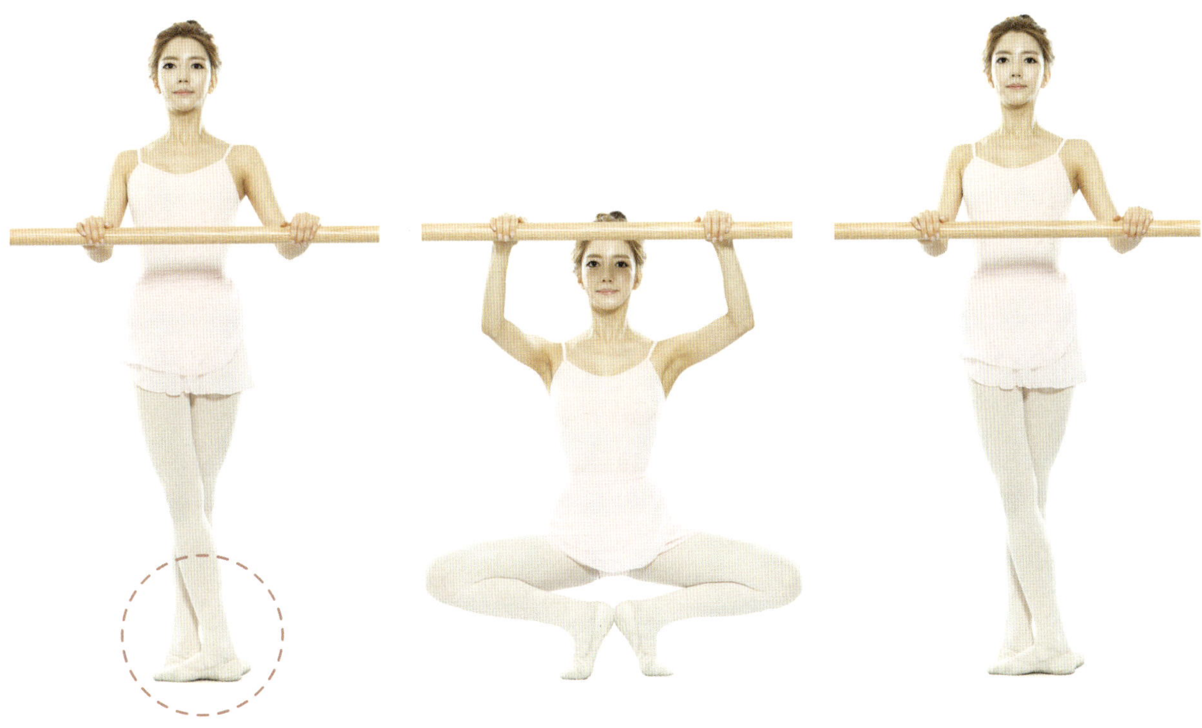

10

5번 포지션(85페이지)을 취한 후 양손으로 바를 잡는다.

11

그대로 무릎을 굽히며 허벅지가 수평이 될 때까지 몸 전체를 아래로 내린다.

12

무릎을 펴며 **10**의 자세로 돌아간다.

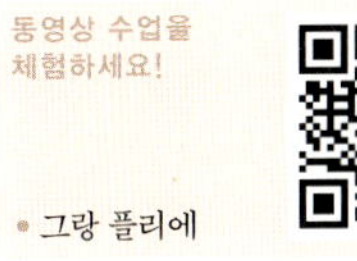

● 그랑 플리에

4 바트망 탕뒤 발목 힘 기르기

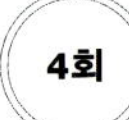

바트망 탕뒤 Battement Tendu 는 '다리를 열고 닫는 것'이라는 뜻으로 곧은 다리를 만들어주
며 다리와 발목의 힘을 길러준다. 이 동작을 할 때 골반은 움직이지 않고 무릎은 곧게
편다.

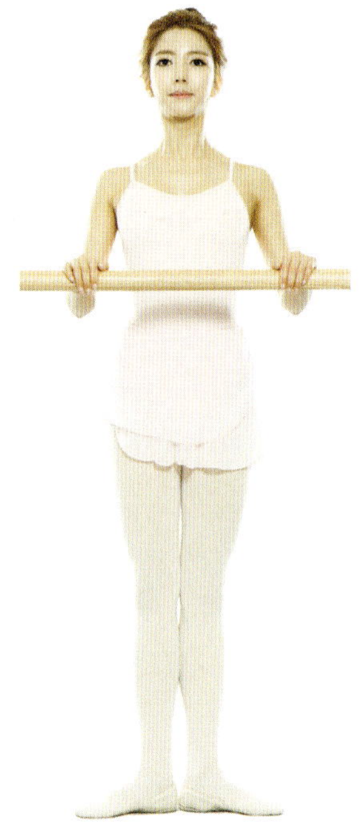

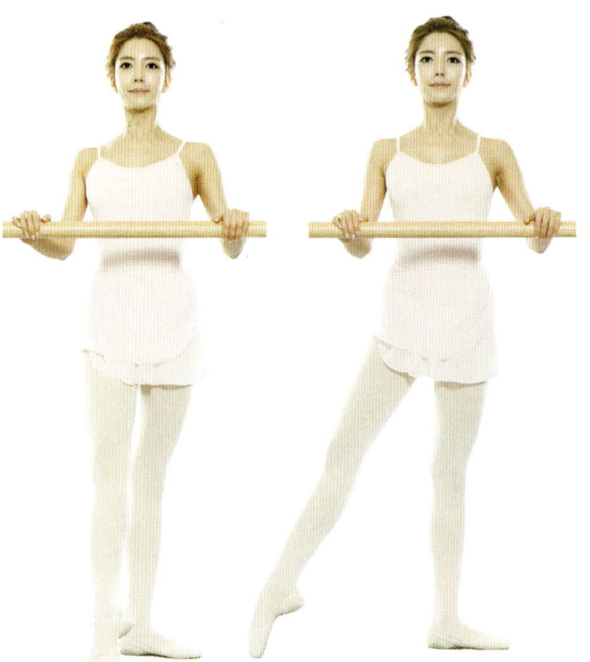

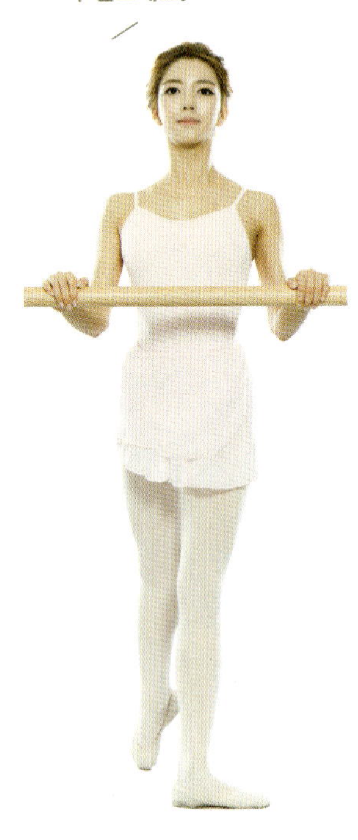

1

1번 포지션(84페이지)을 취한
후 양손으로 바를 잡는다.

바트망 탕뒤

2

오른쪽 발끝으로 바닥을 쓸 듯
앞으로 포앵트 한 다음 1의 자
세로 돌아간다. 2회 반복한다.

3

오른쪽 발끝으로 바닥을 쓸 듯
오른쪽 옆으로 포앵트 한 후
1의 자세로 돌아간다. 2회 반
복한다.

4

오른쪽 발끝으로 바닥을 쓸 듯
뒤로 포앵트 한 후 1의 자세로
돌아간다. 2회 반복한다. 왼쪽
다리도 전체 동작을 반복한다.

5 바트망 주테 곧은 다리 만들기

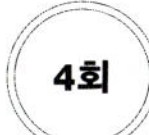

바트망 주테Battement Jetes는 공중에서 하는 바트망 탕뒤 동작이다. 무릎을 뻗고 허벅지의 안쪽 근육을 사용해 동작을 하기 때문에 곧은 다리를 만들 수 있다. 공중에 있는 다리가 흔들리지 않도록 힘을 강하게 주어야 한다.

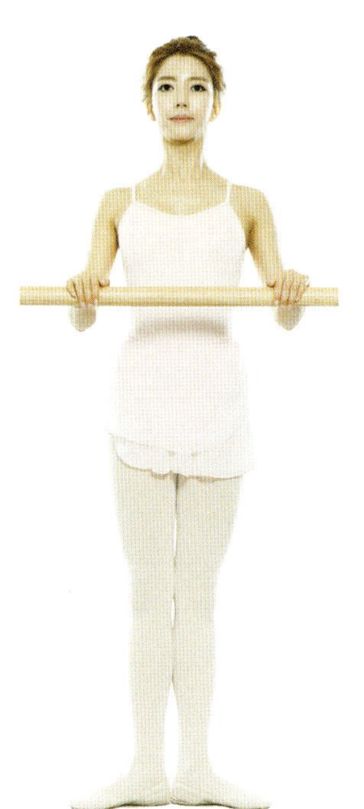
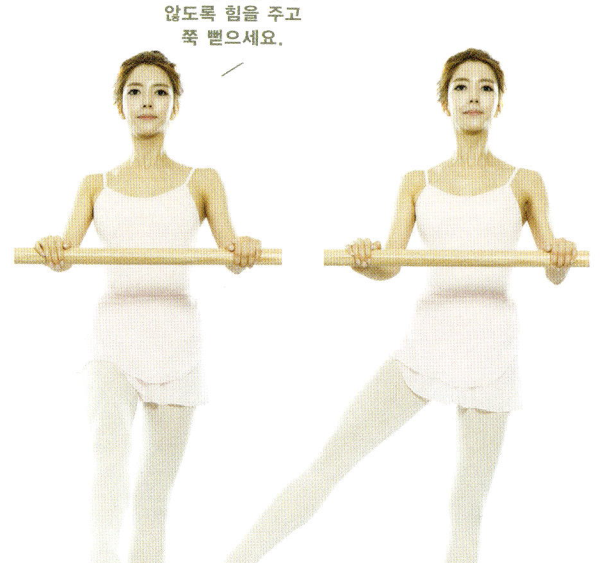

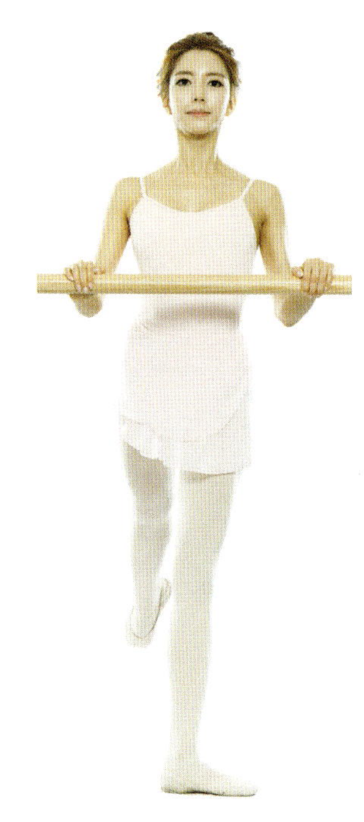

1

1번 포지션(84페이지)을 취한 후 양손으로 바를 잡는다.

동영상 수업을 체험하세요!

● 바트망 주테

2

오른쪽 허벅지에 힘을 주고 발끝을 포앤트 하며 45도 위로 들어 발끝까지 쭉 뻗는다. **1**의 자세로 돌아간다. 2회 반복한다.

3

오른쪽 허벅지에 힘을 주고 오른쪽 45도 옆으로 올리며 발끝까지 쭉 뻗어 포앤트 한다. **1**의 자세로 돌아간다. 2회 반복한다.

4

오른쪽 허벅지에 힘을 주고 45도 뒤로 포앤트 하며 다리를 발끝까지 쭉 뻗는다. **1**의 자세로 돌아간다. 2회 반복한다. 왼쪽 다리도 전체 동작을 반복한다.

6   바트망 퐁뒤 다리의 탄력과 힘 키우기

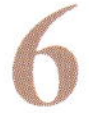

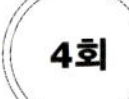

무릎을 이용하는 동작으로 다리의 탄력과 힘을 키울 수 있으며, 허벅지 안쪽과 뒤쪽 근육을 모두 사용하기 때문에 날씬한 허벅지를 만들 수 있다. 동작을 할 때 무릎은 움직이지 않고 발등까지 길게 쭉 뻗어야 한다.

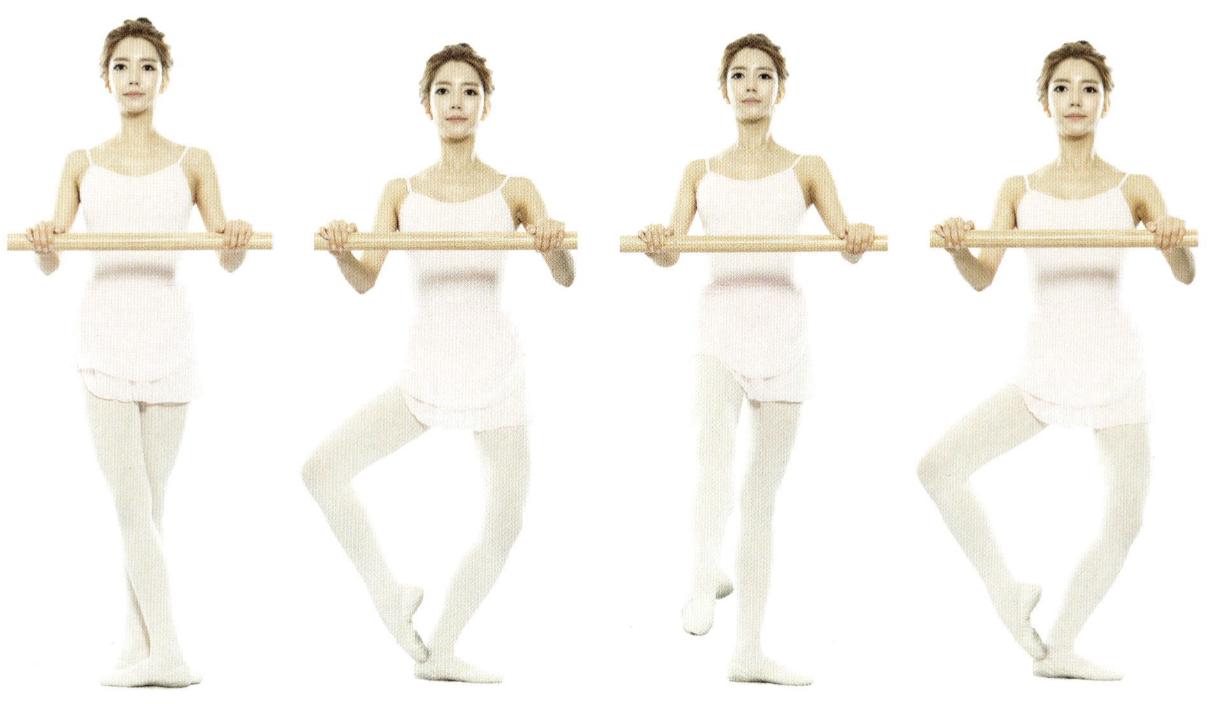

1
5번 포지션(85페이지)을 취한 후 양손으로 바를 잡는다.

2
오른쪽 발가락을 왼쪽 복사뼈에 붙인 후 왼쪽 다리는 살짝 구부린다.

3
오른쪽 다리를 들어서 45도 위로 길게 뻗고 왼쪽 무릎을 편다.

4
다시 오른쪽 발가락을 왼쪽 복사뼈에 붙인 후 왼쪽 다리는 살짝 구부린다.

동영상 수업을
체험하세요!

• 바트망 퐁뒤

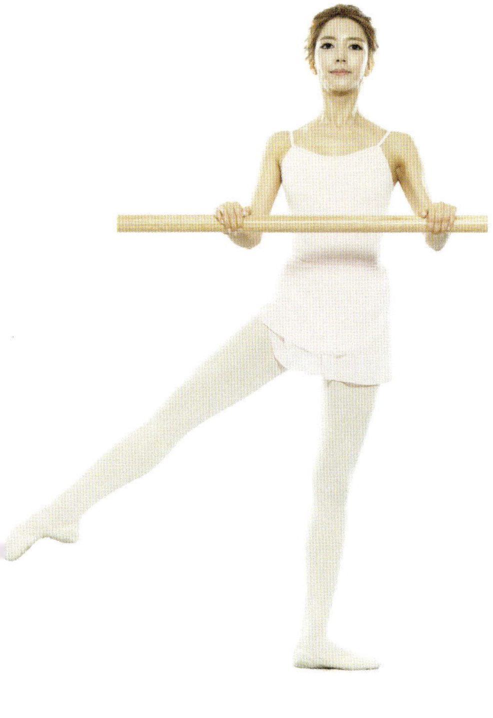

5

오른쪽 다리를 오른쪽으로 45도 들어서 길게 뻗고 왼쪽 무릎을 편다.

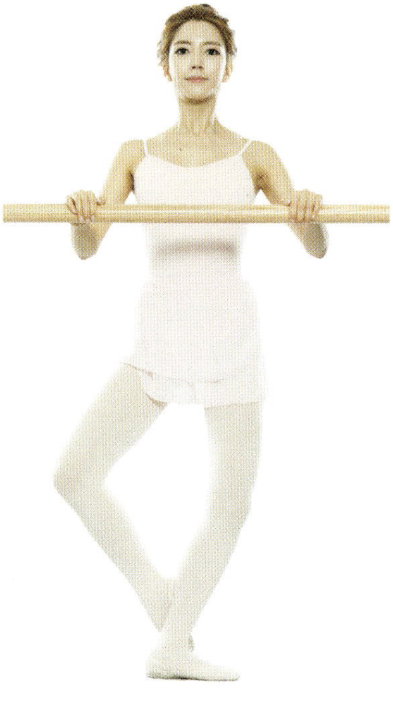

6

다시 오른쪽 발가락을 왼쪽 복사뼈에 붙인 후 왼쪽 다리는 살짝 구부린다. 이때 뒤에 있는 복사뼈에 오른쪽 발가락을 붙인다.

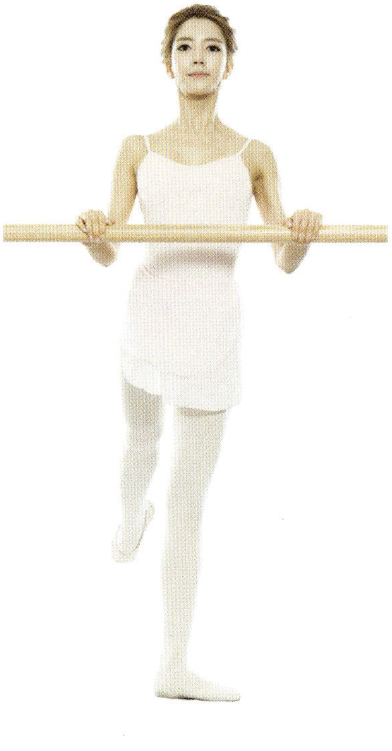

7

오른쪽 다리를 45도 뒤로 들어서 길게 뻗고 왼쪽 무릎은 편다. 왼쪽 다리도 반복한다.

7 롱 드 잠브 아테르 고관절 강화

2회

롱 드 잠브 아테르Rond De Jambe À Terre는 다리로 반원을 그리는 동작으로 잘 사용하지 않는 엉덩이 근육을 움직여 슬림하게 만들 수 있으며, 고관절의 유연성을 키우는 데 아주 좋다. 다리를 회전할 때 골반이 움직이지 않도록 주의해야 한다.

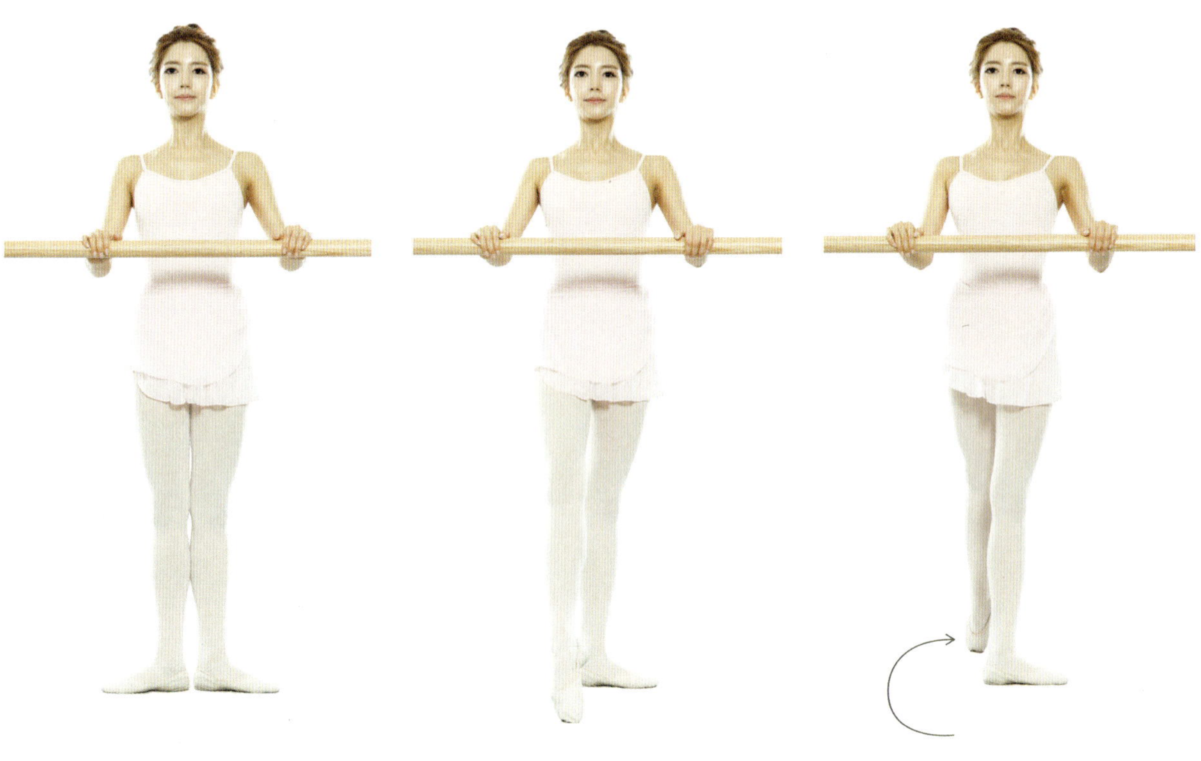

1

1번 포지션(84페이지)을 취한 후 양손으로 바를 잡는다.

2

오른쪽 발끝으로 바닥을 쓸 듯 앞으로 포앵트 한다.

3

시계 방향으로 반원을 그린 후 시계 반대 방향으로도 반원을 그린다. 4회 반복한다.

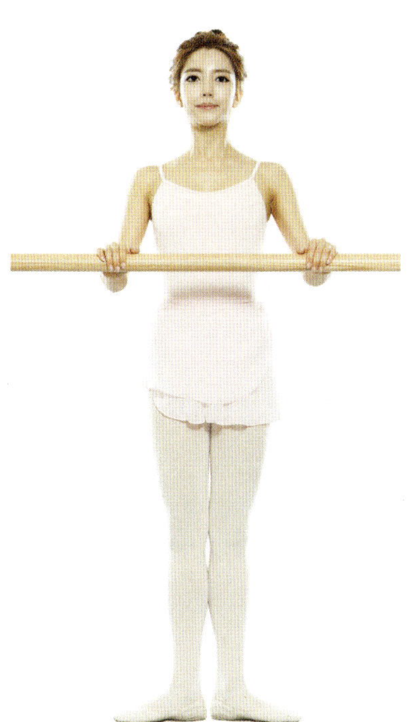

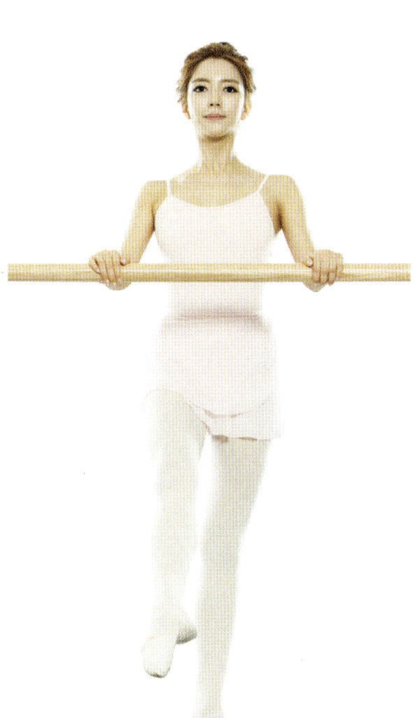

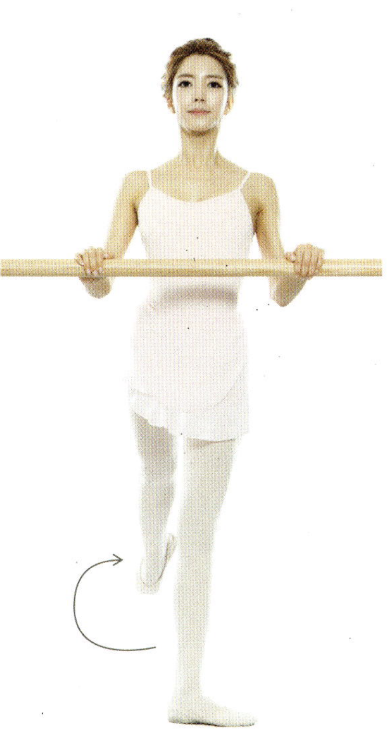

4

1번 포지션(84페이지)을 취한 후 양손으로
바를 잡는다.

5

오른쪽 허벅지에 힘을 주고 45도로 다리
를 들어 발끝까지 쭉 뻗는다.

6

시계 방향으로 반원을 그린 후 시계 반대
방향으로도 반원을 그린다. 4회 반복한다.
왼쪽 다리도 반복한다.

8 바트망 데벨로페 **몸의 밸런스 유지**

한쪽 다리에 힘을 주고 선 상태에서 다른 쪽 다리를 발끝까지 쭉 뻗는 동작이다. 다리가 가늘어지고 몸의 밸런스 유지에도 아주 좋다. 동작을 할 때 골반이 다리 방향으로 움직이지 않도록 주의한다. 앞, 옆, 뒤로 2회씩 실시하며 전체 동작을 2회 반복한다.

2회

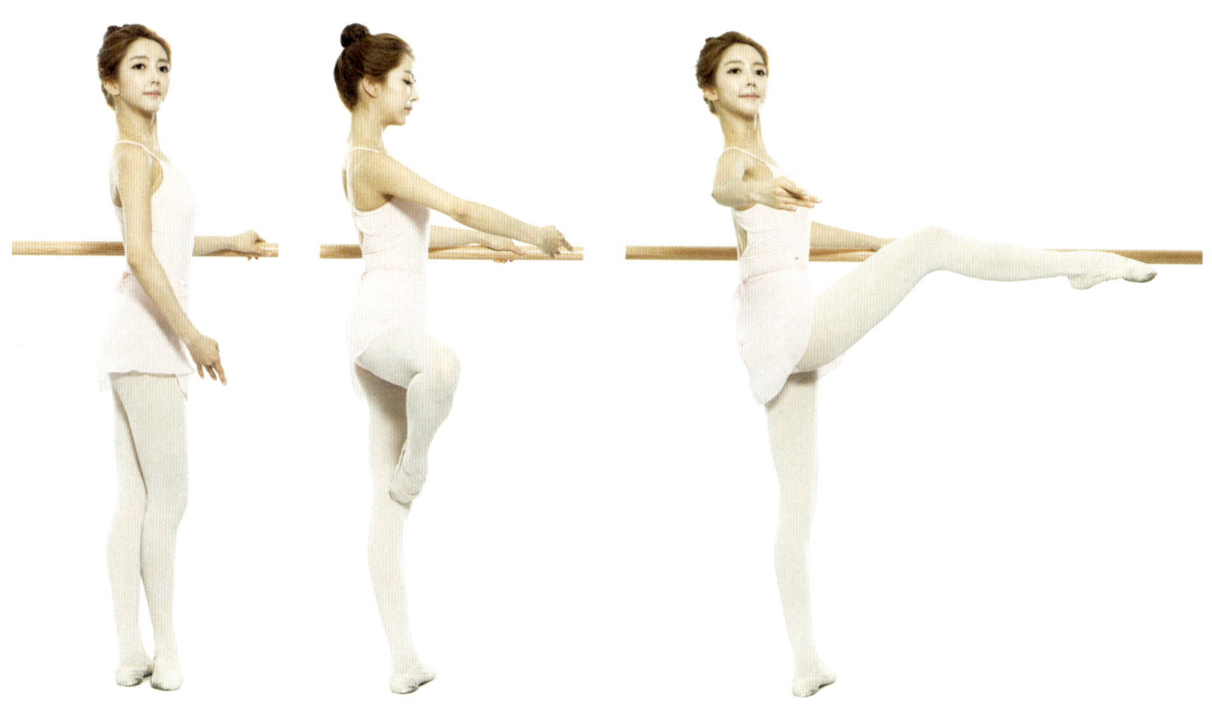

1

바를 왼쪽에 두고 서서 왼손으로 바를 잡고 5번 포지션(85페이지)을 취한다. 오른손은 아래로 둥글게 모은다.

2

오른쪽 발끝을 왼쪽 무릎 옆에 붙인다. 오른팔은 가슴보다 조금 아래에서 든다.

3

무릎을 굽히며 오른쪽 다리를 앞으로 뻗어 포앵트 한다. 오른팔은 그대로 옆으로 이동한다.

● 바트망 데벨로페

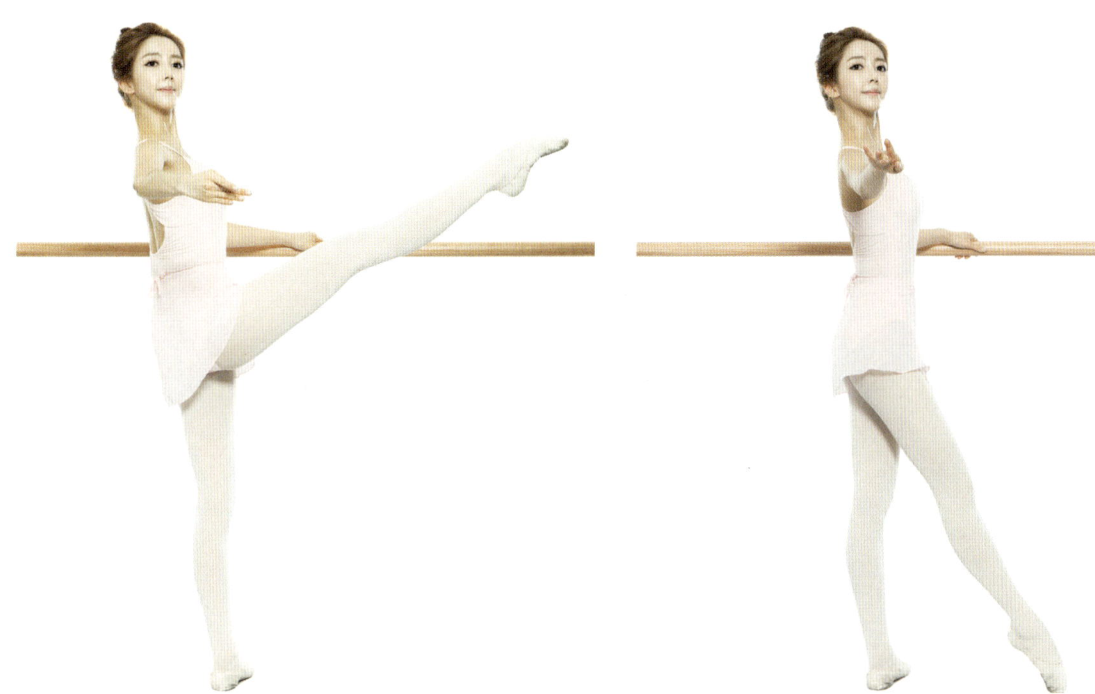

4

오른쪽 무릎을 펴며 길게 뻗으며 포앵트 한다.

5

그대로 오른쪽 다리를 내려 발끝을 바닥에 포앵트 한 후 **1**의 자세로 돌아간다. 같은 방법으로 옆, 뒤로도 반복한다. 전체 동작을 왼쪽도 반복한다.

9

그랑 바트망 복근과 척추 근육 강화

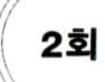
2회

그랑 바트망Grands Battements은 무릎을 곧게 편 채로 허공에 다리를 차는 동작이다. 몸은 움직이지 않으면서 다리를 곧게 펴고, 허벅지 뒤쪽을 미는 듯한 느낌으로 강하게 다리를 차며 빠르고 가볍게 움직여야 한다. 이때 소리가 나지 않게 다리를 떨어뜨려야 한다. 배의 힘으로 다리를 차기 때문에 복근과 허리가 강화된다. 앞, 옆, 뒤쪽으로 4회씩 차며 전체 동작을 2회 반복한다.

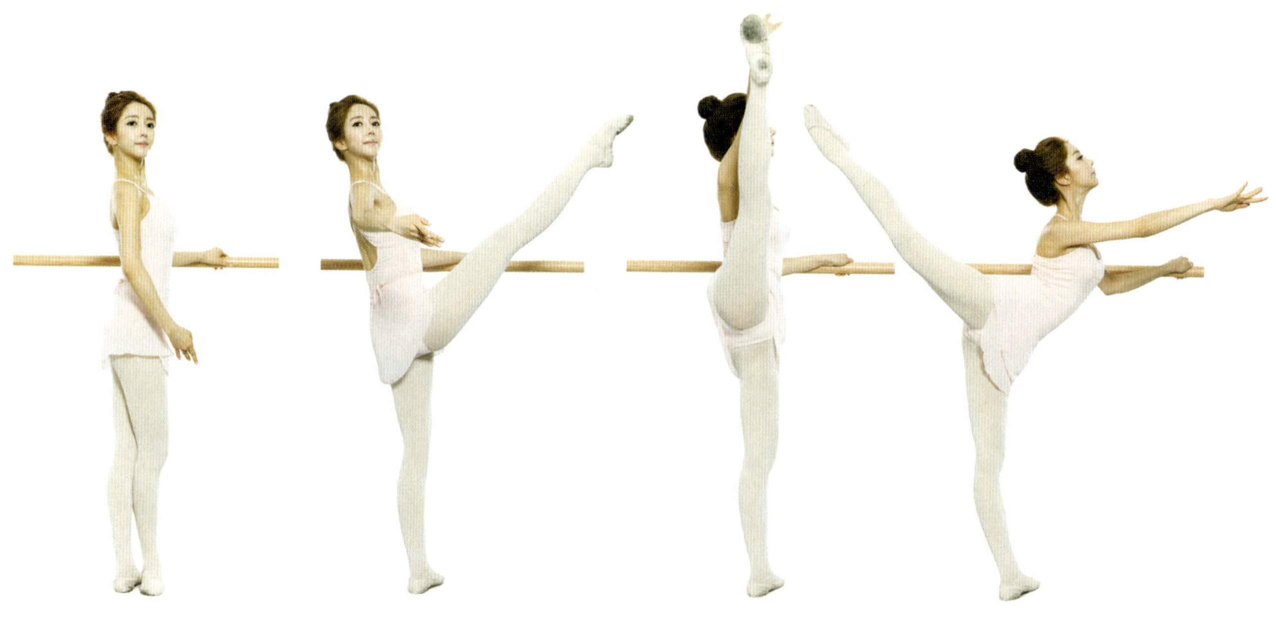

1

왼손으로 바를 잡고 5번 포지션(85페이지)을 취한다. 오른손은 아래로 둥글게 모은다.

2

엉덩이와 다리에 힘을 주고 오른쪽 다리를 위로 찬 후 1의 자세로 돌아간다. 이때 다리는 발끝까지 뻗는다. 4회 반복한다.

3

같은 방법으로 오른쪽 다리를 옆으로 찬다. 4회 반복한다.

4

같은 방법으로 오른쪽 다리를 뒤로 찬다. 4회 반복한다. 전체 동작을 왼쪽 다리도 반복한다.

10 백 컴브레 등 라인 가꾸기

4회

백 컴브레Back Cambre는 가슴 윗부분을 몸 뒤로 넘기는 동작으로 가슴과 등 라인을 예쁘게 만들 수 있다. 오른쪽, 왼쪽 방향으로 4회 실시한다.

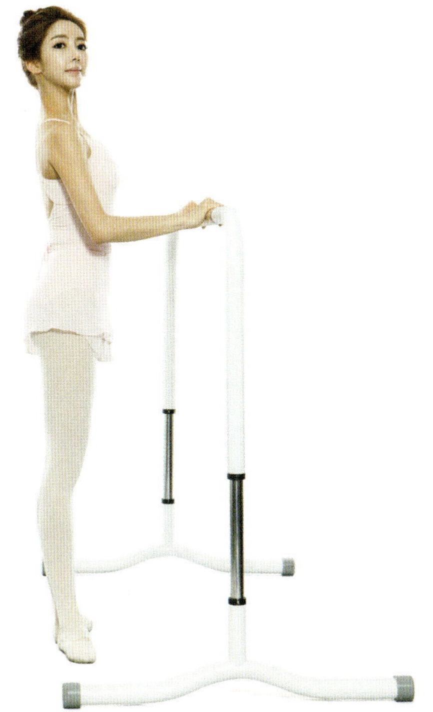

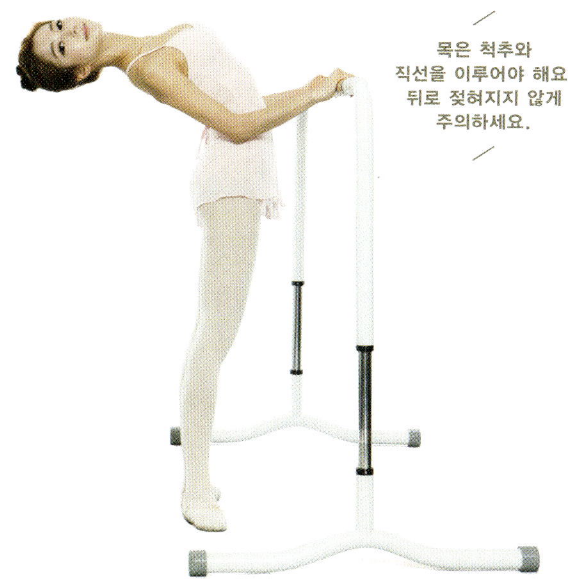

1

바를 양손으로 잡고 1번 포지션(84페이지)을 취한다. 얼굴은 오른쪽을 향한다. 이때 양 어깨가 평행이 되고 골반이 밀리지 않아야 한다.

2

그대로 상체를 뒤로 넘긴다. 가슴 아래에 힘을 주고 허리가 아닌 가슴 윗부분을 뒤로 넘길 수 있을 만큼 넘긴다. 다시 **1**의 자세로 돌아와 왼쪽을 실시한다.

11

바 스몰 점프 하체 탄성 키우기

8회

스몰 점프Small Jump는 바를 잡고 뛰어오르는 점프를 말한다. 발목, 종아리, 무릎, 허벅지, 엉덩이 모두 탄성이 가해져 탄력 있는 하체를 만들 수 있다.

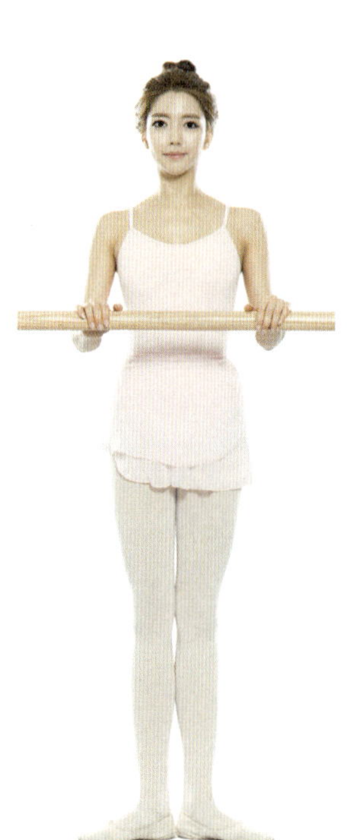
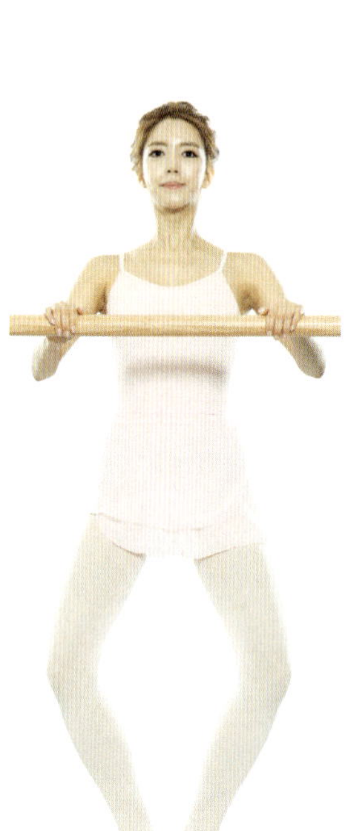
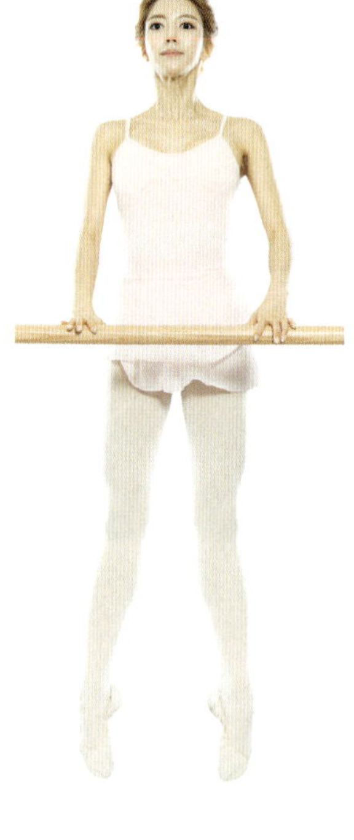
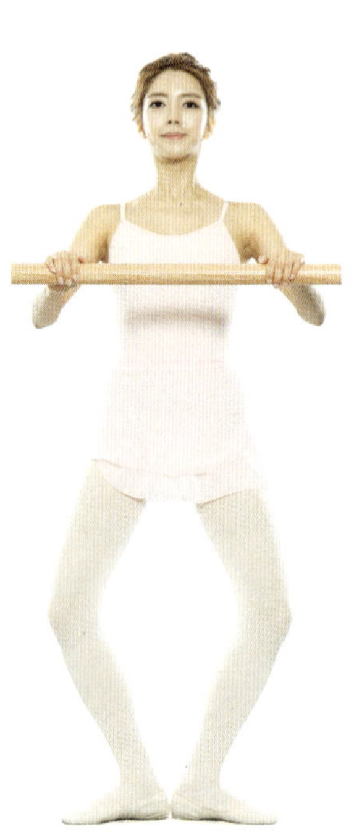

1

1번 포지션(84페이지)을 취하고 양손으로 가볍게 바를 잡는다.

2

엉덩이를 뒤로 빼지 않고 척추를 곧게 세우며 양 무릎을 살짝 굽힌다.

3

그대로 점프한다.

4

착지할 때는 1번 포지션(84페이지)을 취한 상태로 무릎을 굽히며 내려온다.

● 바 스몰 점프

12

에 샤 페 발목 강화

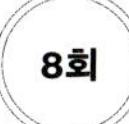

에샤페Echappe는 발목과 무릎의 힘을 키워 균형 감각 발달에 도움이 된다. 아킬레스건을 강화시키고, 발목을 탄탄하고 잘록하게 만들 수 있다.

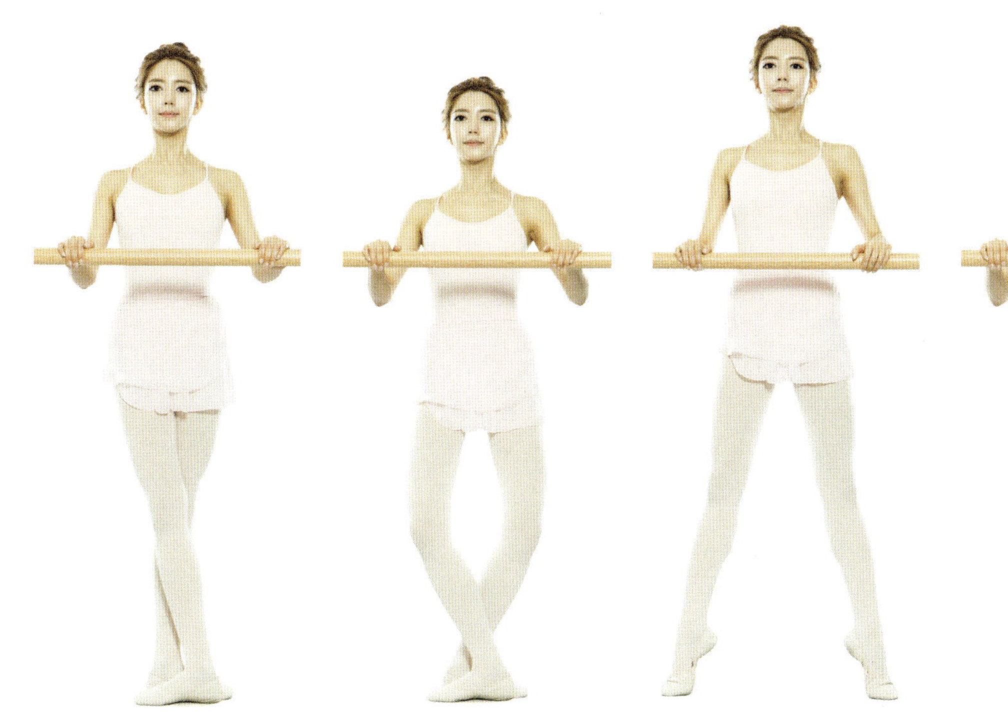

1
5번 포지션(85페이지)을 취한 후 양손으로 가볍게 바를 잡는다.

2
양쪽 무릎을 살짝 굽힌다.

3
바닥을 밀면서 발꿈치를 든다.

4
다시 발꿈치를 바닥에 붙이고 무릎을 살짝 굽힌 후 **1**의 자세로 돌아간다.

13

림 버 링   **마무리 스트레칭**

1회

바 운동을 마무리하는 동작인 림버링Limbering은 한쪽 다리를 바에 올려놓고 상체를 천천히 숙이며 스트레칭 한다. 상체를 숙였다 젖히며 앞뒤로 스트레칭 하고, 각 동작에서 10초 동안 정지한다.

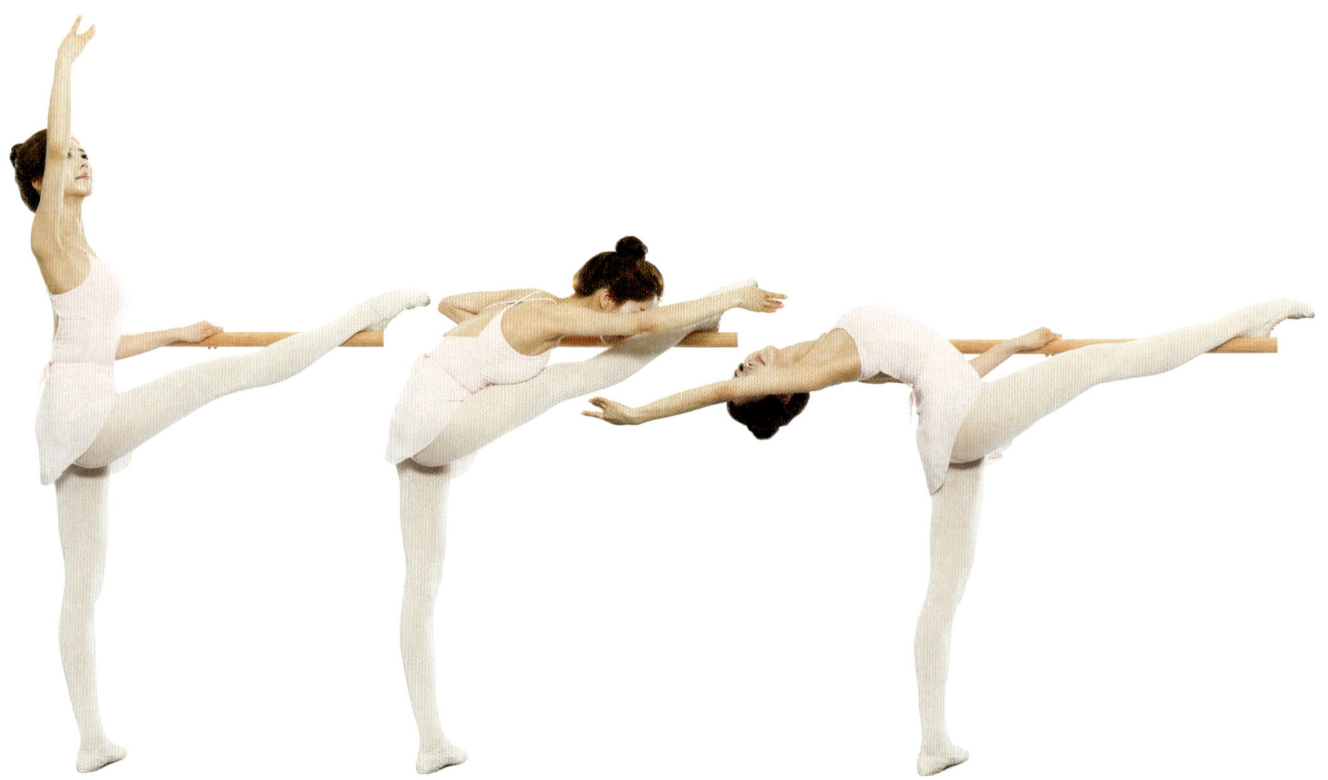

1

왼손으로 바를 잡고 오른쪽 다리를 바에 올리며 포앵트 한다. 오른손은 머리 위로 둥글게 올린다.

2

그대로 상체가 바에 올린 다리에 닿을 정도로 앞으로 숙인다. 10초 동안 정지한다.

3

다시 **1**의 자세로 돌아간 후 그대로 상체를 넘길 수 있는 만큼 뒤로 넘긴다. 10초 동안 정지한 후 천천히 일어선다.

Step 3

센터 Center

플로어와 바 동작을 응용해서 몸 전체를 움직인다. 서서 하는 동작이기 때문에 중심점을 잘 찾아 밸런스를 유지하는 것이 중요하다. 센터 동작은 시선의 이동에 따라 근육의 움직임이 달라지므로 시선의 흐름에 신경을 쓰며 동작을 실시하자. 손끝과 발끝을 부드럽게 움직여 춤추듯이 동작을 해야 한다. 플로어와 바 동작을 끝낸 뒤 전체 동작을 순서대로 실시하며 자연스럽게 흉곽 호흡을 한다. 전체 동작은 10분 정도 소요된다.

1

포르 드 브라 | 처진 군살에 탄력 주기

2회

상체를 날씬하고 길게 만드는 동작이다. 모든 동작을 할 때 스퀘어 박스를 유지해야 한다. 팔꿈치는 들고 어깨는 내리며 관절 마디마디를 틀기 때문에 잔 근육 발달에 도움이 된다.

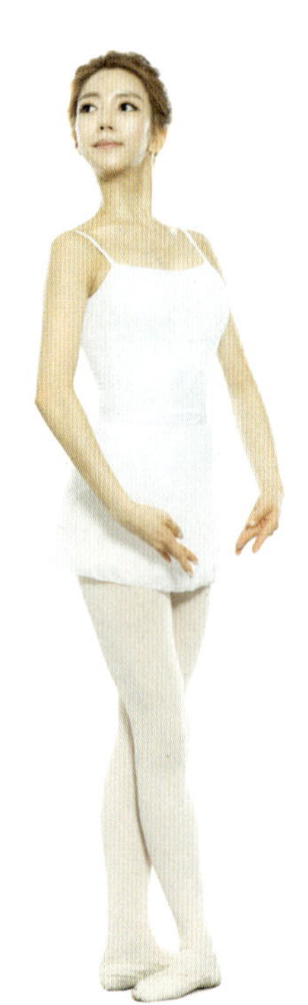

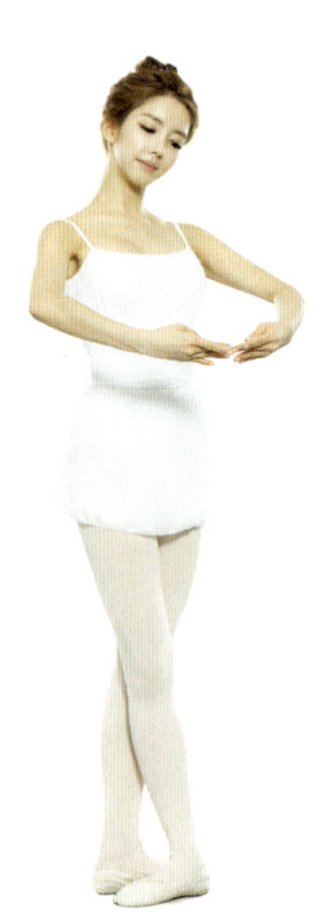

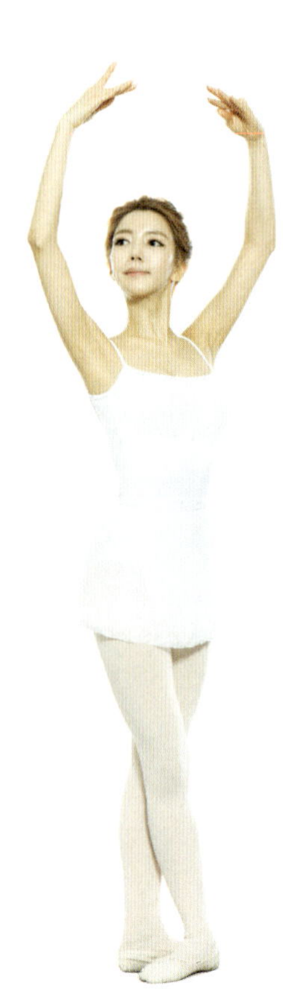

1

발은 5번 포지션(85페이지)을 취하고 양팔은 아래로 둥글게 모은다. 몸은 오른쪽 45도 사선으로 튼다. 호흡이 최대한 머리 위에 있다는 생각으로 몸을 위로 길게 세운다.

2

그대로 양팔을 가슴 아래까지 들고 시선은 오른손 중지에 둔다.

3

양팔을 머리 위로 올리고 시선은 오른쪽 위에 둔다. 이때 어깨가 함께 올라가지 않게 하면서 목은 길게 세우고 팔꿈치는 턴 아웃 한다.

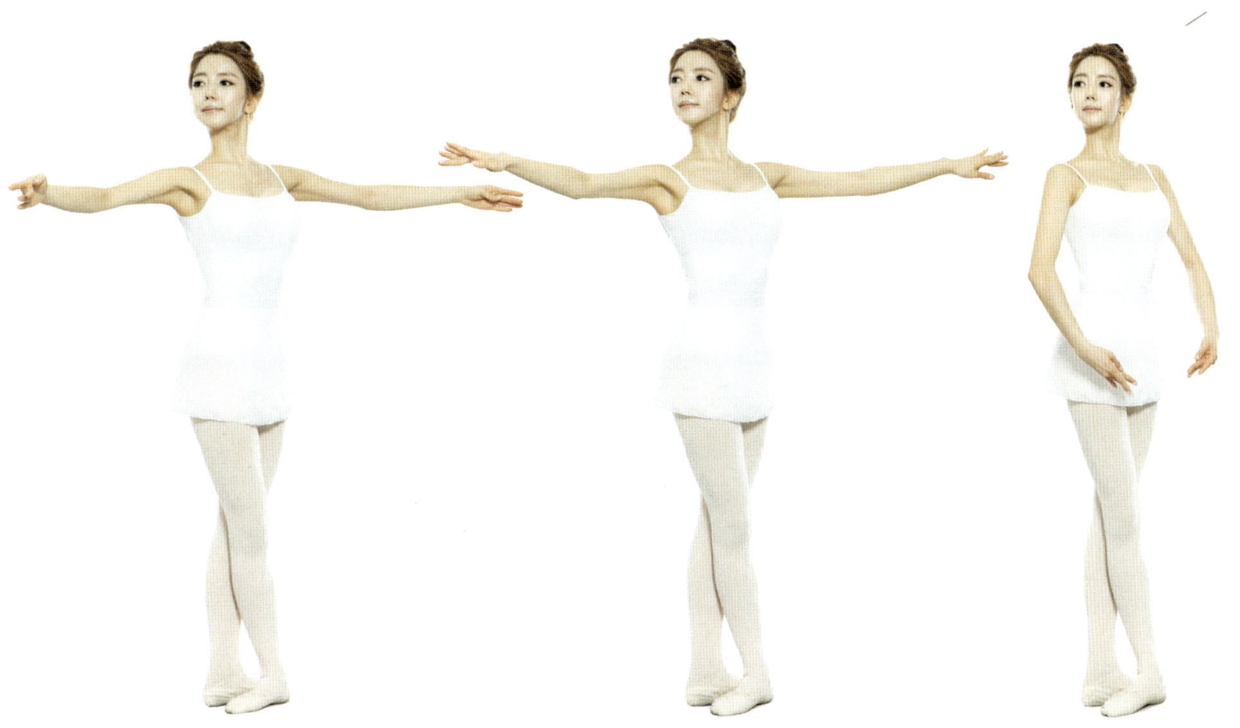

4

양팔을 어깨높이로 내리고 시선은 오른쪽
에 둔다.

5

그대로 팔을 쭉 편다. 이때 누가 양쪽에서
팔을 잡아당긴다는 느낌으로 늘인다.

6

다시 팔을 아래로 둥글게 모은다. 전체 동
작을 왼쪽 시선으로 반복한다.

2

포르 드 브라 2 목과 쇄골 라인 다듬기

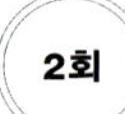

포르 드 브라 2는 겨드랑이 아래쪽을 자극하는 동작으로 구성되어 있으며 처진 군살에 탄력을 부여한다. 시선이 손끝을 따라다니기 때문에 목과 쇄골 라인도 아름답게 만들 수 있다. 포르 드 브라 2 동작을 할 때는 어깨가 함께 움직이지 않도록 주의한다. 발레에서는 사선으로 진행하지만, 정확한 동작을 보여주기 위해 정면으로 진행했다.

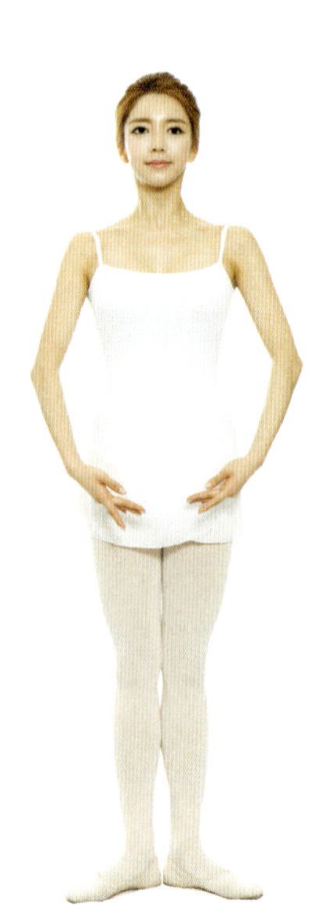

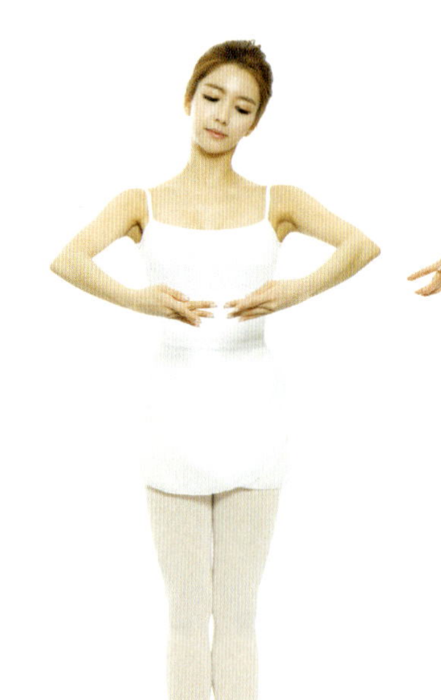

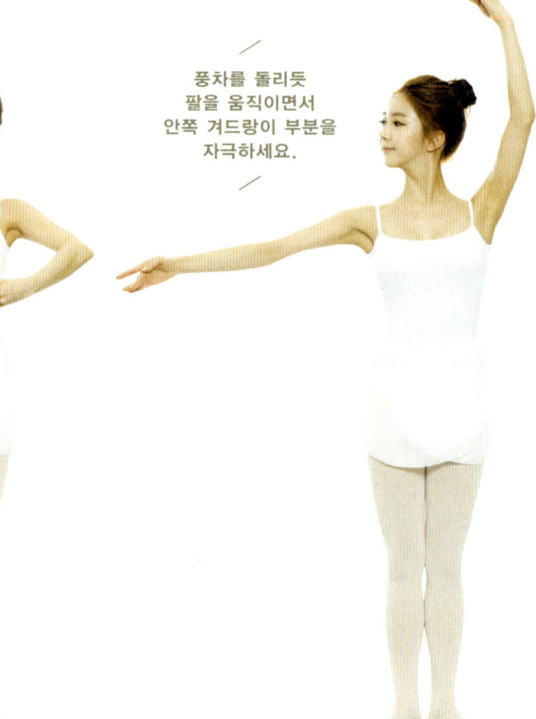

1

발은 5번 포지션(85페이지)을 취하고 양팔은 공을 안듯이 앞으로 둥글게 모은다.

2

양팔을 가슴 아래까지 들고 시선은 오른손 중지에 둔다.

3

오른팔은 오른쪽 옆으로 뻗고 왼팔은 그대로 머리 위로 올린다. 시선은 오른손 중지에 둔다.

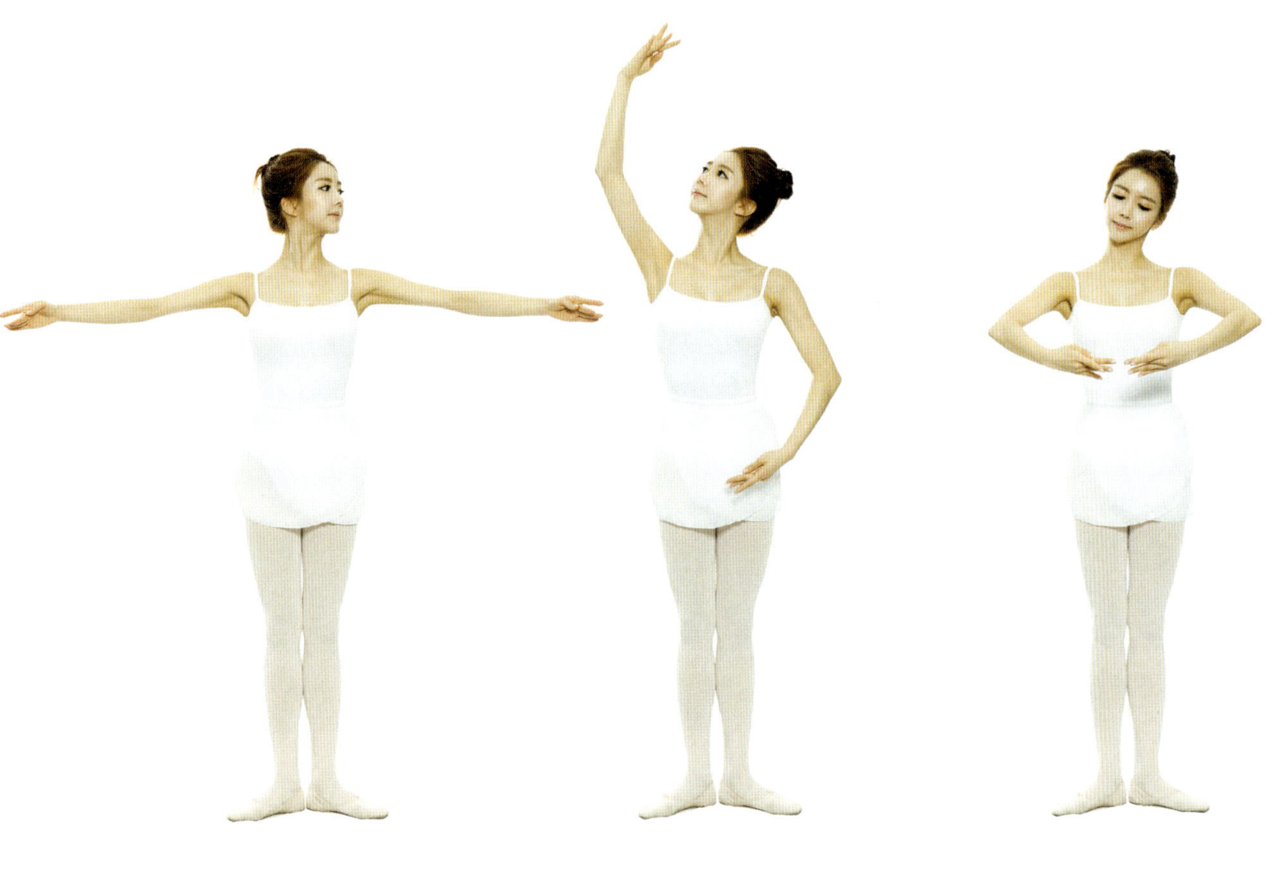

4

왼팔을 옆으로 내리고 시선은 왼손 중지
에 둔다.

5

오른팔은 위로, 왼팔은 아래로 둥글게 모
아 반원을 만든다. 시선은 오른손 중지에
둔다.

6

다시 양팔을 가슴 아래에 둥글게 모으고
시선은 오른손 중지에 둔다.

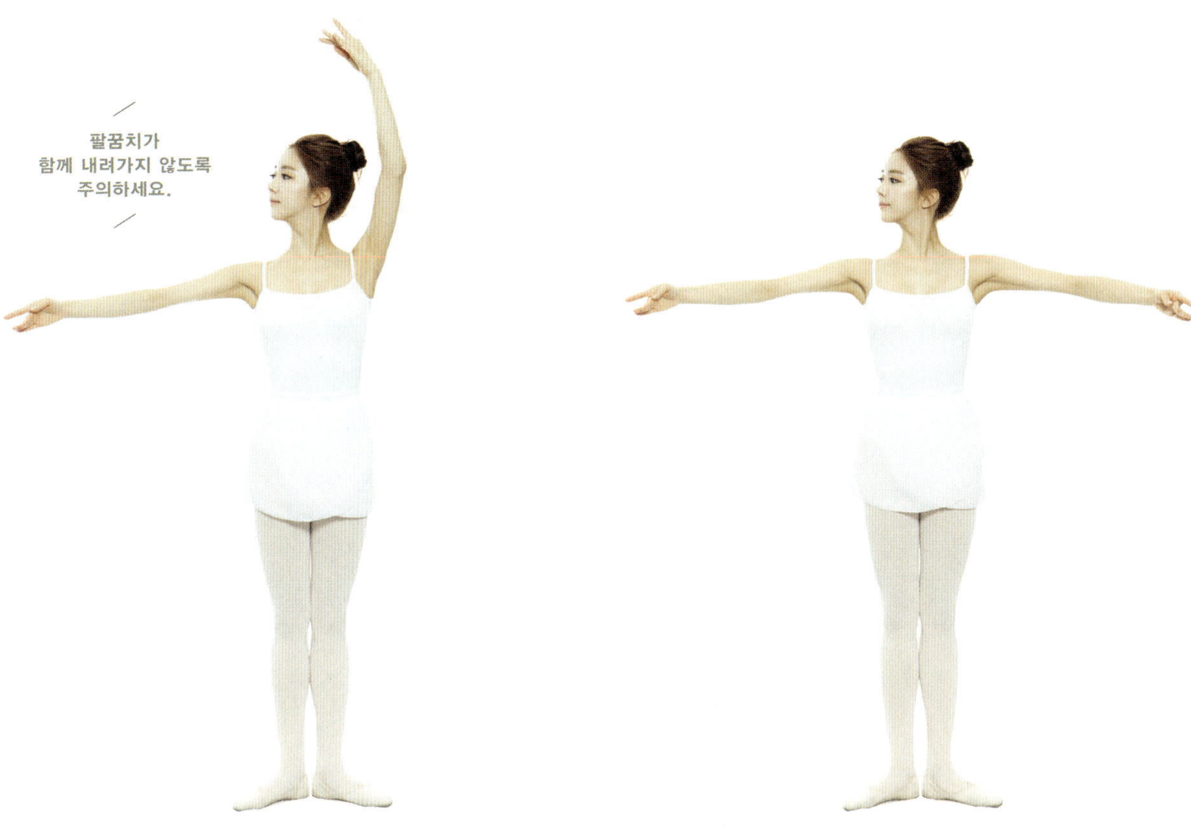

7

오른팔은 오른쪽 옆으로 뻗고 왼팔은 그대로 머리 위로 올린다.
시선은 오른손 중지에 둔다.

8

왼팔을 옆으로 내리고 시선은 오른손 중지에 둔다.

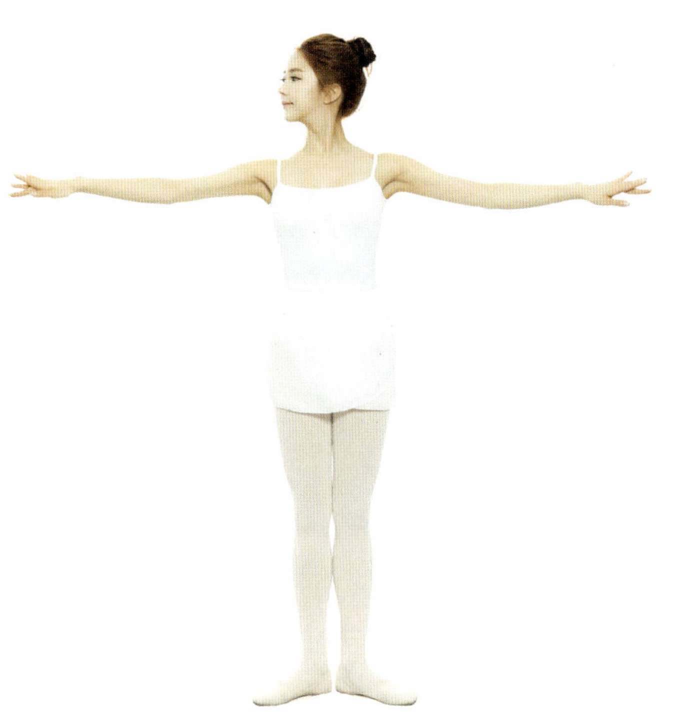

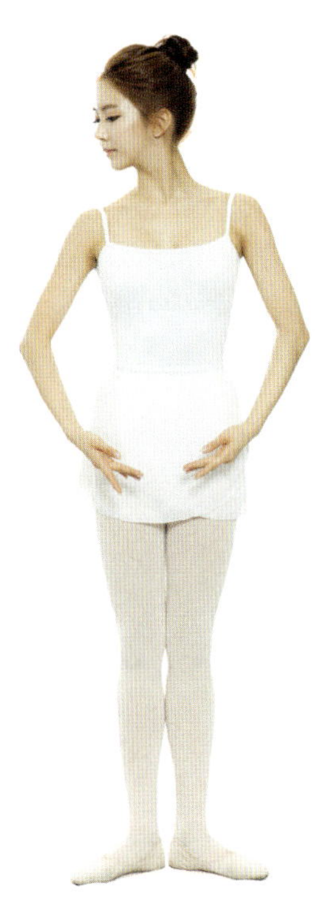

9

양팔을 양옆으로 쭉 편다.

10

공을 안듯이 양팔을 아래로 둥글게 모으고 시선은 오른쪽 아래에
둔다. 전체 동작을 왼쪽도 반복한다.

3

포 르 드 브 라 3 척추 바로 세우기

2회

포르 드 브라 3은 양팔의 무게중심을 균형 있게 잡아줄 뿐 아니라 척추를 바르게 세워주고, 엉덩이와 허벅지 안쪽 근육에 탄력을 부여한다. 특히 상체를 앞뒤로 움직이기 때문에 어깨와 가슴 라인을 아름답게 만들 수 있다.

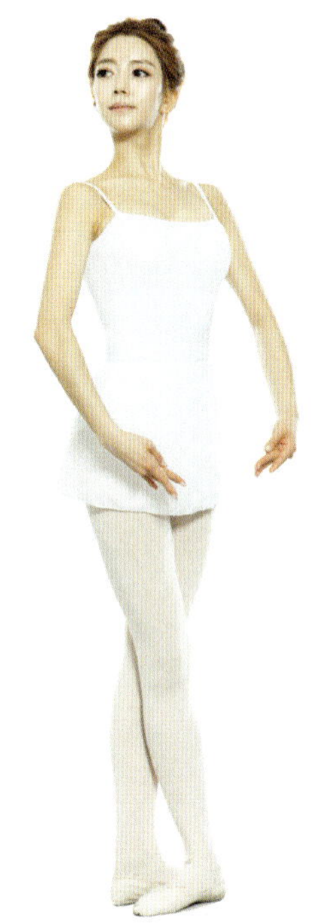

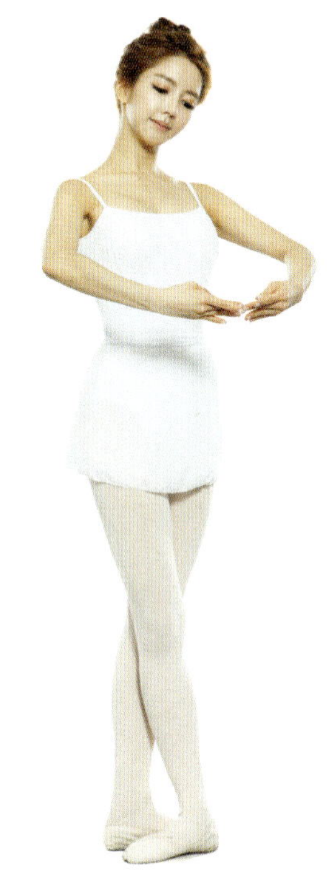

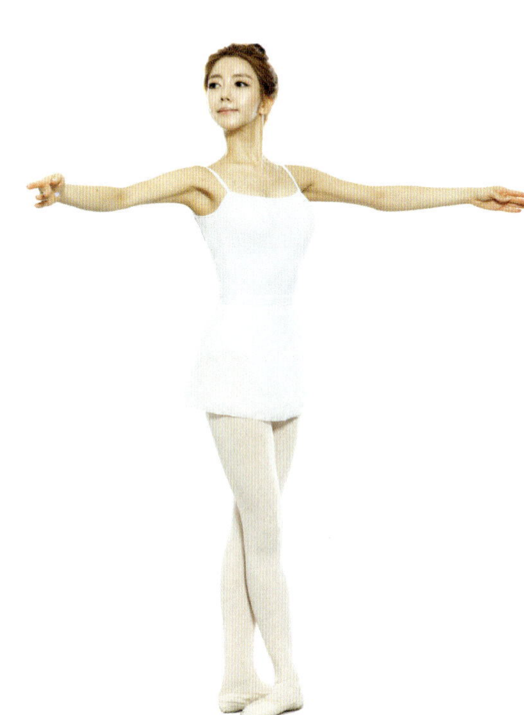

1

발은 5번 포지션(85페이지)을 취하고 팔은 공을 안듯이 아래에서 둥글게 모은다. 시선은 오른쪽 45도 위에 둔다.

2

양팔을 그대로 가슴 아래까지 들고 시선은 오른손 중지에 둔다.

3

양팔을 양옆으로 벌리고 시선은 오른손 중지에 둔다.

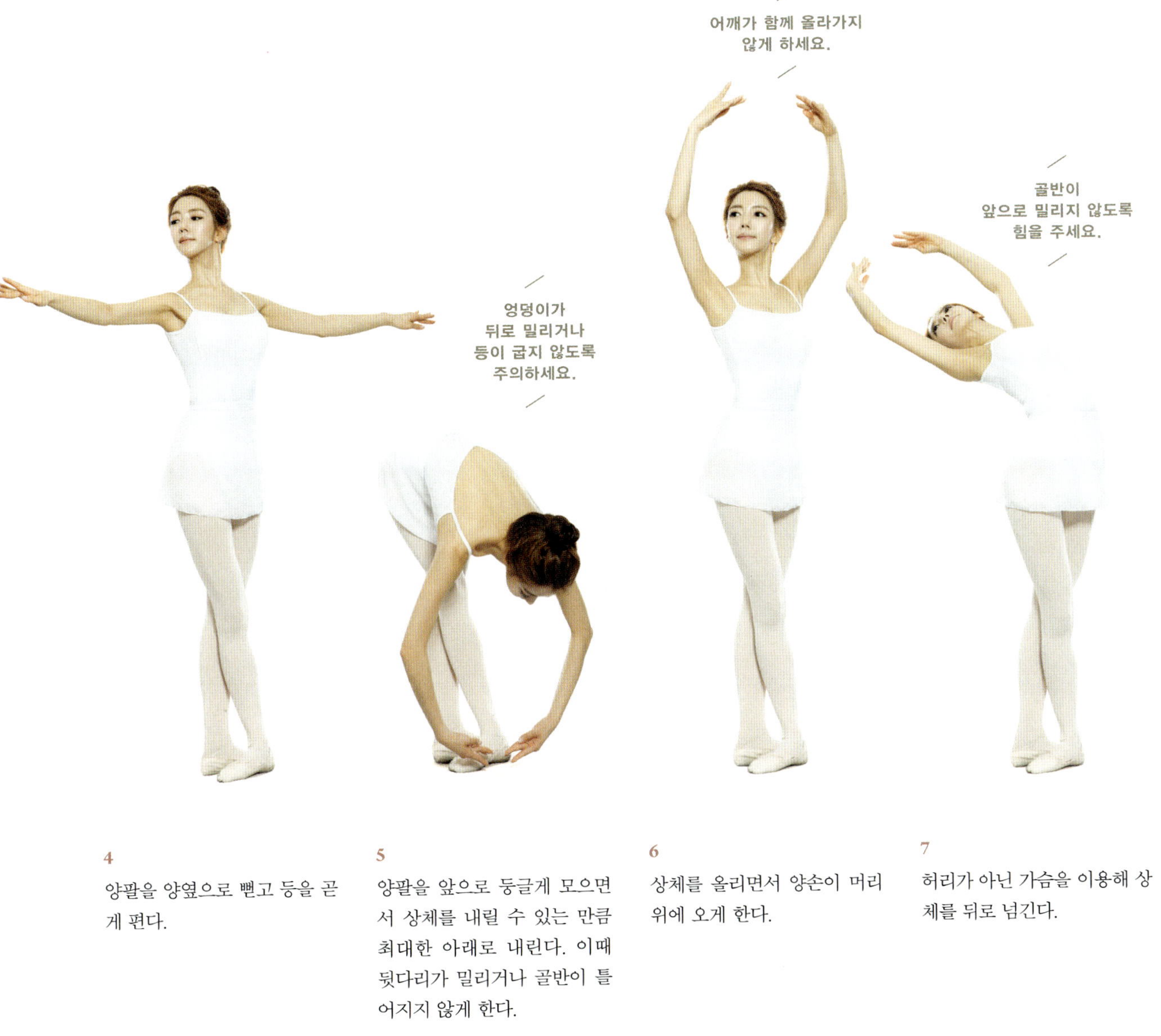

4

양팔을 양옆으로 뻗고 등을 곧게 편다.

5

양팔을 앞으로 둥글게 모으면서 상체를 내릴 수 있는 만큼 최대한 아래로 내린다. 이때 뒷다리가 밀리거나 골반이 틀어지지 않게 한다.

6

상체를 올리면서 양손이 머리 위에 오게 한다.

7

허리가 아닌 가슴을 이용해 상체를 뒤로 넘긴다.

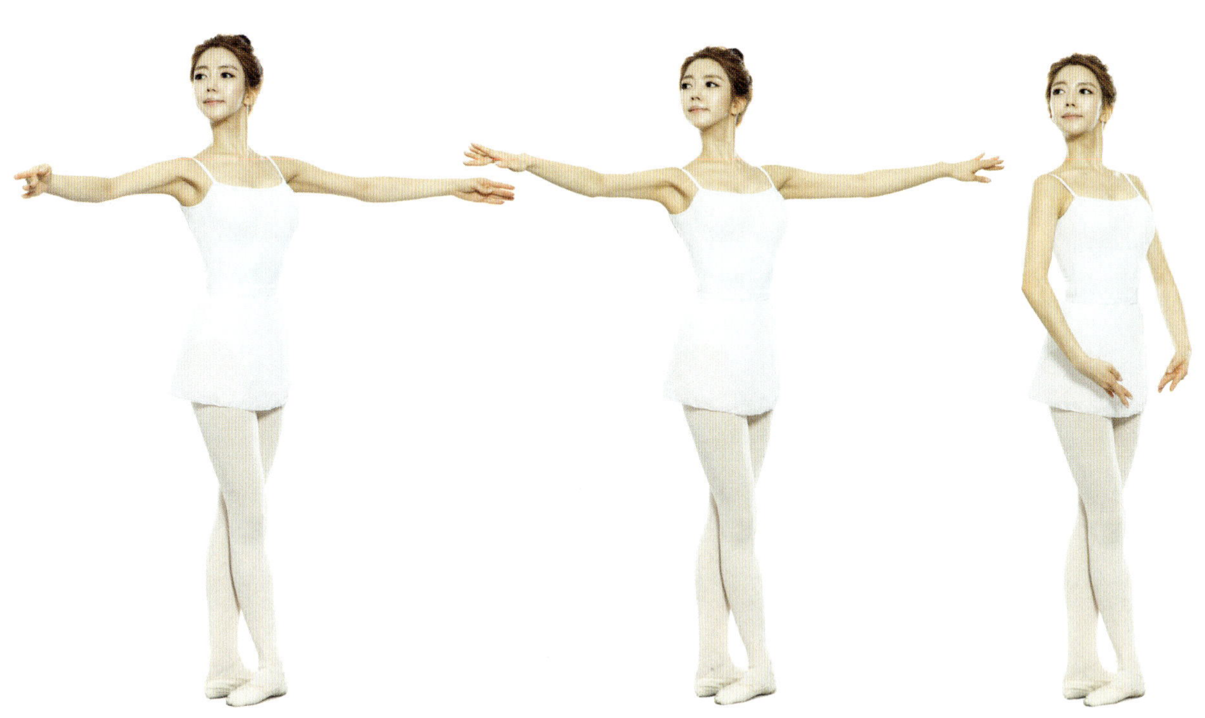

8

상체를 세우며 양팔을 양옆으로 벌린다.

9

양팔을 쭉 뻗는다.

10

공을 안듯이 팔을 아래에서 모은다.

4

포르 드 브라 4 허리 군살 없애기

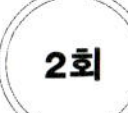

2회

골반은 고정한 상태에서 상체를 최대한 들어 허리를 트는 동작이다. 허리에 힘을 주어 숨어 있던 허리의 군살이 제거된다. 게다가 틀어지고 불균형한 허리를 똑바르게 교정할 수도 있다.

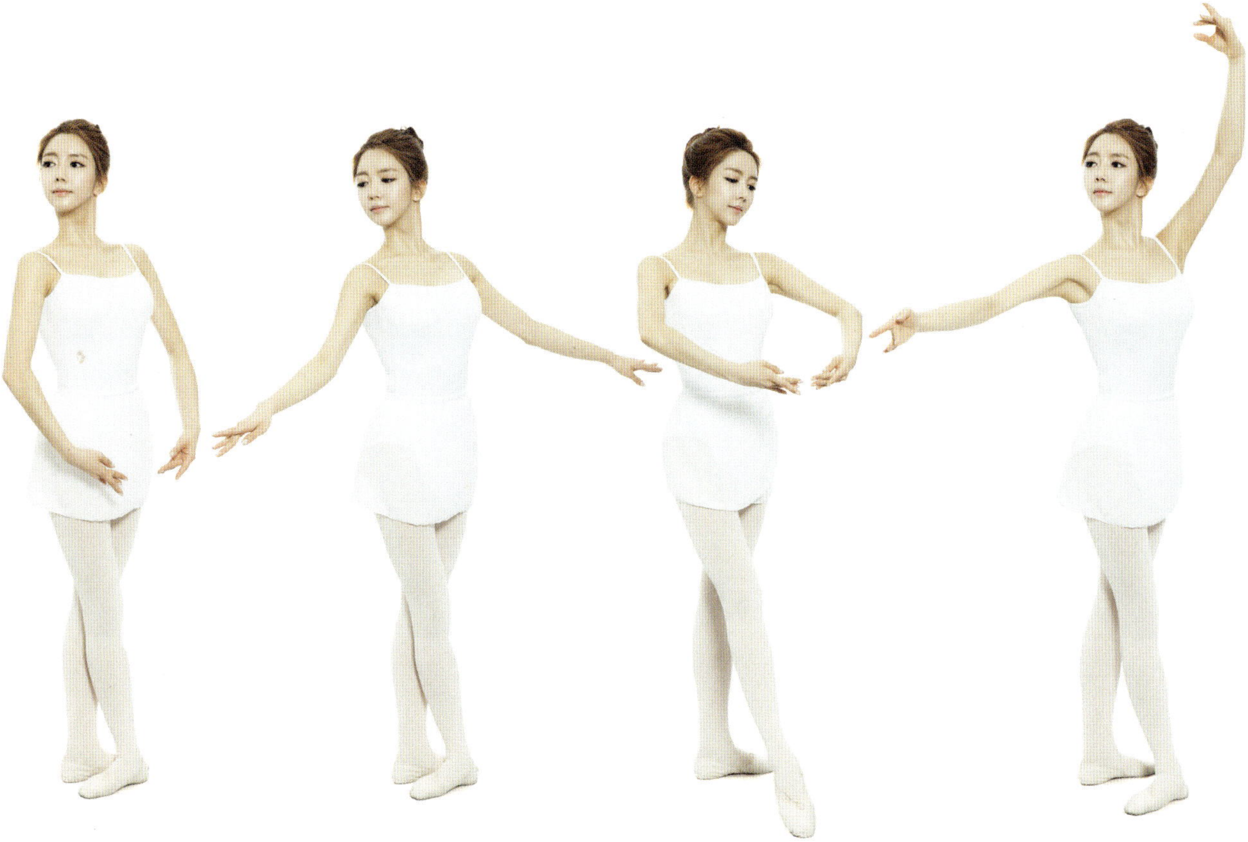

1

발은 5번 포지션(85페이지)을 취하고 공을 안듯이 팔을 아래로 모은다. 시선은 오른쪽 45도 위에 둔다.

2

양팔을 양쪽 45도 아래쪽으로 펴고 시선은 오른손 중지에 둔다.

3

양팔을 가슴 아래에서 둥글게 모으고 오른발을 쭉 펴 발끝을 땅에 붙이며 포앵트 한다.

4

오른팔은 옆으로, 왼팔은 위로 올린다. 오른발은 뒤꿈치를 땅에 붙여 4번 포지션(85페이지)이 되게 한다.

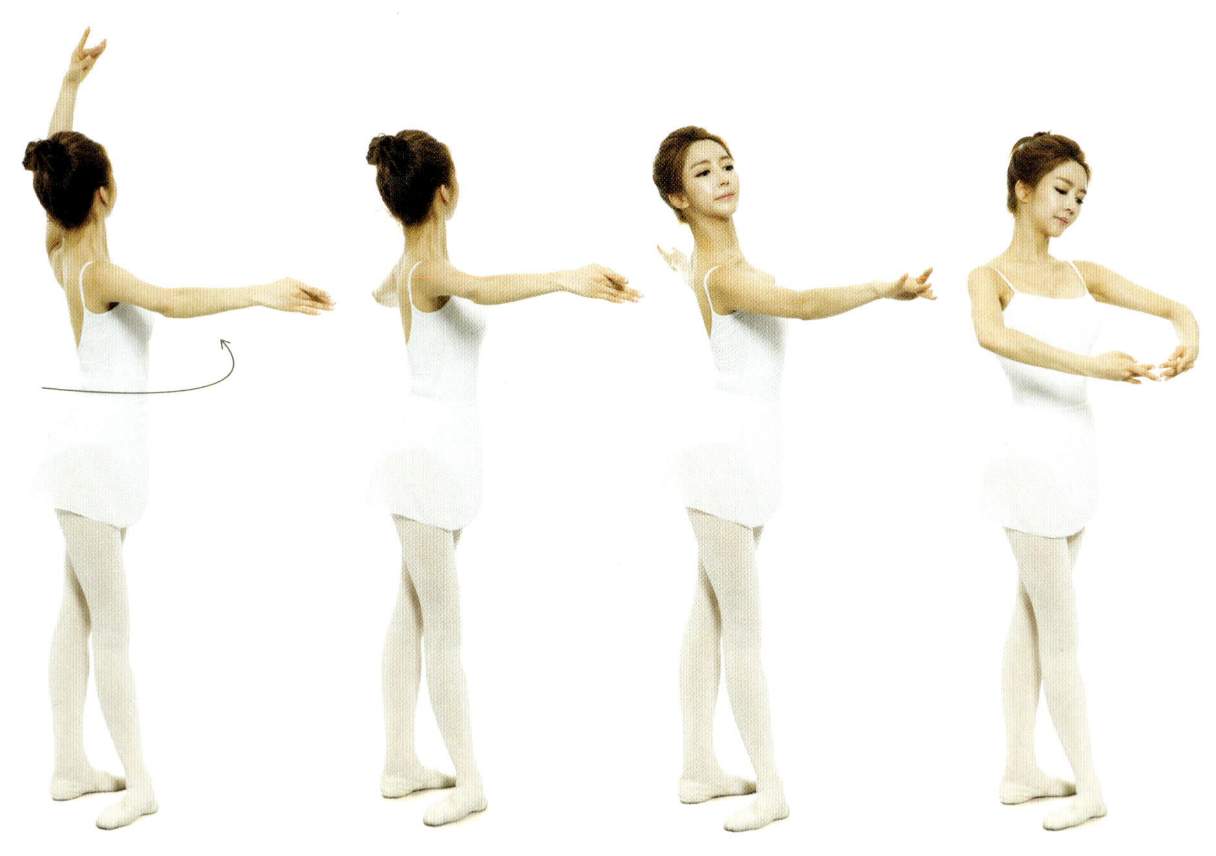

5
골반은 고정한 채 상체만 왼쪽
으로 튼다. 시선은 왼손 중지에
둔다.

6
왼팔을 어깨 높이로 내린다.

7
양팔을 양옆으로 쭉 펴고 시선
은 오른손 중지에 둔다.

8
상체를 오른쪽으로 틀며 양팔
을 가슴 아래에서 둥글게 모
으고 시선은 오른손 중지에
둔다.

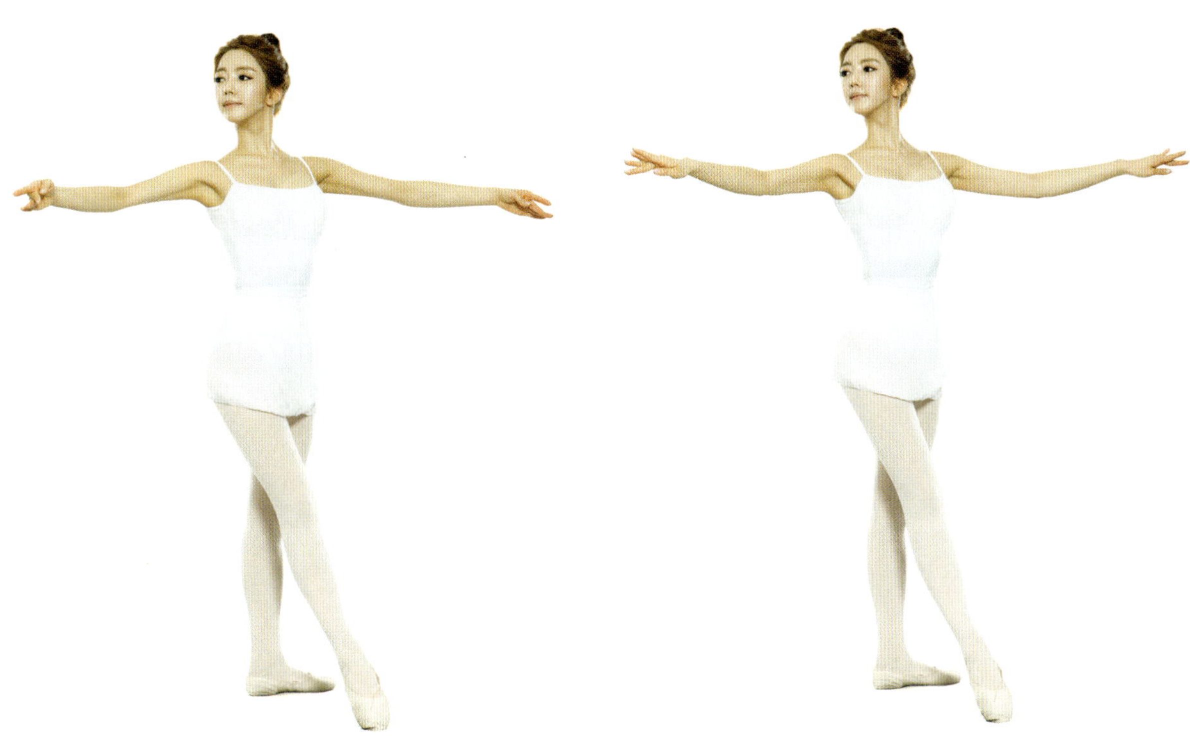

9

양팔을 양옆으로 벌리고 오른발을 쭉 펴며 발끝을 땅에 붙이고
포앵트 한다.

10

그대로 양팔을 쭉 편 후 **1**의 자세로 돌아간다. 전체 동작을 왼쪽
도 반복한다.

5 포 르 드 브 라 5 상체 스트레칭

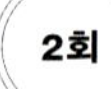

2회

포르 드 브라 1~4 동작을 섞어서 하는 운동으로 상체를 최대한 늘여 앞, 옆, 뒤로 회전하며 스트레칭을 한다. 연결 동작이기 때문에 끊김 없이 자연스럽게 움직이는 것이 중요하다. 또한 동작을 할 때 손의 방향에 맞춰 시선이 함께 따라가야만 몸이 틀어지지 않고 운동이 제대로 된다.

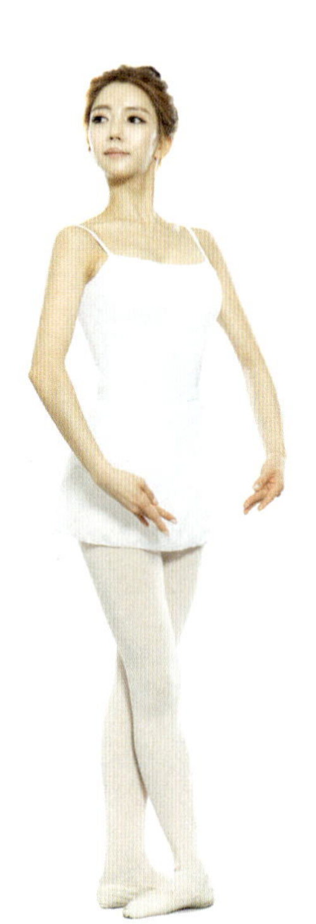

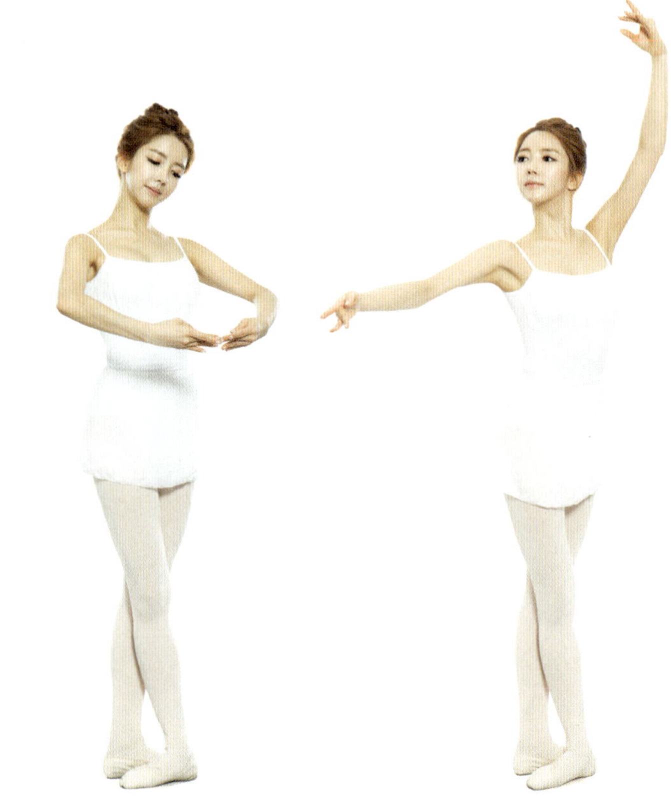

1

발은 5번 포지션(85페이지)을 취하고 양팔은 앞으로 둥글게 모은다. 오른쪽 방향으로 틀고 시선은 45도 위에 둔다.

2

팔을 그대로 올려 가슴 아래까지 든다. 시선은 오른손 중지에 둔다.

3

오른팔은 오른쪽 옆으로 뻗고 왼팔은 위로 올린다. 시선은 오른쪽에 둔다.

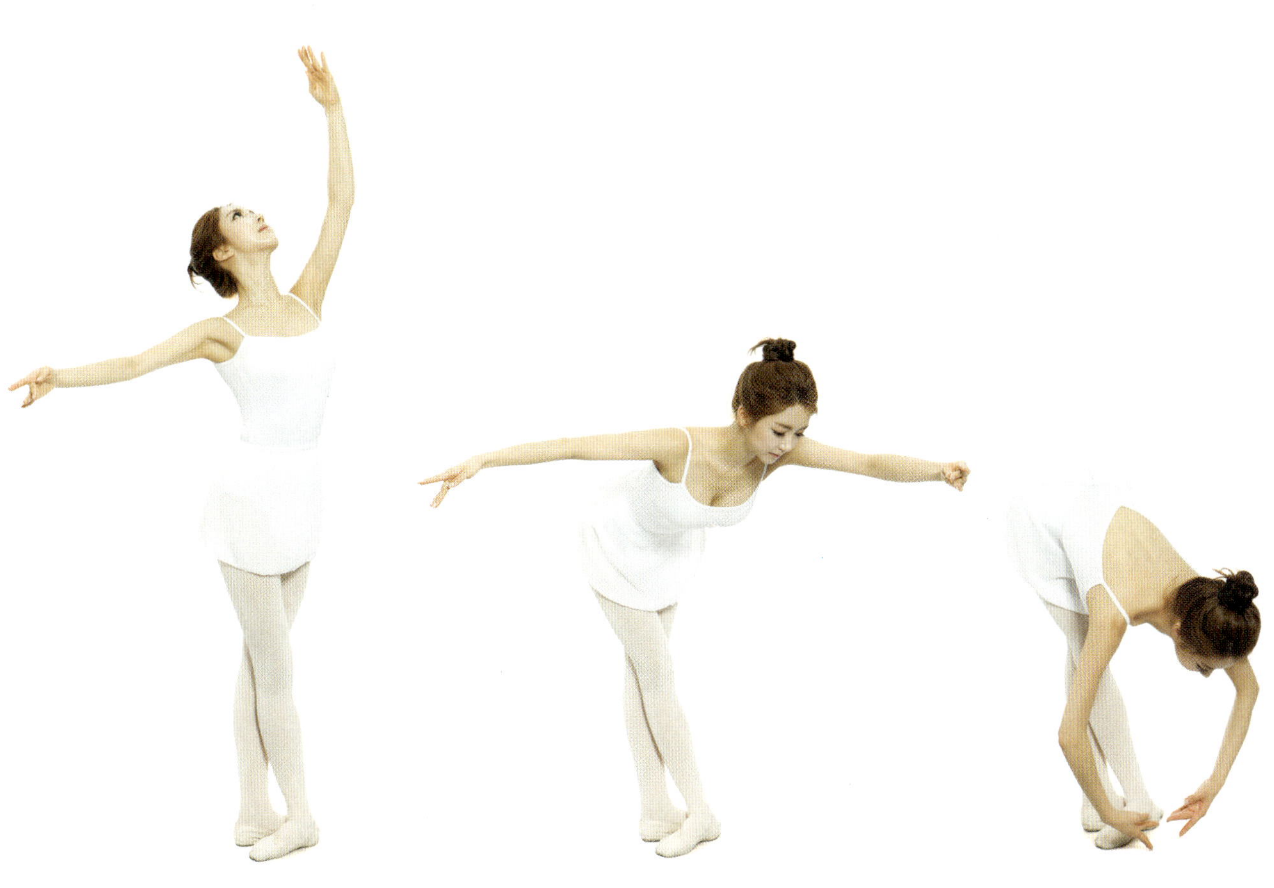

4

그대로 목을 들어 시선을 왼손 중지로 이동한다.

5

목과 등을 직선으로 만들며 천천히 상체를 숙인다. 시선은 바닥에 둔다.

6

상체를 최대한 아래로 숙이고 양팔은 아래로 둥글게 모은다.

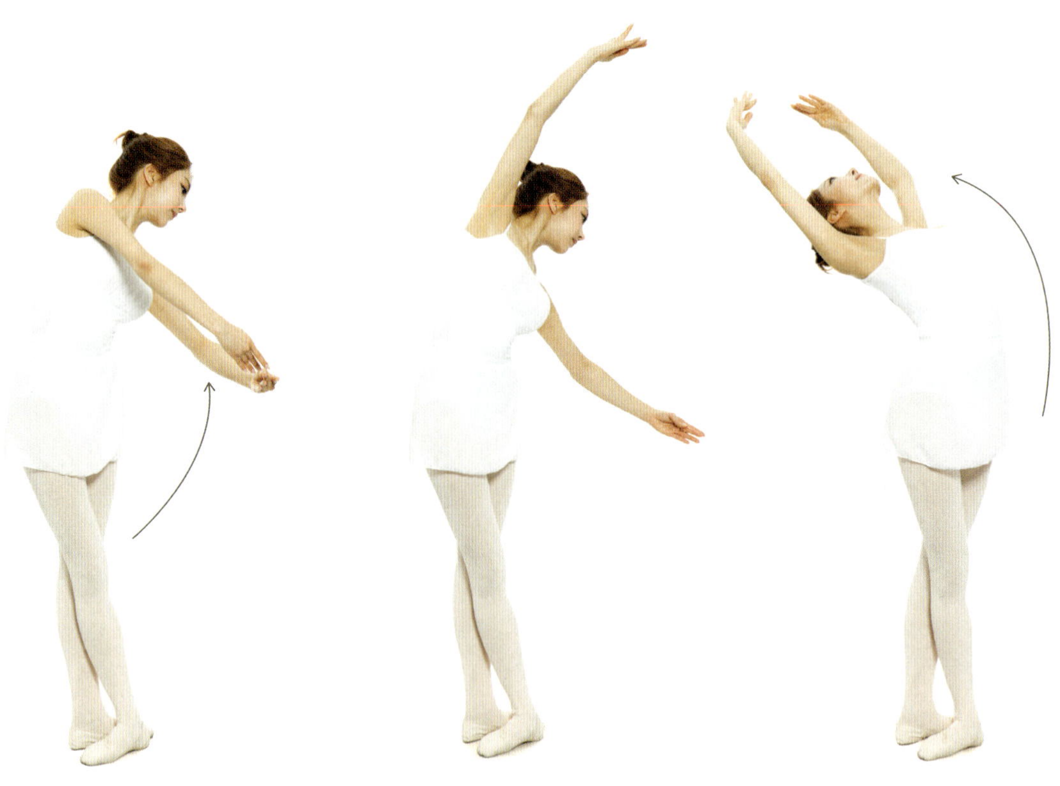

7

골반은 고정한 채 상체를 올리며 허리를 왼쪽으로 튼다. 시선은 왼손 중지에 둔다.

8

오른팔을 위로 둥글게 올리고 시선은 왼손 중지에 그대로 둔다.

9

왼팔도 머리 위로 둥글게 올리면서 상체를 뒤로 넘긴다.

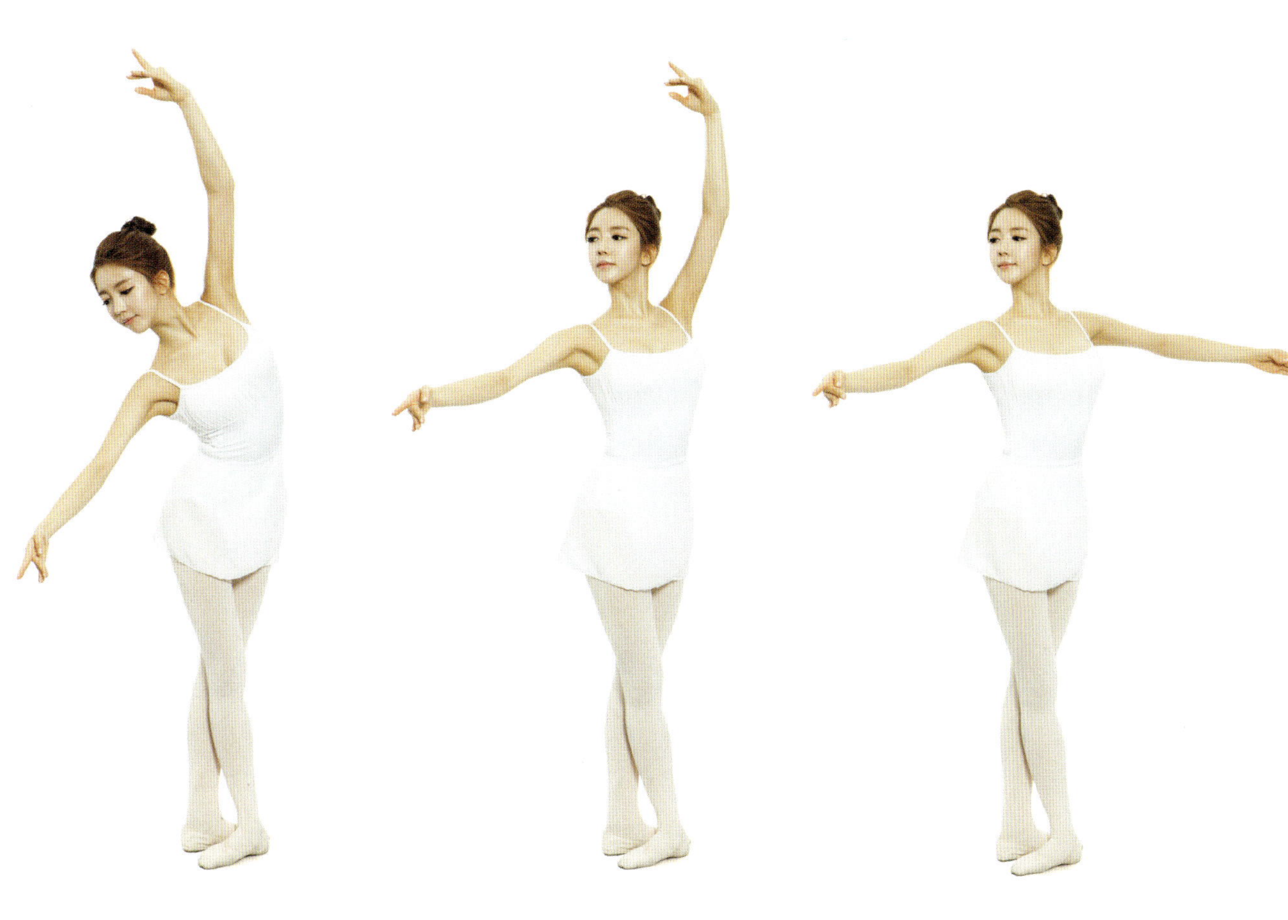

10

상체를 세우면서 오른팔을 옆으로 내린 뒤 상체를 오른쪽 옆으로 숙인다. 시선은 오른손 중지에 둔다.

11

다시 상체를 세운다.

12

왼팔을 왼쪽 옆으로 내린다.

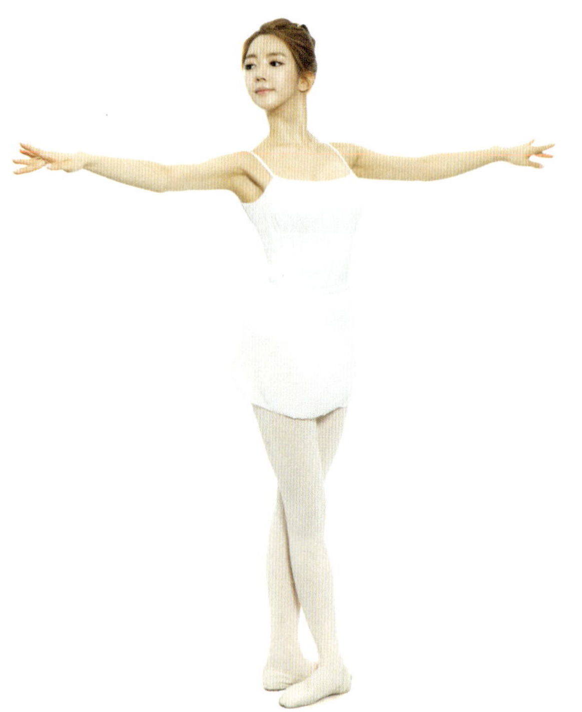

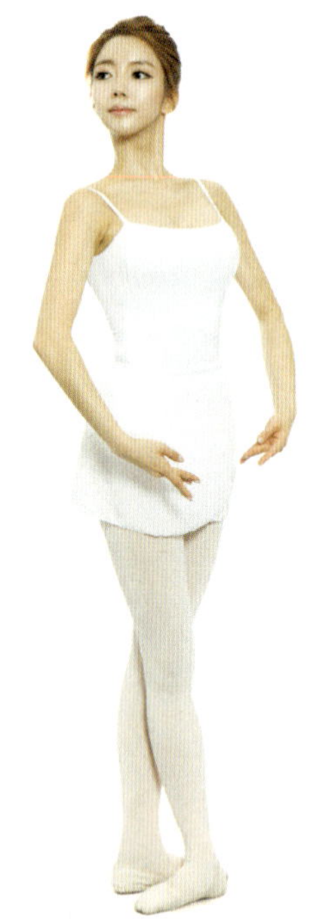

13

양팔을 그대로 쭉 뻗는다.

14

팔을 아래로 둥글게 모으고 시선은 오른쪽 45도 위에 둔다. 전체
동작을 왼쪽도 반복한다.

6 앙 쉔 느 망 지구력 강화

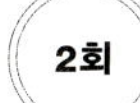

2회

앙쉔느망Enchainement은 '사슬로 엮는다'라는 뜻을 가진 동작으로 여러 동작을 연결해서 진행한다. 바에서 연습한 동작들을 춤추듯 실시한다.

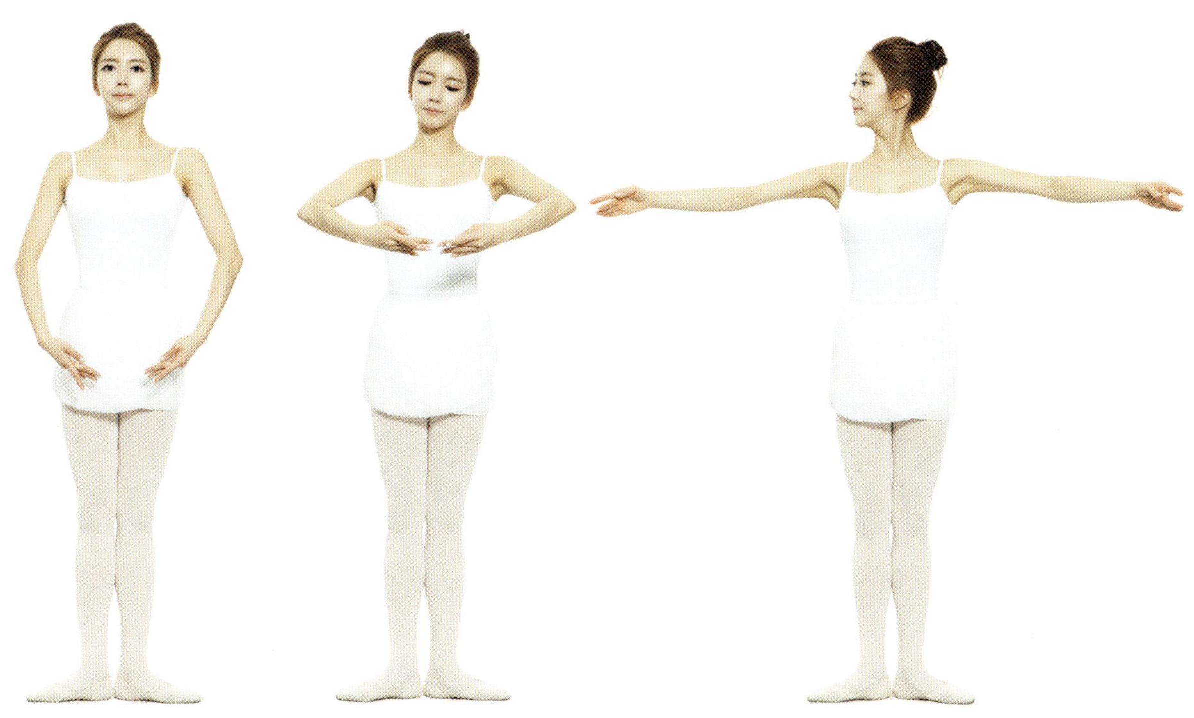

1

발은 1번 포지션(84페이지)을 취하고 팔은 아래로 둥글게 모은다. 시선은 정면에 둔다.

2

양팔을 가슴 높이로 올리고 시선은 오른손 중지에 둔다.

3

양팔을 양옆으로 벌리고 시선은 오른손 중지에 둔다.

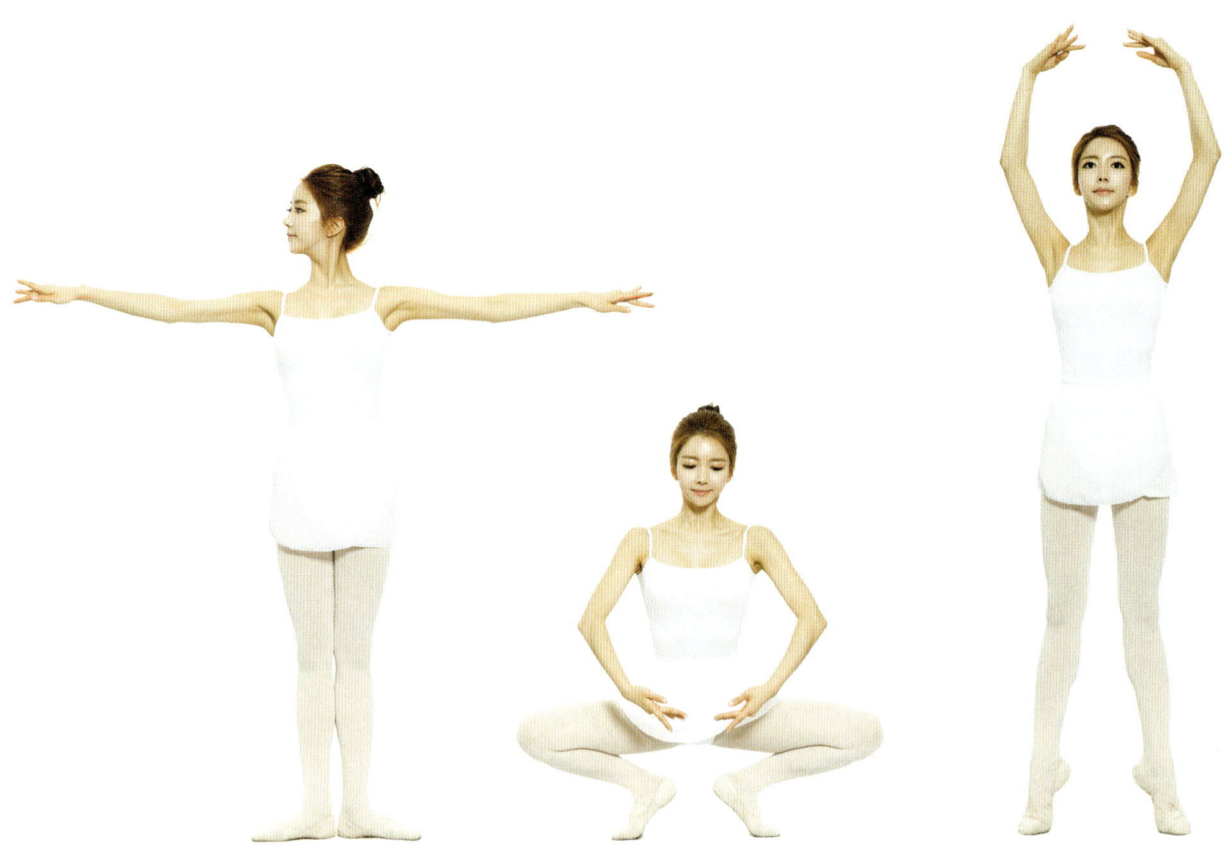

4

시선을 고정한 채 양팔을 쭉 편다.

5

그대로 양 무릎을 굽히며 허벅지가 수평이 될 때까지 내려간다. 양팔은 아래로 둥글게 모으고 시선은 오른손 중지에 둔다.

6

그대로 천천히 일어서며 발꿈치를 든다. 양팔은 머리 위로 둥글게 모으고 시선은 정면에 둔다.

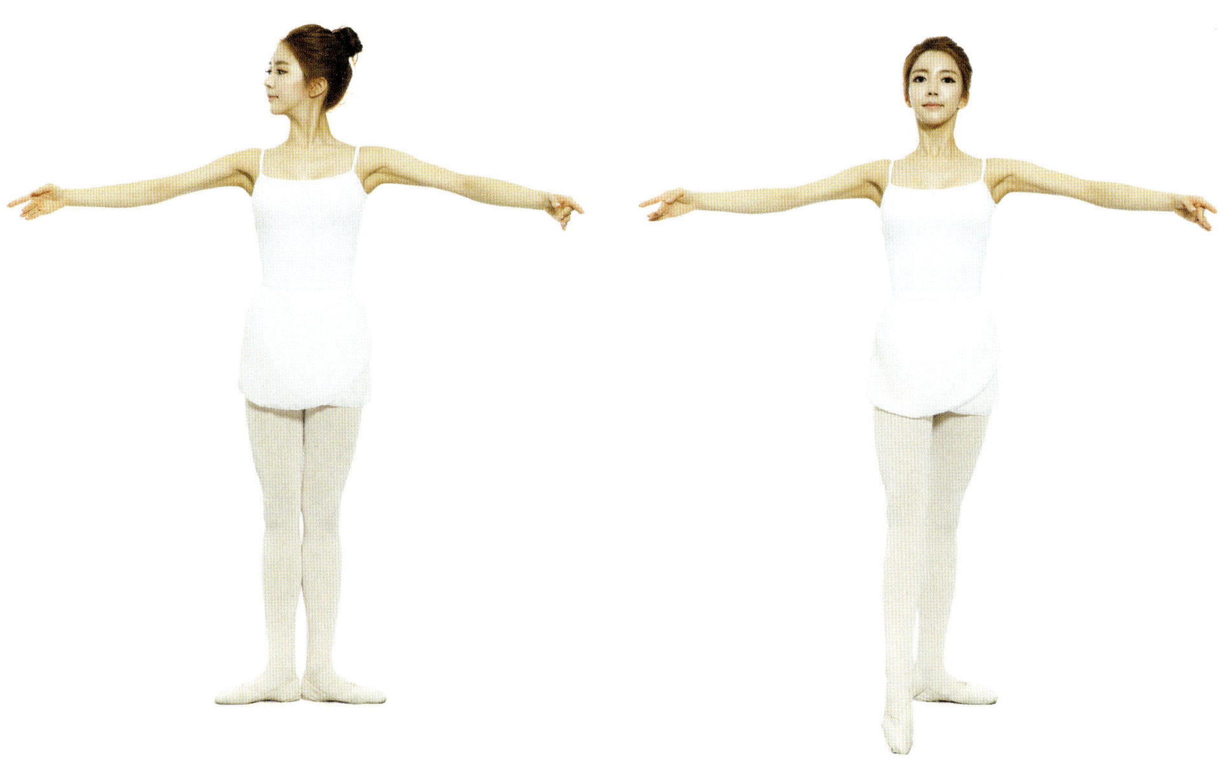

7

발꿈치를 바닥에 붙이고 양팔은 양옆으로 내린다. 시선은 오른손 중지에 둔다.

8

정면을 바라보고 오른쪽 발끝을 앞으로 포앵트 한다.

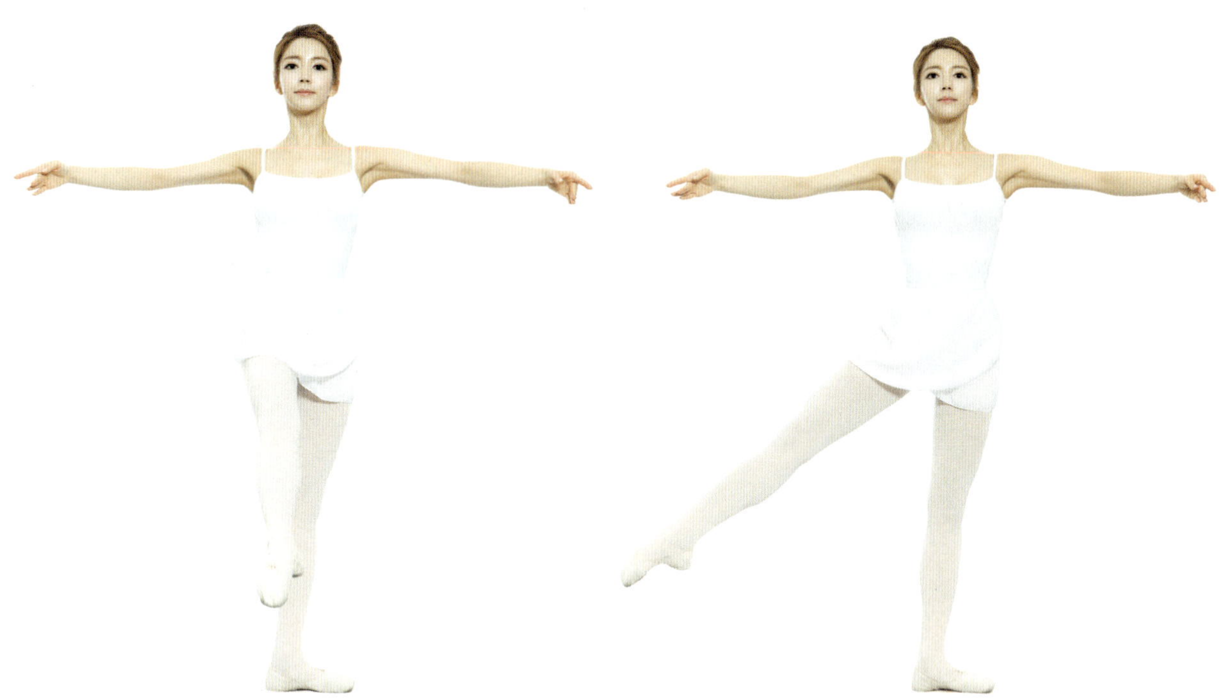

9

그대로 오른쪽 다리를 45도 높이로 든다.

10

1번 포지션(84페이지)을 취하고 오른쪽 발끝을 오른쪽으로 포앵트 한 뒤 45도 높이로 든다.

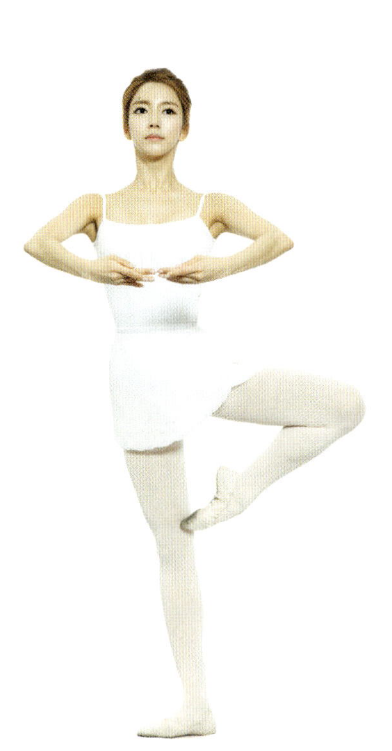

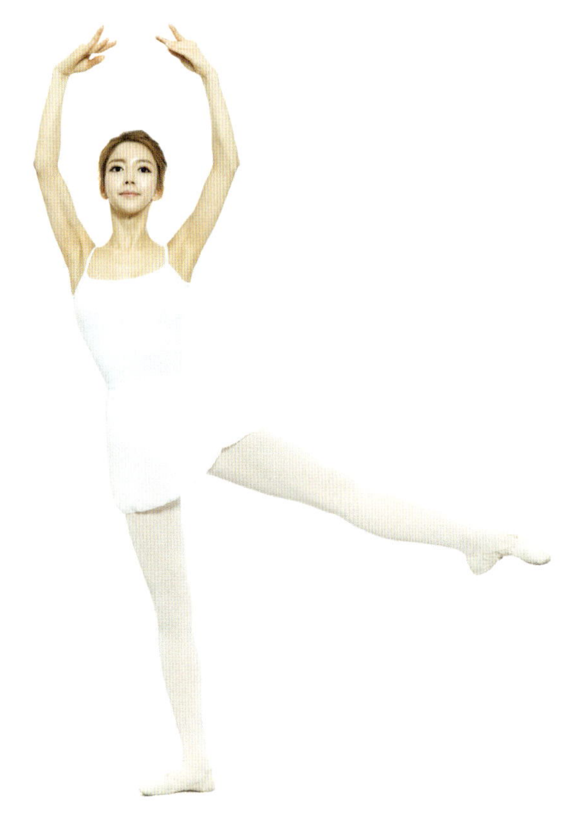

11

다시 1번 포지션(84페이지)으로 돌아가 왼쪽 발끝을 오른쪽 무릎 옆에 붙이고 양팔은 가슴 높이에서 둥글게 모은다.

12

그대로 양팔을 머리 위로 올리고 왼쪽 다리를 옆으로 쭉 펴며 위로 올릴 수 있을 만큼 올린다.

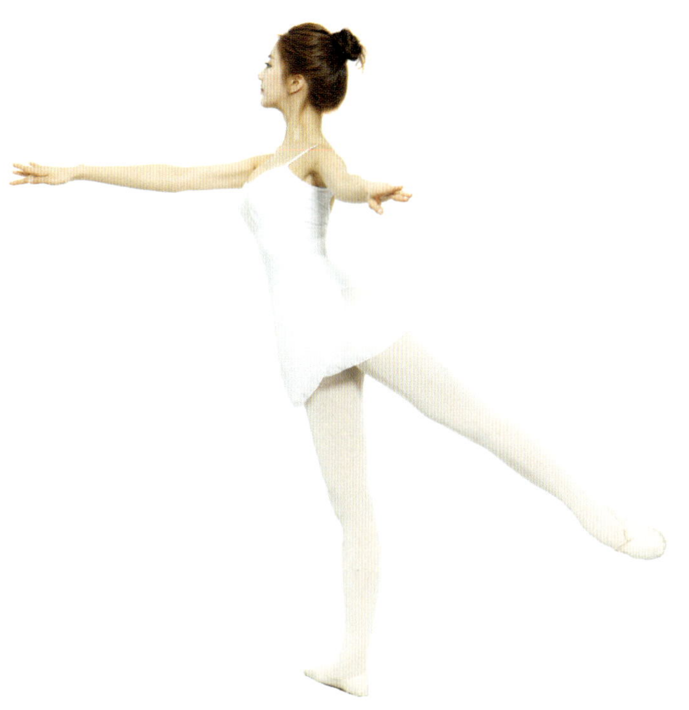

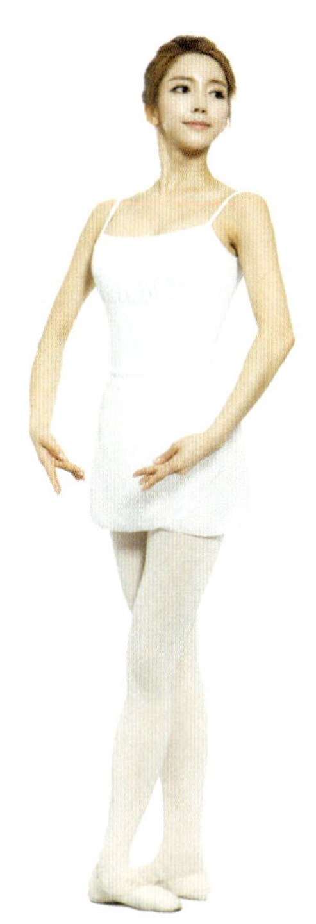

13

오른팔은 앞으로, 왼팔은 왼쪽 옆으로 뻗고 왼쪽 다리는 뒤로 쭉 뻗는다. ※ 이해를 돕기 위해 측면에서 촬영했다.

14

5번 포지션(85페이지)을 취하고 양팔을 아래로 둥글게 모은 뒤 시선은 왼쪽 위를 보며 마무리한다. 전체 동작을 반대쪽도 똑같이 반복한다.

7 스몰 점프 다리 탄력 키우기

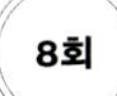

가볍게 점프하는 동작이다. 다리의 탄력을 키우는 동작으로 하체가 탄탄해진다. 공중에서 다리를 교차할 때 허벅지부터 발끝까지 힘을 주고 한 번에 점프해야 효과를 볼 수 있다.

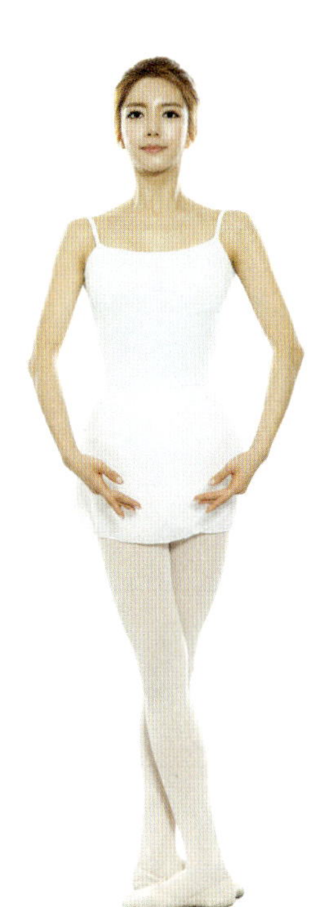

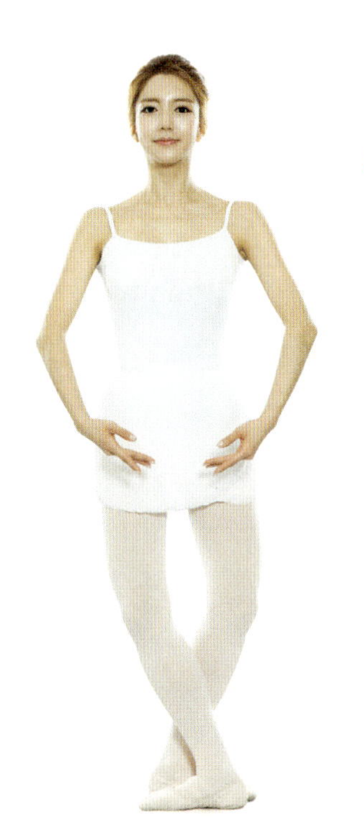

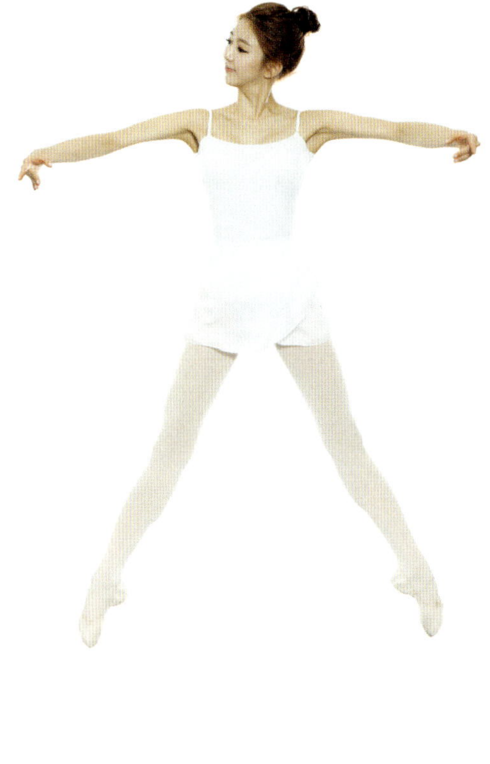

1
발은 5번 포지션(85페이지)을 취하고 팔은 아래로 둥글게 모은다.

2
무릎을 살짝 굽혀 점프할 준비를 한다.

3
팔과 다리를 벌리며 점프한다. 이때 허벅지부터 발끝까지 쭉 펴고 시선은 오른손 중지에 둔다.

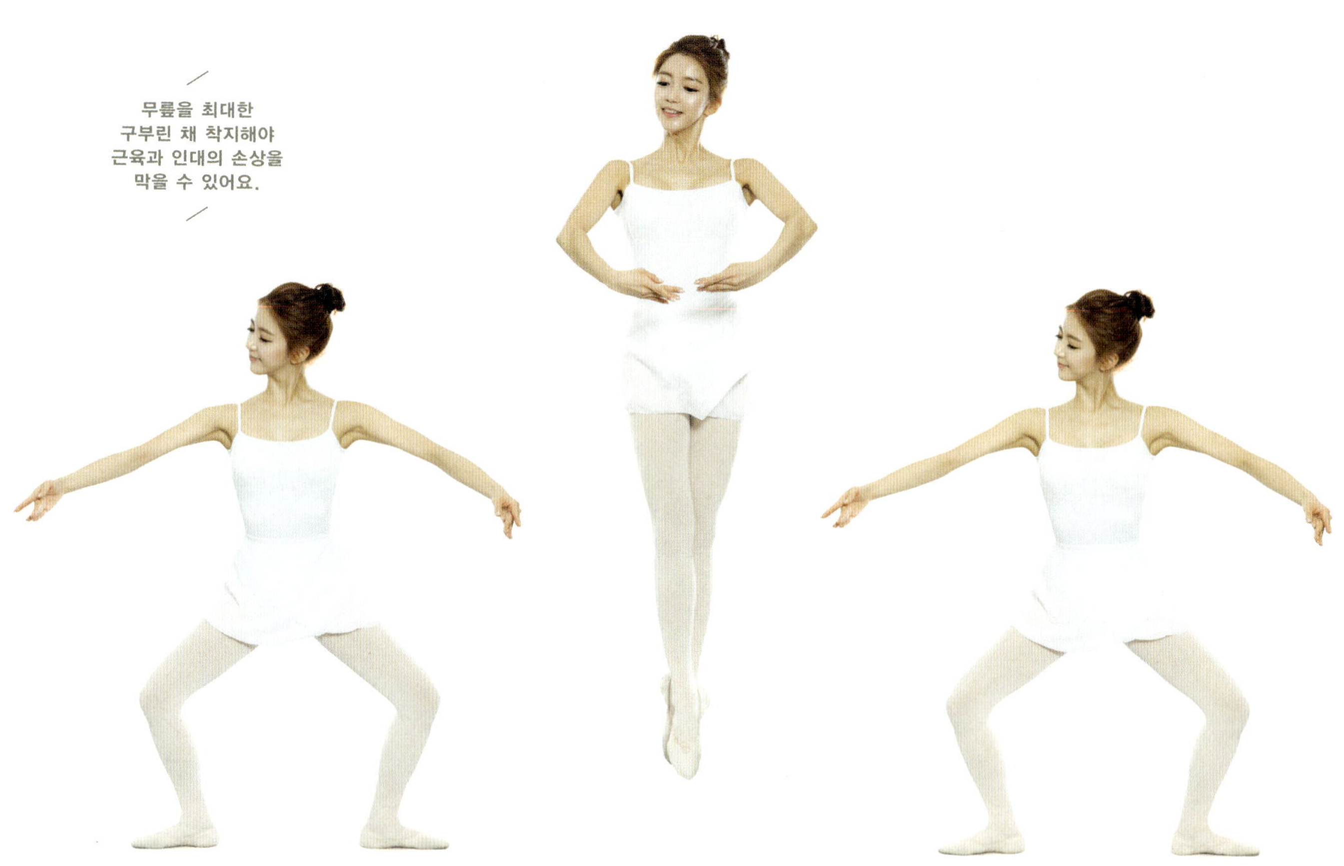

4

무릎을 살짝 굽히며 2번 포지션(84페이지)으로 착지한다.

5

그대로 점프하며 공중에서 다리와 팔을 앞으로 모은다.

6

내려올 때는 팔과 다리를 벌리며 무릎을 살짝 굽히고 2번 포지션(84페이지)으로 착지한다.

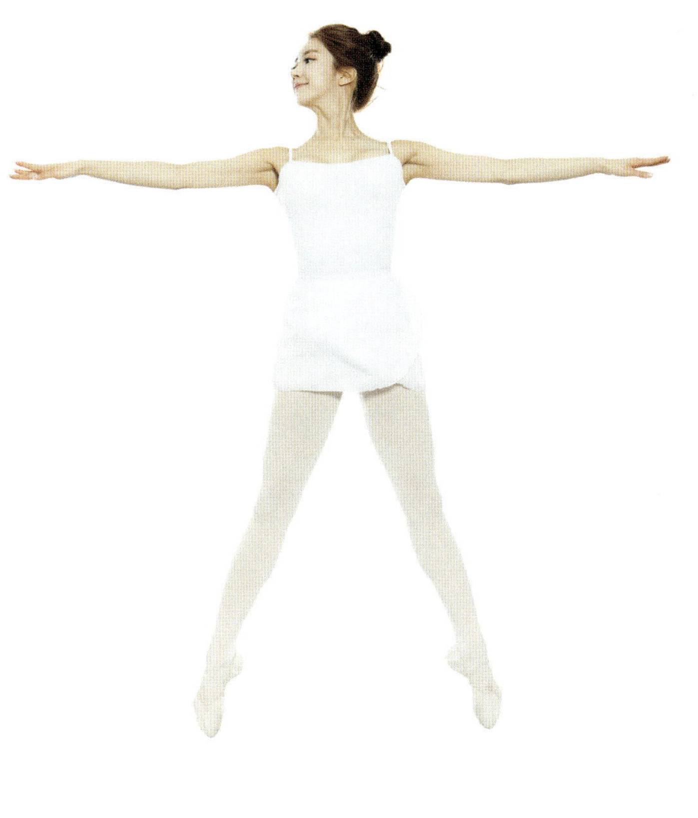

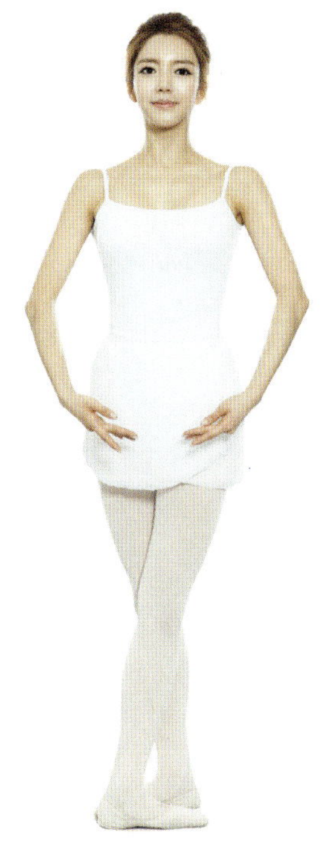

7

그대로 점프한다. 팔은 양옆으로 벌리고 발은 허벅지부터 발끝까지 쭉 편다. 시선은 오른손 중지에 둔다.

8

착지한 후 1의 자세로 돌아간다. 이때 왼쪽 다리가 앞에 위치하도록 한다. 전체 동작을 왼쪽도 똑같이 반복한다.

8

스프링 점프 허벅지 강화

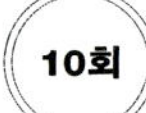

10회

스프링 점프Sprint Jump는 다리의 전체적인 탄력과 힘을 강화하는 동작으로 특히 허벅지 근육 강화에 도움이 된다. 허벅지부터 발끝까지 힘을 주고 점프하는 것이 중요하다.

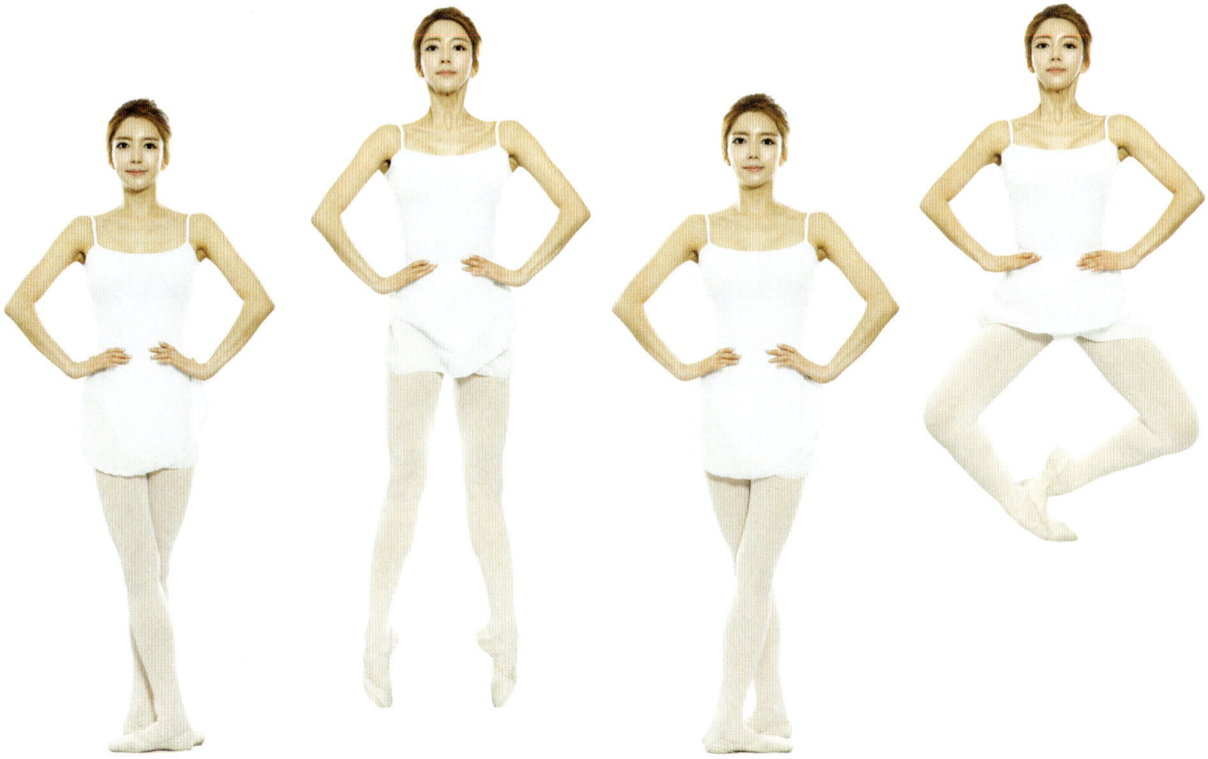

1

발은 5번 포지션(85페이지)을 취하고 양손은 허리에 올린다.

2

그대로 뛰어오르며 허벅지부터 발끝까지 쭉 편다.

3

공중에서 다리를 앞뒤로 교차시켜 다리를 바꿔 착지한다.

4

그대로 뛰어오르며 무릎을 안으로 굽히고 발끝은 쭉 편다. **3**의 자세로 착지한다.

9

힙 업 점 프 힙업 및 다리 탄력 강화

20회

힙업 점프Hip-up Jump는 힙업을 위한 점프 동작이다. 힙업뿐 아니라 다리 전체의 탄력과 힘을 키울 수 있다. 발바닥이 엉덩이에 닿을 정도로 뛰어오른다.

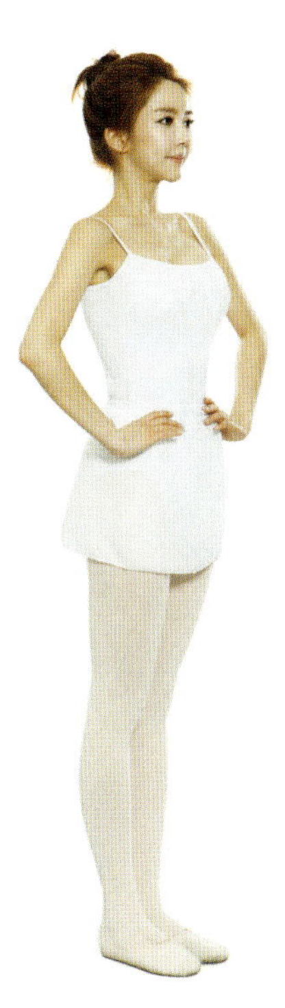

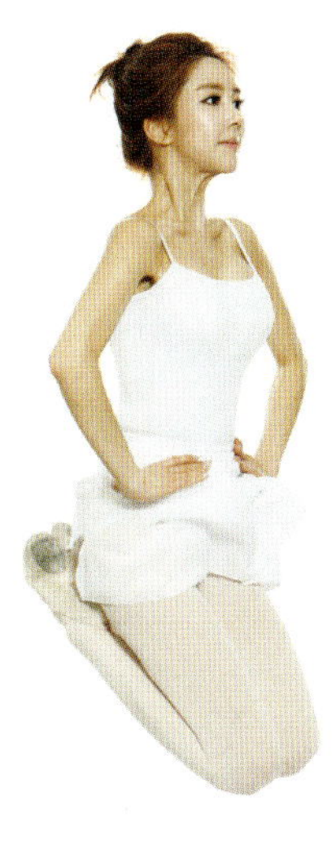

1

발을 모으고 양손으로 허리를 잡는다.

2

발바닥으로 엉덩이를 차듯이 다리를 접어 뛰어오른다.

Chapter 4 부위별 집중 프로그램

발레는 부분 운동이 가능해 부위별로 살을 빼거나 자세를 교정하는 등 자신이 원하는 운동을 골라서 할 수 있다. 장시간
같은 자세를 유지하고 있으면 잘 사용하지 않는 부분에 군살이 생기고 자세가 뒤틀리기 마련인데, 발레는 이런 군살을
빼고 자세를 교정하는 데 아주 효과적이다.

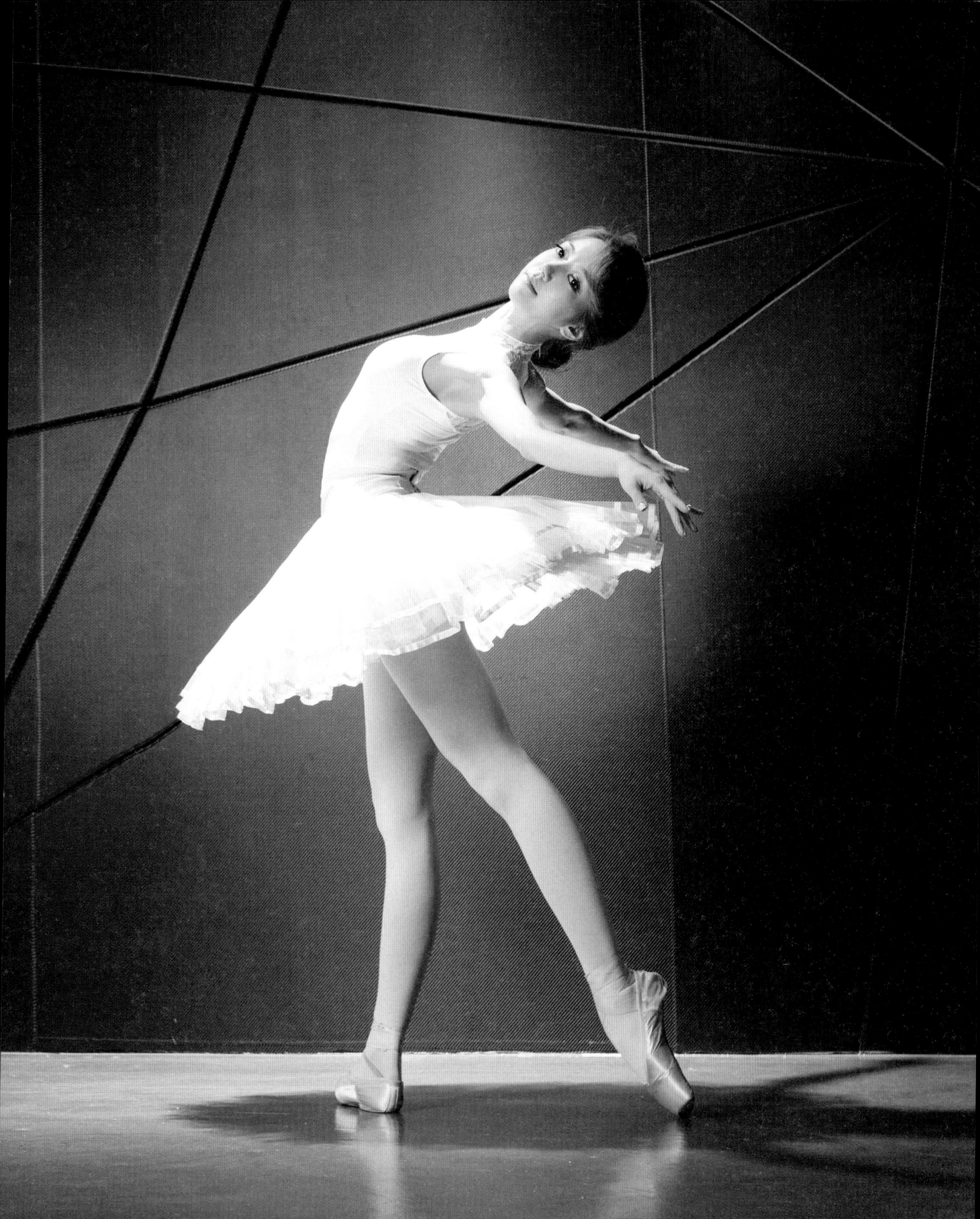

Program 1

날씬해지는 하루 10분 운동법

플로어, 바, 센터 동작을 모두 할 시간이 없을 때는 플로어 응용 동작을 연속으로 해도 운동 효과를 볼 수 있다. 하루에 10분 정도만 투자하면 아름다운 몸을 가꿀 수 있다. 발끝부터 종아리, 허벅지, 배, 엉덩이, 허리, 가슴, 팔 등을 스트레칭 하며 근력을 강화하는 동작들로 구성했다. 전체 동작을 매일 1회 실시하며 같은 강도로 몸을 쭉쭉 늘여가며 동작을 한다. 각 동작을 자연스럽게 연결되도록 하고 흉곽 호흡을 한다.

발목 운동

발목 강화 및 부기 제거

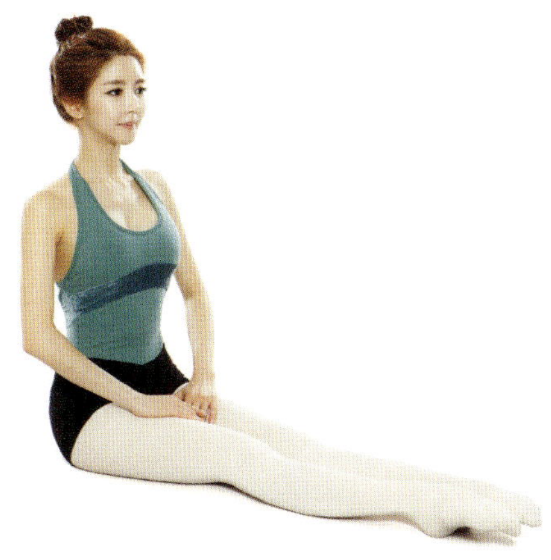

1

바닥에 앉아 엉덩이부터 발끝까지 일직선으로 쭉 뻗으며 포앵트 한다. 허벅지에 힘을 주며 허리는 쭉 펴고 목은 길게 뺀다.

2

발끝을 최대한 몸 쪽으로 꺾는다.

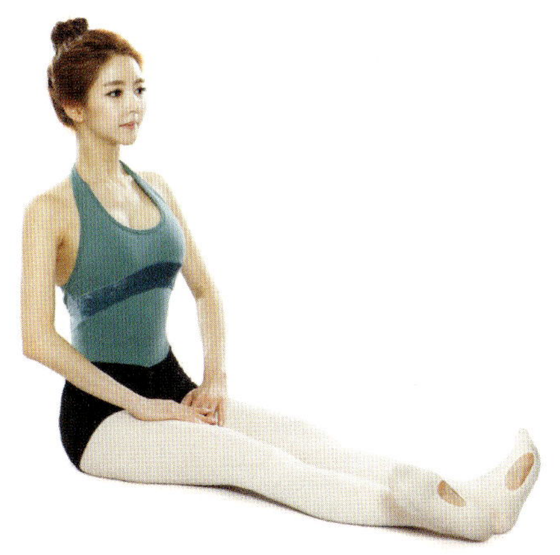

3

발끝을 V자 모양으로 벌린다. 괄약근을 조이듯 힘을 주고 골반을 최대한 밖으로 돌려 허벅지 안쪽 근육에 힘을 주고 무릎을 편다.

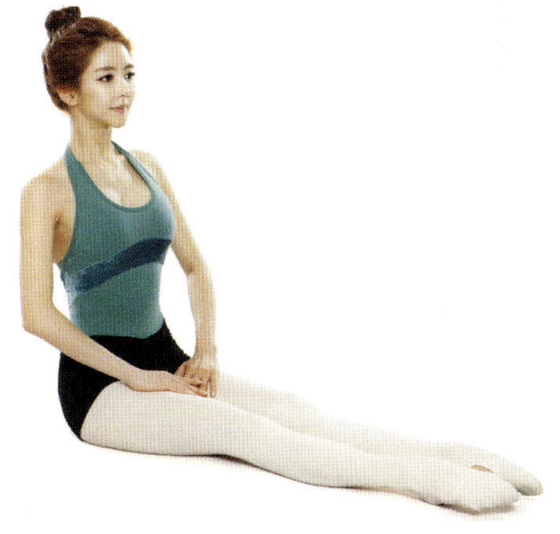

4

발등을 민다는 느낌으로 발끝까지 앞으로 쭉 편다.

하체 운동

허벅지 뒤 근육 강화

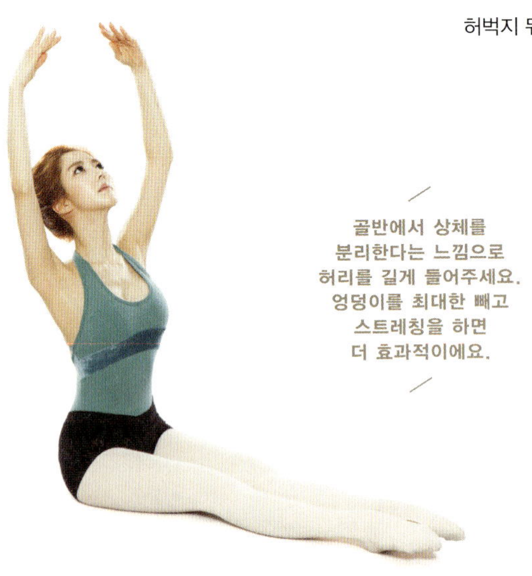

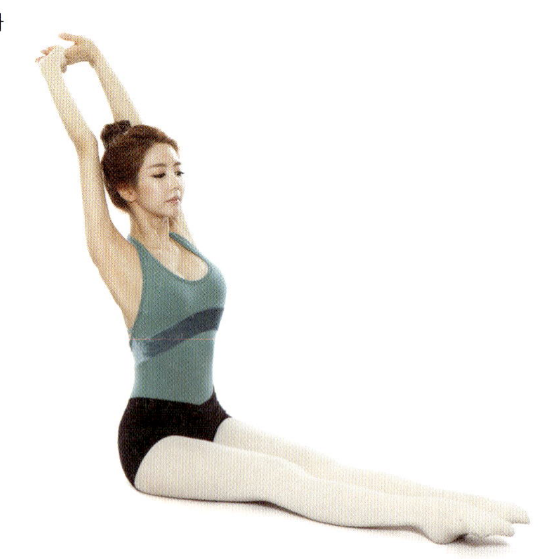

1

앉아서 엉덩이부터 다리를 쭉 펴고 발끝을 포앵트 한 뒤 양팔을 머리 위에서 둥글게 모으고 양 손끝을 바라본다. 엉덩이부터 머리까지 길게 늘인다.

2

양손을 깍지 끼고 뒤로 쭉 뻗는다. 엉덩이에 힘을 주며 등을 편다.

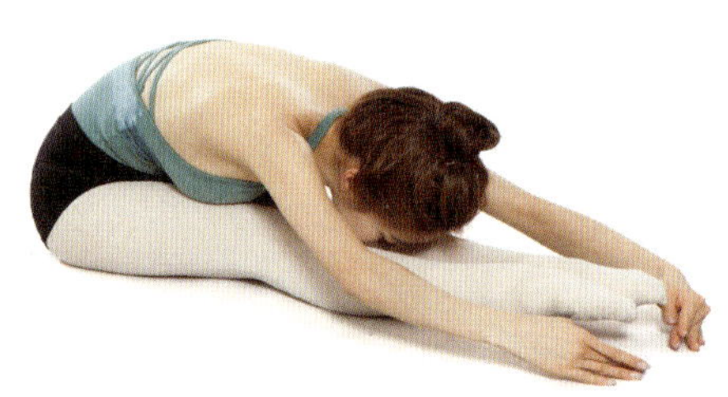

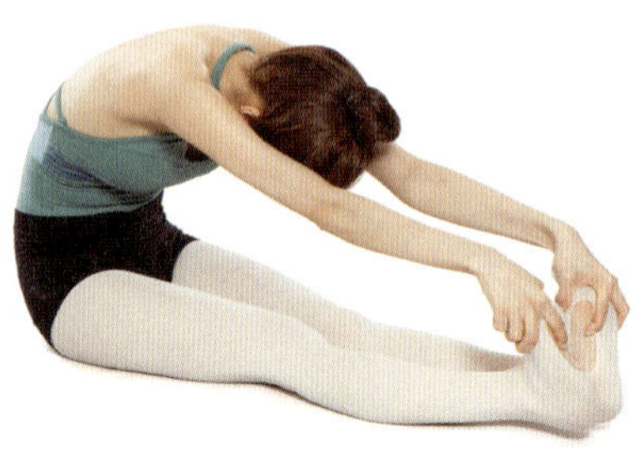

3

양손을 다시 둥글게 모으고 골반부터 접는다는 느낌으로 상체를 아래로 숙인다. 골반, 배, 가슴, 얼굴 순으로 천천히 몸을 접으며 내려간다.

4

양손으로 양발을 잡아 세우며 등을 동그랗게 말면서 일어난다.

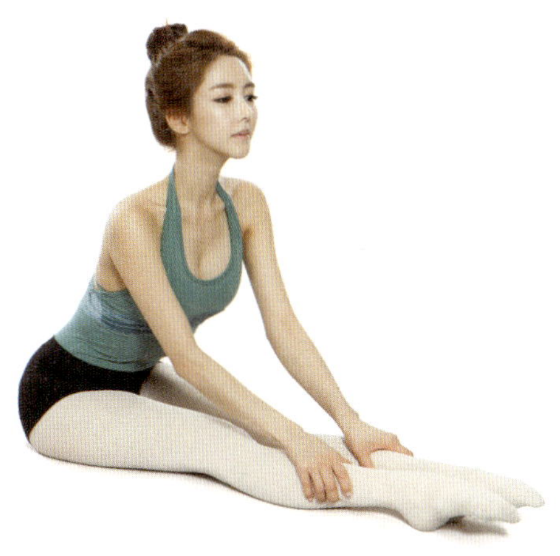

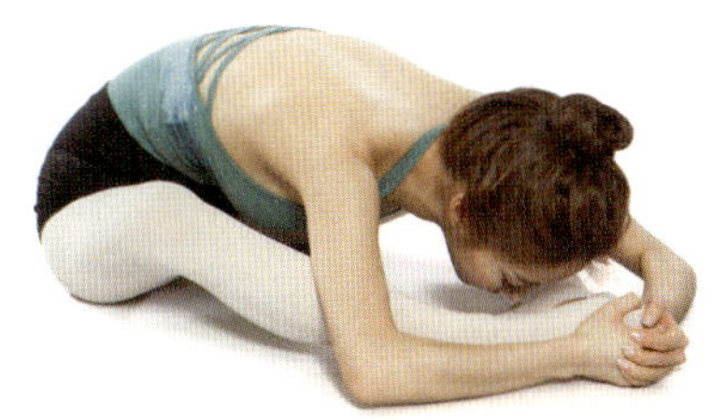

5

허리를 45도로 쭉 펴며 양 무릎을 잡고 발끝을 쭉 펴서 포앵트 한다. 최대한 허벅지 안쪽이 늘어나게 한다.

6

양손으로 양발을 잡고 양 무릎을 접으며 상체를 숙인다.

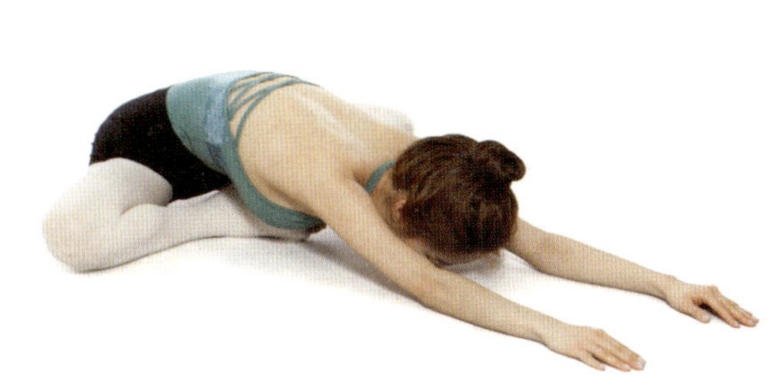

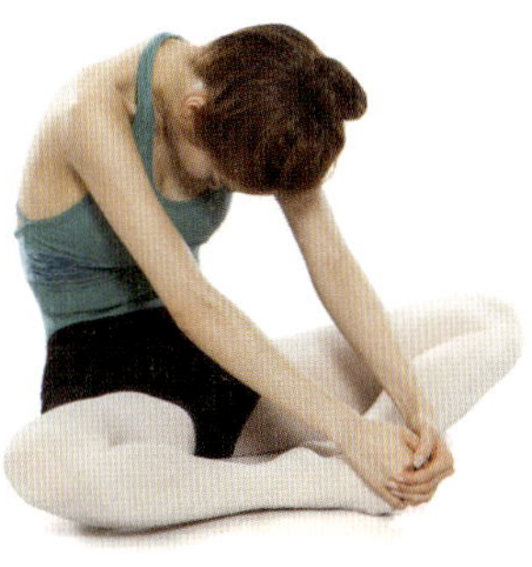

7

최대한 양 무릎을 접어 양발을 모으고 양팔을 앞으로 쭉 펴며 가슴을 땅에 붙인다.

8

그대로 천천히 벽에 골반, 등, 어깨, 목, 머리 순으로 붙인다는 느낌으로 둥글게 일어나고 양손으로 양발을 잡는다.

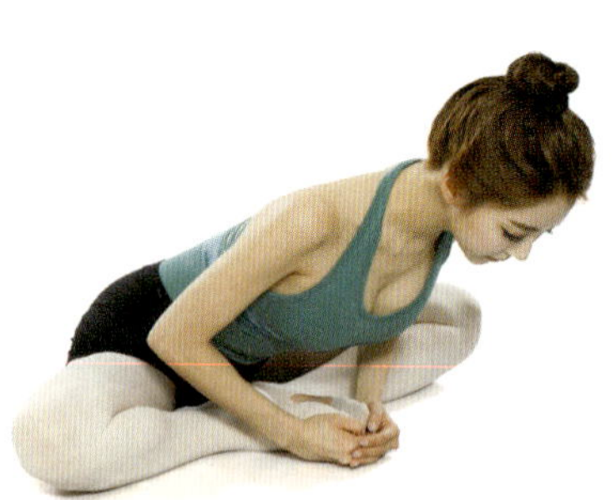

9

골반, 배, 가슴, 얼굴 순으로 천천히 앞으로 숙인다.

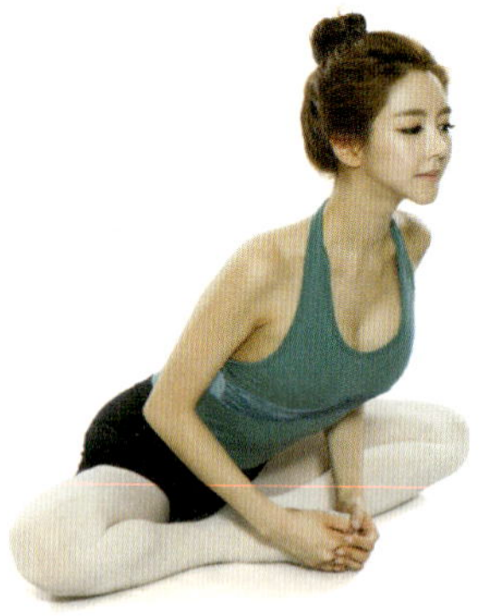

10

얼굴, 목, 어깨, 가슴, 허리, 골반 순으로 둥글게 일어난다.

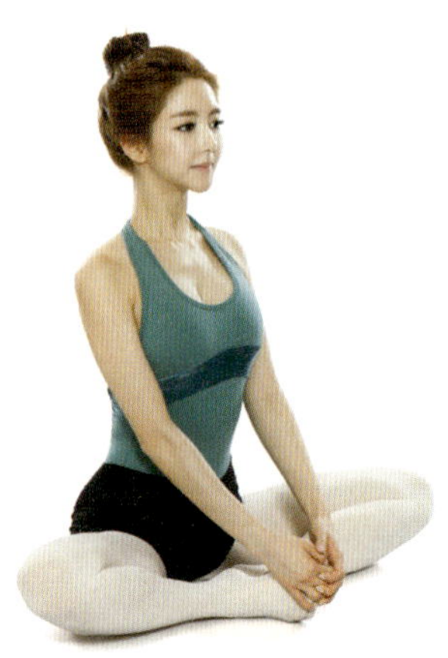

11

허리를 펴고 양발을 잡은 채 8초 동안 정지하면서 숨을 고른다.

목 운동

뭉친 목 근육 풀기

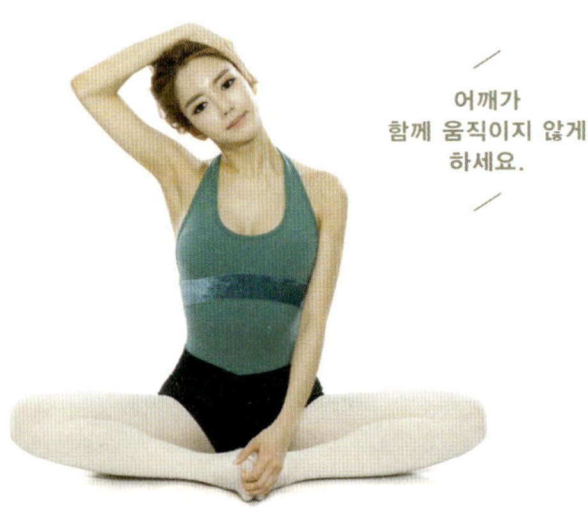

1

앉아서 스퀘어 박스를 유지한 채 양 발바닥을 서로 붙인다. 오른손으로 머리를 감싸 머리를 오른쪽으로 누른다. 같은 방법으로 왼쪽도 반복한다.

2

왼팔을 머리 뒤로 넘기고 오른손으로 왼쪽 팔목을 잡아 아래로 내린다. 같은 방법으로 오른쪽도 반복한다.

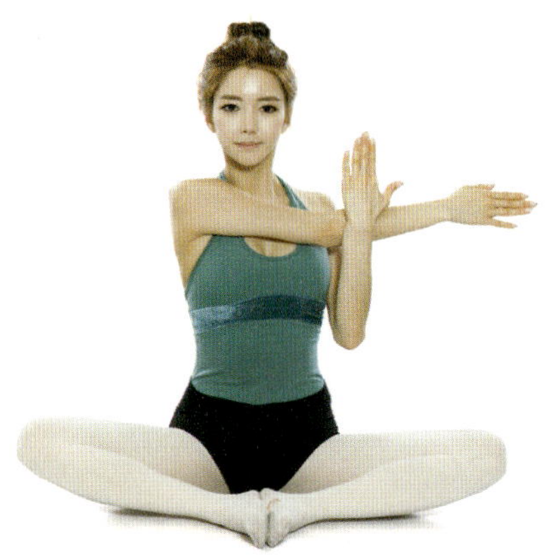

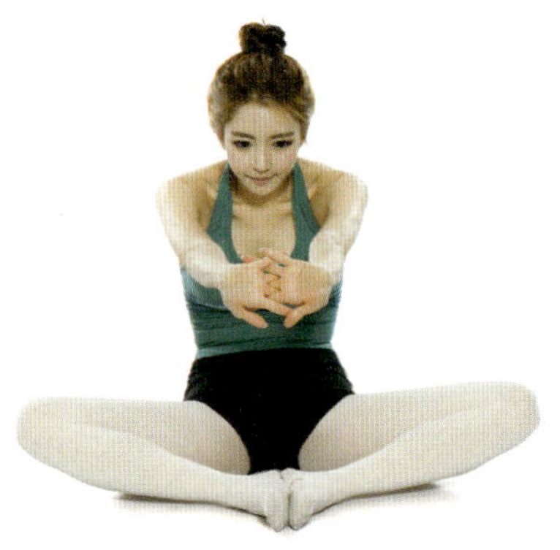

3

오른팔을 왼쪽 어깨높이로 쭉 펴고 왼팔을 수직으로 세워 오른팔을 지그시 누른다. 날개 뼈까지 늘인다는 느낌으로 누르며 양 어깨는 올라가지 않게 한다. 왼쪽도 반복한다.

4

양손을 깍지 끼고 뒤집어 팔을 앞으로 쭉 펴며 등을 최대한 둥글게 만다. 가슴을 등 쪽으로 밀어 등과 어깨의 관절을 늘인다.

다리 운동

허벅지와 발목 근육 강화

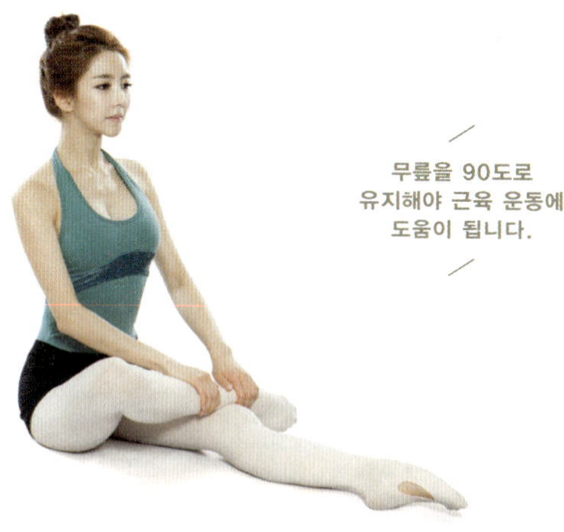

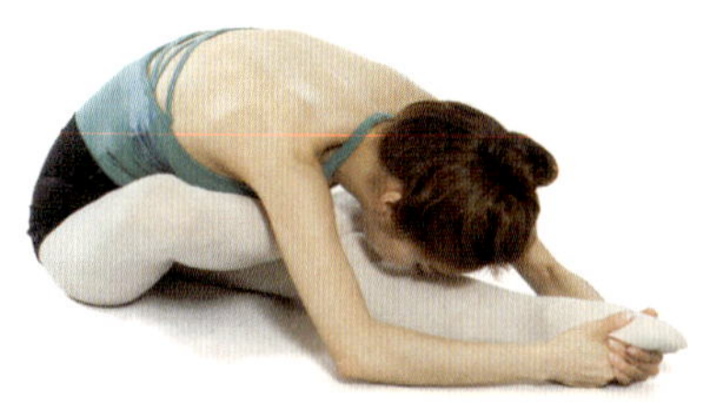

1

앉아서 왼쪽 다리는 허벅지부터 발끝까지 쭉 펴며 포앵트 하고 오른쪽 다리는 90도로 접어 왼쪽 무릎 위에 올린다.

2

골반부터 아래로 숙이며 배, 가슴, 머리 순으로 천천히 내려간다. 엉덩이와 골반의 근육이 충분히 늘어나도록 숨을 내쉬며 내려간다.

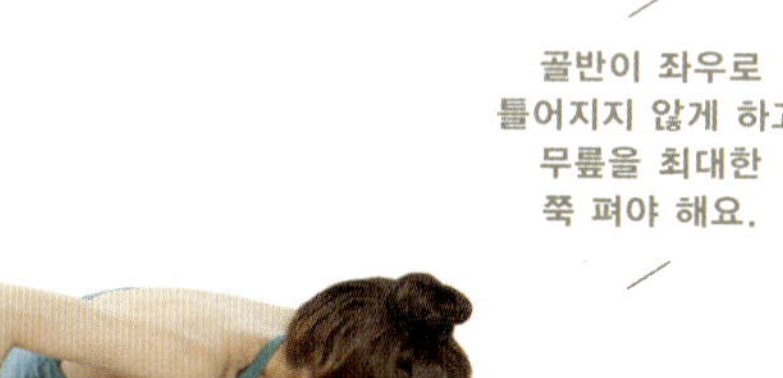

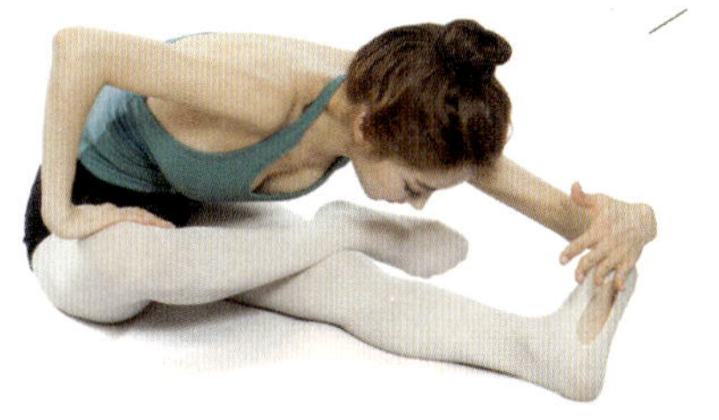

3

왼손으로 왼쪽 발끝을 몸 쪽으로 당겨 허벅지 안쪽 근육과 종아리 근육을 늘인다. 오른쪽도 반복한다.

허리 운동

허리 유연성 키우기

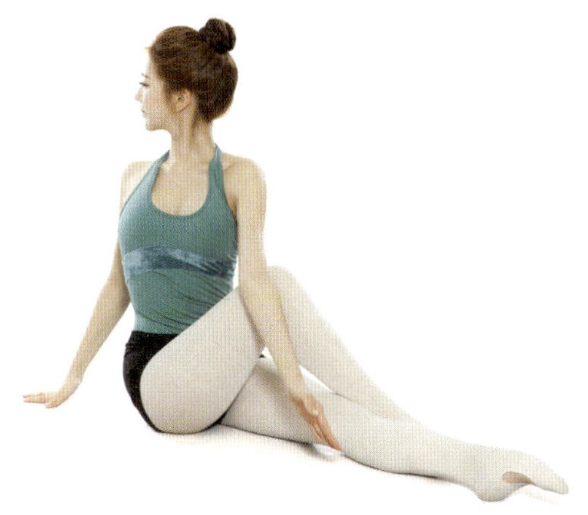

1

앉아서 왼쪽 다리는 발끝까지 쭉 펴고 오른쪽 다리는 무릎을 세워 왼쪽 다리 바깥에 발을 놓는다. 허리와 목을 오른쪽으로 튼다. 이때 왼팔로 오른쪽 다리를 지탱하고 등은 최대한 편다. 반대쪽도 반복한다.

2

왼쪽 다리를 90도로 접고 그 위에 오른쪽 다리를 90도로 접어 올린다. 상체를 천천히 숙여 가슴을 땅에 붙인다는 느낌으로 내려간다. 다리를 바꿔 반복한다.

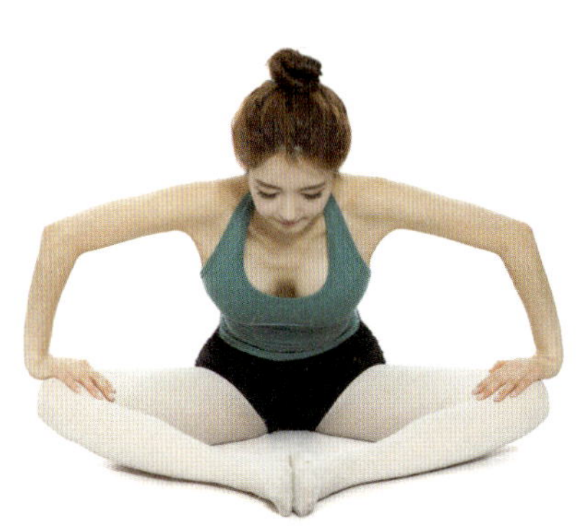

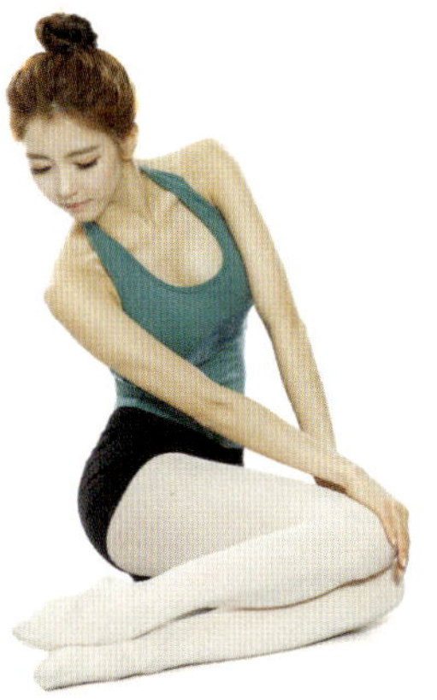

3

양 발바닥을 서로 붙이고 앉아 양손으로 무릎을 잡은 다음 무게를 실어 무릎을 지그시 누른다. 무릎을 바닥에 붙인다는 생각으로 누른다.

4

무릎을 왼쪽으로 접어 모으면서 허리는 오른쪽으로 틀고 시선은 오른쪽 바닥을 보며 허리를 최대한 접는다.

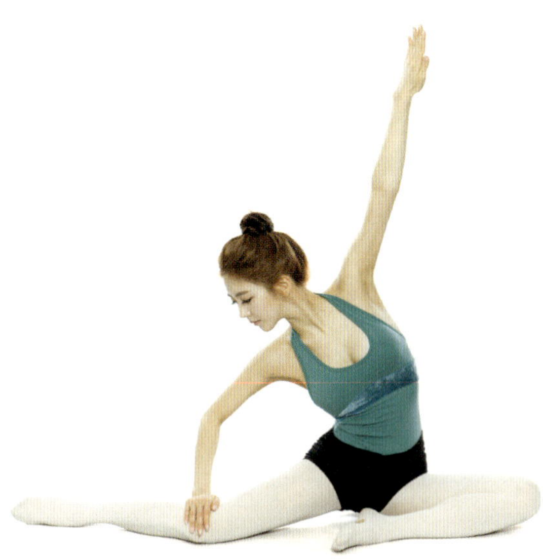

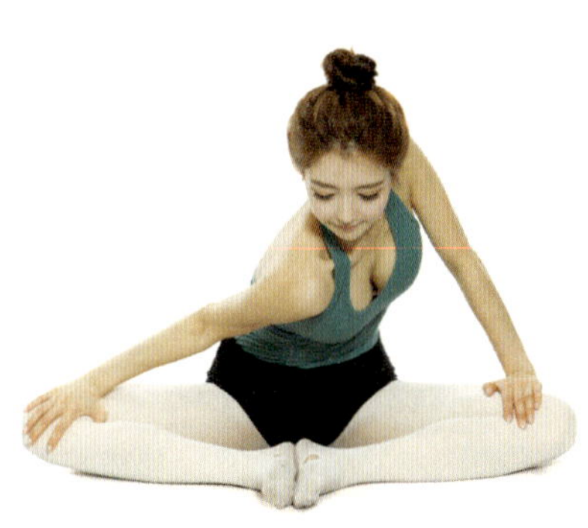

5

오른쪽 다리를 최대한 오른쪽으로 뻗으며 오른손으로 오른쪽 무릎을 잡아 지탱한다. 왼팔은 45도 위로 쭉 뻗고 시선은 바닥에 둔다. 다시 3의 과정을 실시한 후 왼쪽도 반복한다.

6

양 발바닥을 서로 붙이고 앉아 양손으로 무릎을 잡고 오른쪽 어깨를 아래로 내려 허리 근육을 스트레칭 한다. 같은 방법으로 왼쪽도 반복한다.

허벅지 운동

복근 강화와 균형 감각 키우기

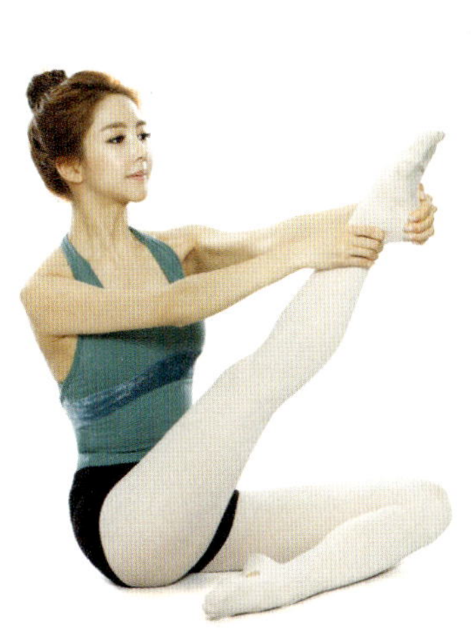

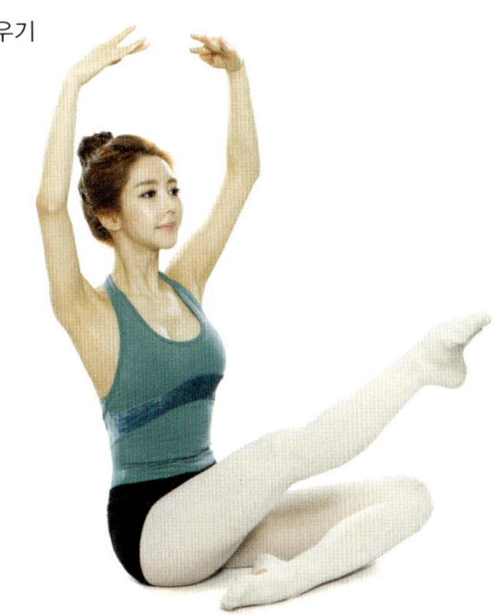

1

왼쪽 다리를 90도로 접고 오른쪽 다리를 허벅지부터 발끝까지 쭉
편 상태로 45도 위로 들며 포앵트 한다. 왼손으로 오른쪽 발꿈치를
잡고 오른손으로 오른쪽 발목을 잡아 지탱하며 무릎과 등을 편다.

2

그대로 양팔을 머리 위에서 둥글게 모으고 배에 힘을 준다. 왼쪽
도 반복한다.

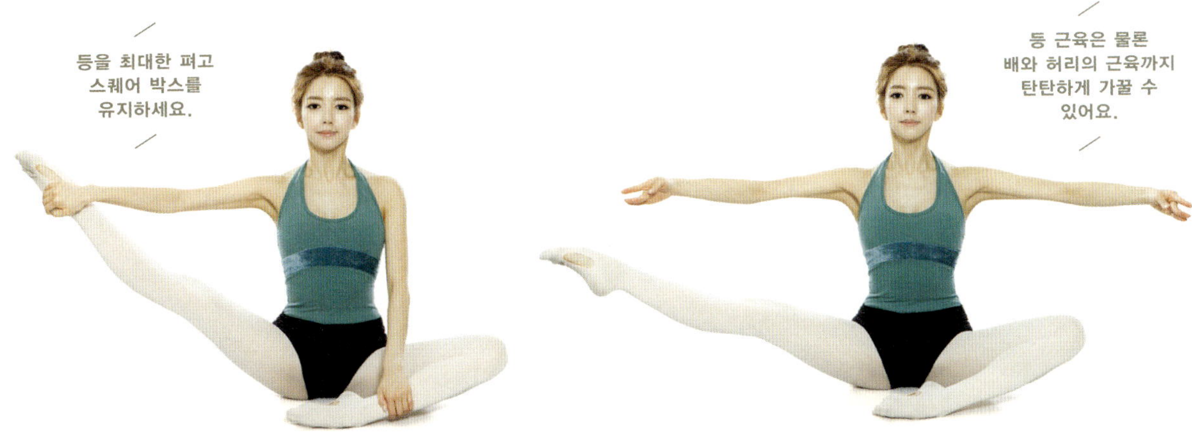

3

오른쪽 다리를 45도 위로 올리고 오른손으로 오른발을 잡아 지탱
한다. 다리는 턴 아웃 해서 허벅지 안쪽부터 종아리까지 늘어나게
하며 등과 배에 힘을 주고 무릎은 최대한 편다.

4

그대로 양팔을 어깨높이로 둥글게 벌리고 중심을 잡는다. 왼쪽도
반복한다.

팔 운동

탄력 있는 팔 만들기

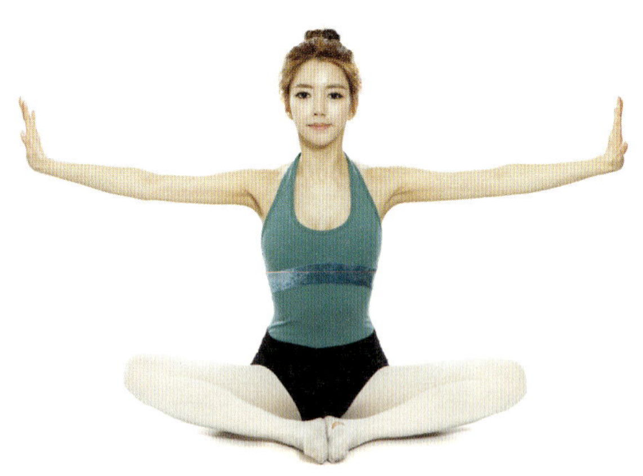

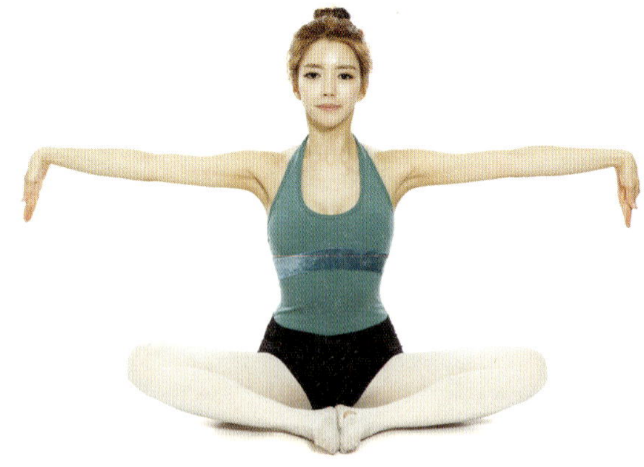

1

앉아서 양 발바닥을 붙인 후 어깨는 내리고 팔은 양옆으로 벌린다. 양쪽에서 팔을 잡아당기듯 쭉 편 상태에서 손목을 90도 위로 꺾어 팔 안쪽 근육을 늘인다.

2

손목을 90도 아래로 꺾어 팔의 바깥 근육을 늘인다.

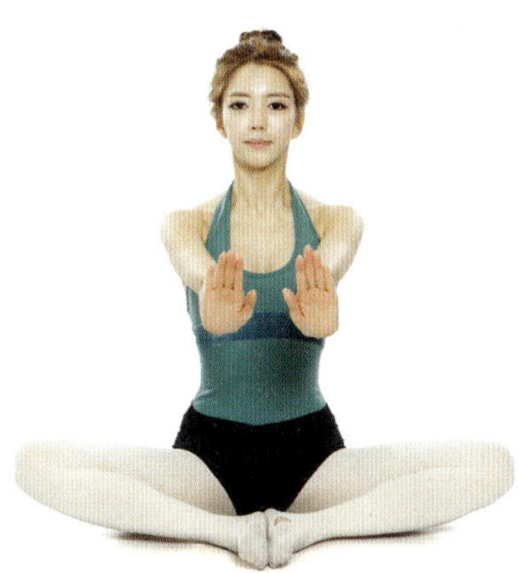

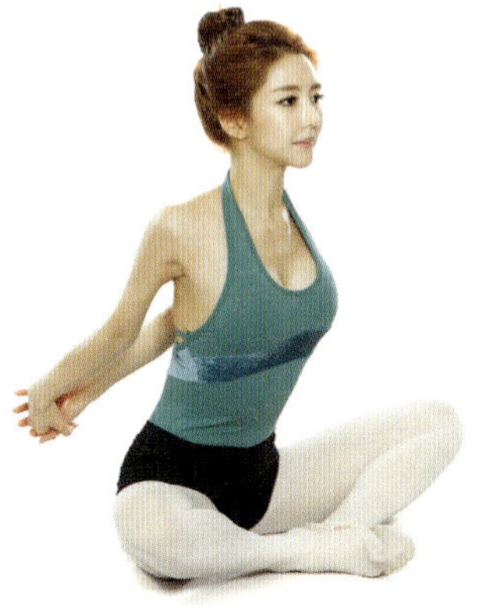

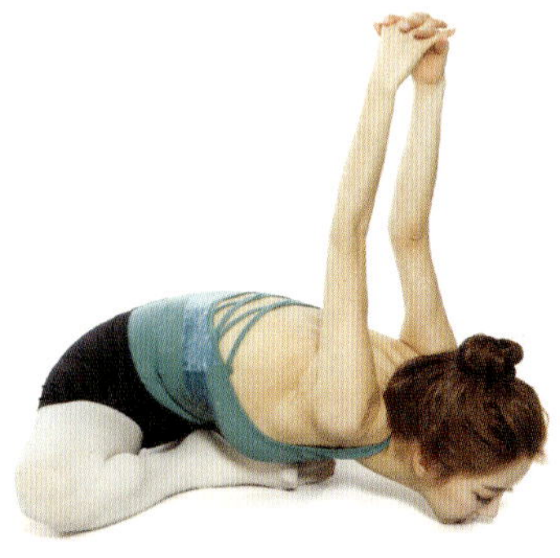

3

팔을 앞으로 쭉 뻗고 손목을 90도 위로 꺾는다.

4

몸 뒤에서 손을 깍지 끼고 가슴을 내밀고 팔을 쭉 편다.

5

그대로 상체를 숙이며 양팔을 위로 든다.

옆구리 운동

옆구리 군살 제거

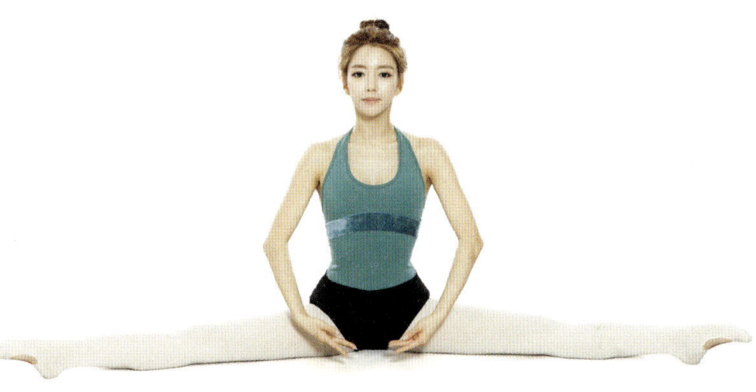

1

양다리를 최대한 양옆으로 벌리고 등을 곧게
세우며 무릎이 안쪽으로 말리지 않게 턴 아웃
하며 발끝은 포앵트 한다.

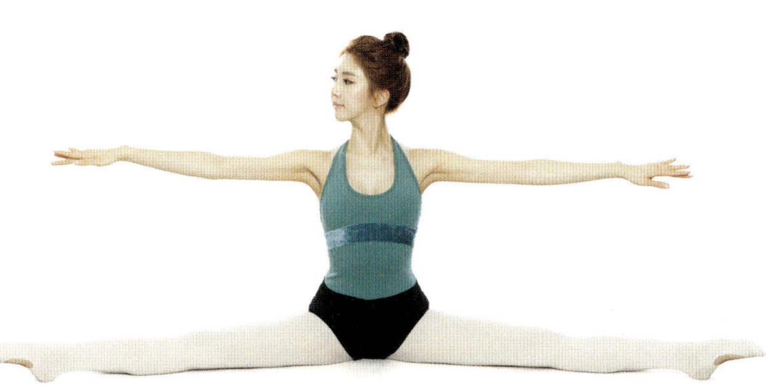

2

양팔을 양옆으로 쭉 뻗고 시선은 오른쪽에 둔다.

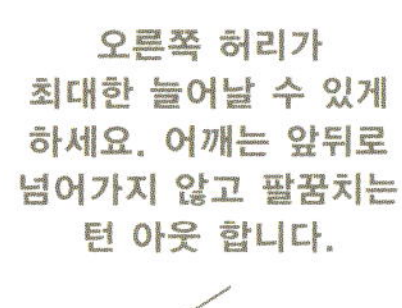

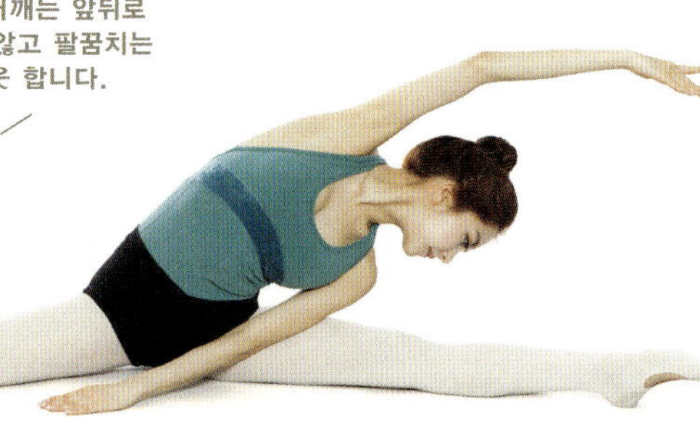

3

큰 포물선을 그리듯이 상체를 왼쪽으로 내린다.
시선은 왼쪽 바닥에 둔다. 반대쪽도 반복한다.

허벅지 스트레칭

날렵한 허벅지 만들기

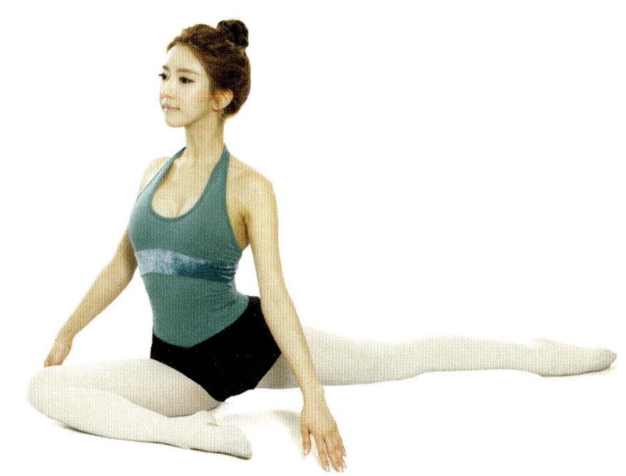

1

앉아서 오른쪽 다리는 앞으로 접고 왼쪽 다리는 허벅지부터 발끝
까지 뒤로 쭉 편다.

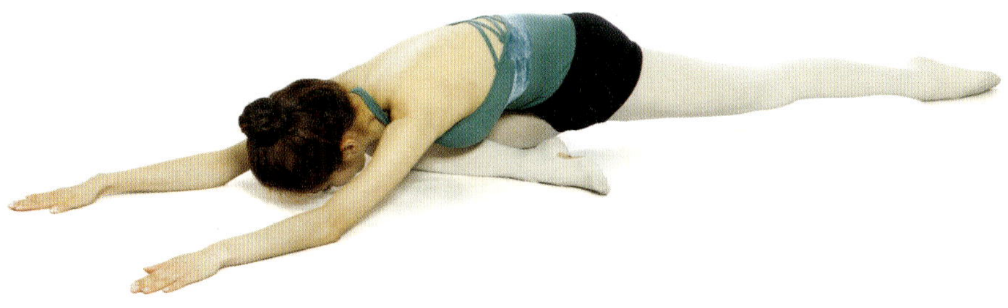

2

그대로 상체를 천천히 숙이며 팔을 쭉 펴서 겨드
랑이를 바닥에 댄다는 느낌으로 내려간다.

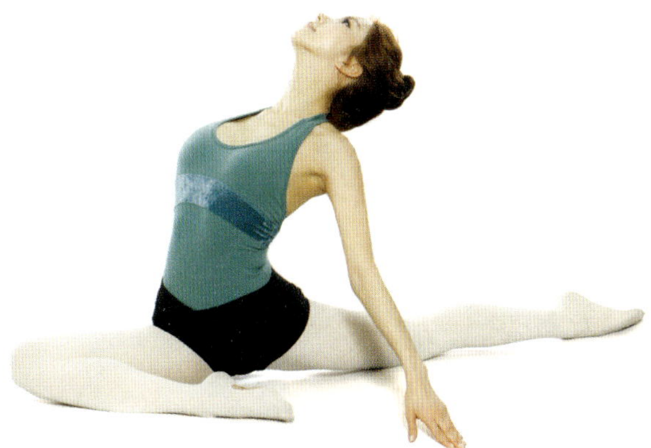

3

천천히 일어나며 상체를 최대한 뒤로 넘기고 시선은 위를 향한다. 이때 목이 너무 뒤로 젖혀져 떨어지지 않게 하고 가슴과 어깨를 쫙 편다.

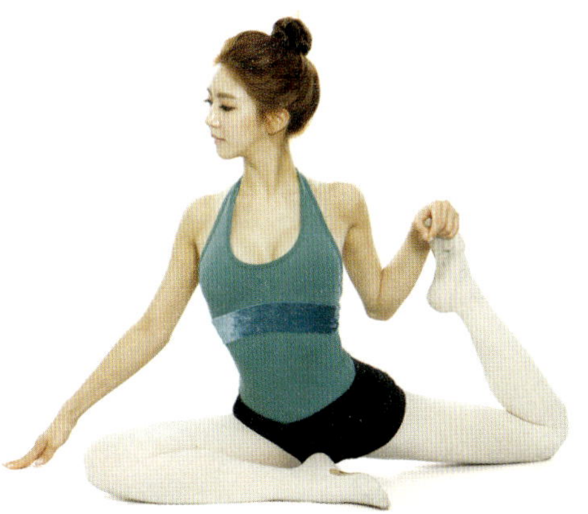

4

상체를 곧게 세운 후 왼쪽 다리를 접어 올리고 왼손으로 왼쪽 발끝을 잡아 몸 쪽으로 당긴다.

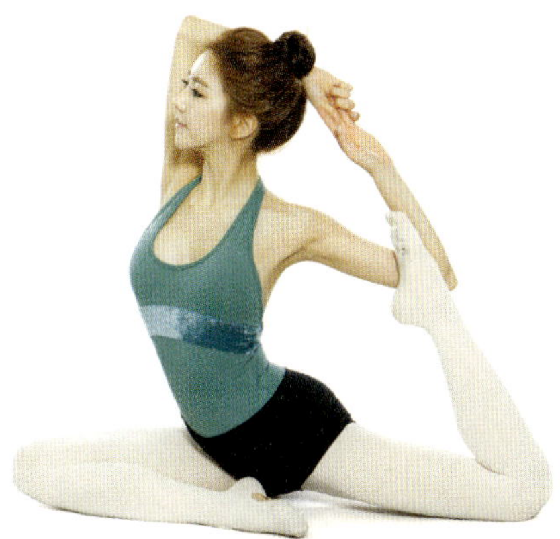

5

오른손으로 왼손을 잡고 왼쪽 발끝을 왼쪽 팔꿈치에 걸어 뻗는다. 반대쪽도 반복한다.

다리 스트레칭

다리 근육 강화

1

앉아서 양다리를 양옆으로 벌릴 수 있을 만큼 벌리며 포앵트 한다. 상체는 최대한 아래로 숙인다.

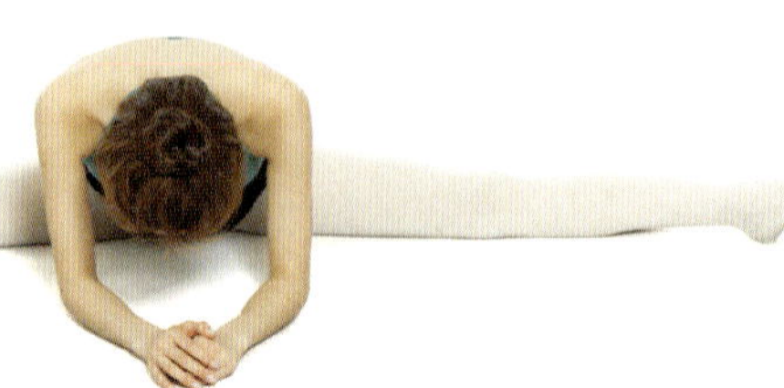

2

상체를 세워 오른쪽으로 튼 다음 왼쪽 다리를 약간 접어 몸을 세운다. 이때 오른쪽 다리를 앞으로 밀듯 뻗고 골반이 틀어지지 않게 한다.

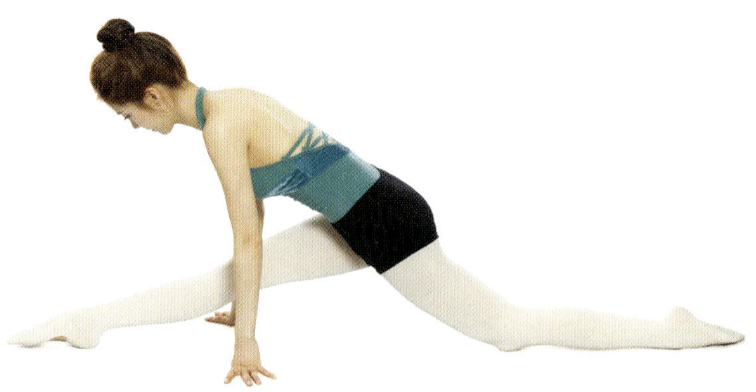

3

그대로 왼쪽 다리를 허벅지부터 발끝까지 쭉 뻗는다. 반대 방향도 반복한다.

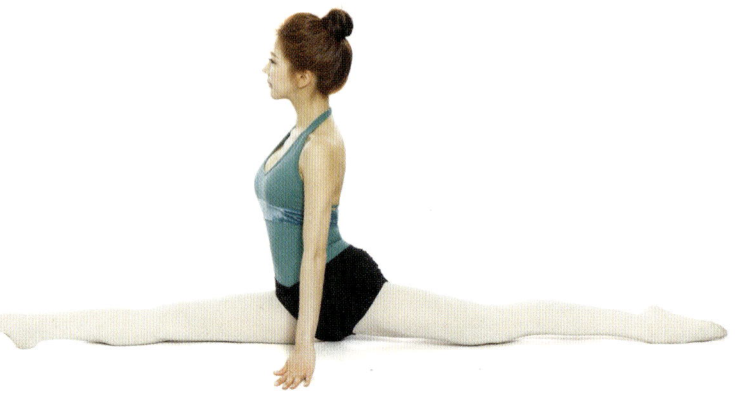

엉덩이와 허벅지 운동

예쁜 엉덩이 만들기

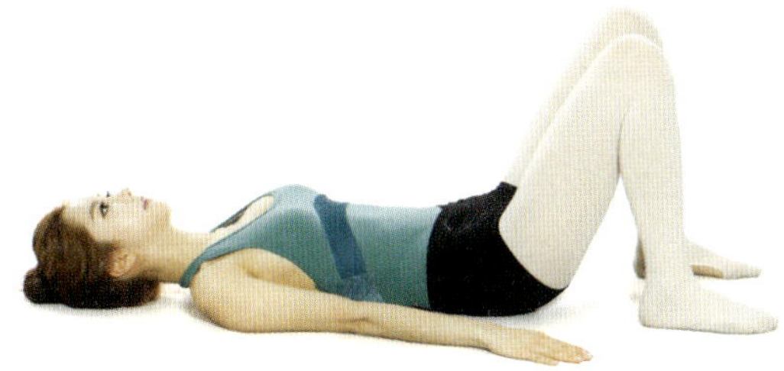

1

누워서 무릎을 세운다. 발은 어깨너비만큼 벌린다.

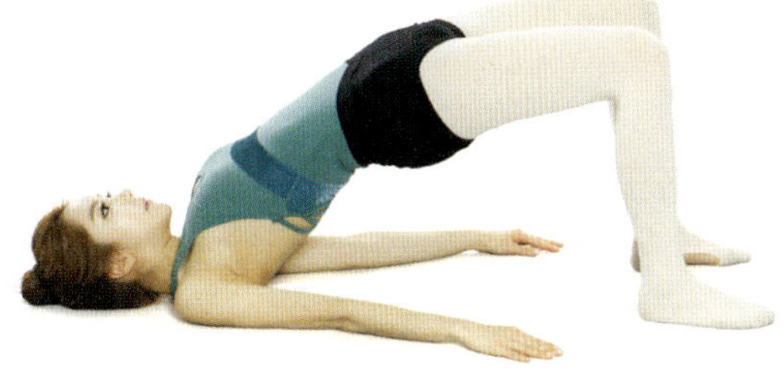

2

골반을 최대한 위로 든다. 이때 갈비뼈가 벌어지지 않게 하며 손바닥으로 바닥을 지그시 눌러 허벅지 뒤쪽 근육과 엉덩이에 힘이 들어가게 한다.

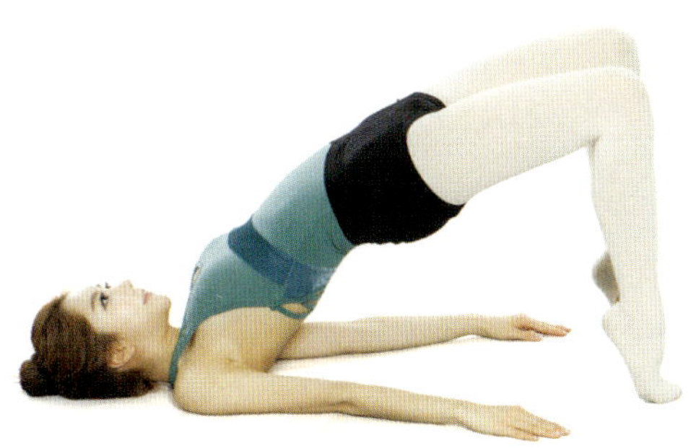

3

그대로 양 발뒤꿈치를 들어 골반을 더 올린 다음 골반부터 천천히 내려온다.

다리와 골반 스트레칭

고관절 유연성 키우기

1

바닥에 누워 왼쪽 다리를 발끝까지 쭉 뻗고 오른쪽
다리는 무릎을 접어 가슴 앞으로 당긴다. 양손은
오른쪽 무릎을 잡고 오른쪽 발끝은 포앵트 한다.

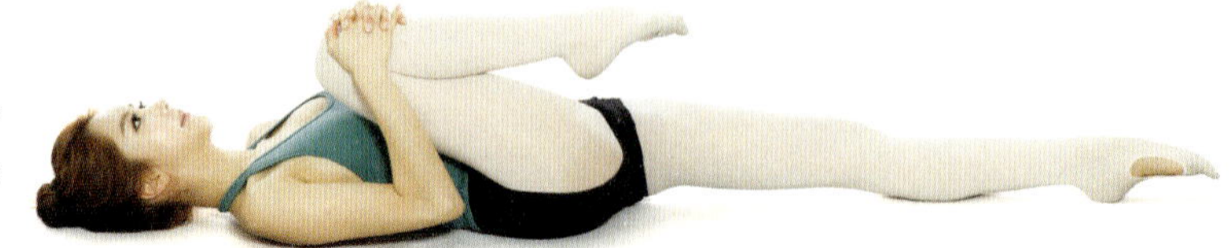

2

그대로 오른쪽 무릎을 쭉 펴고 양손으로 오른
쪽 다리를 잡아 뻗는다. 이때 왼쪽 골반이 따라
움직이지 않게 한다.

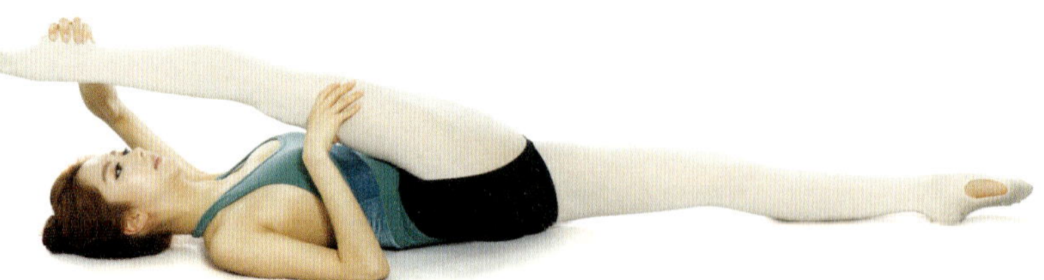

3

오른쪽 다리를 접어 옆구리에 붙이고 오른팔로
오른쪽 다리를 잡아 지탱한다.

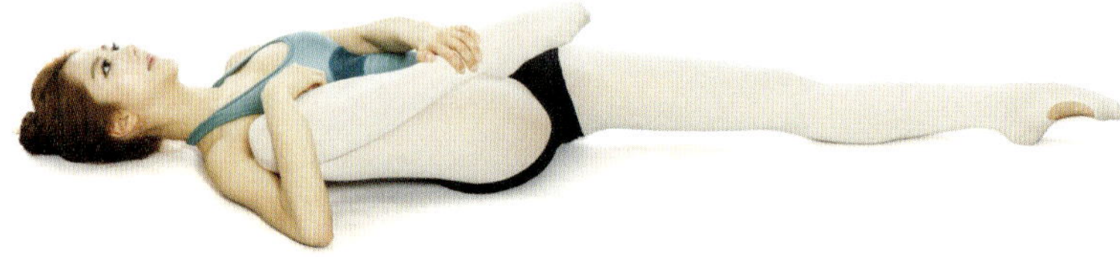

4

그대로 오른쪽 무릎을 쭉 편 다음 양손으로 오른발을 잡아 지탱하고 왼쪽 다리는 움직이지 않는다.

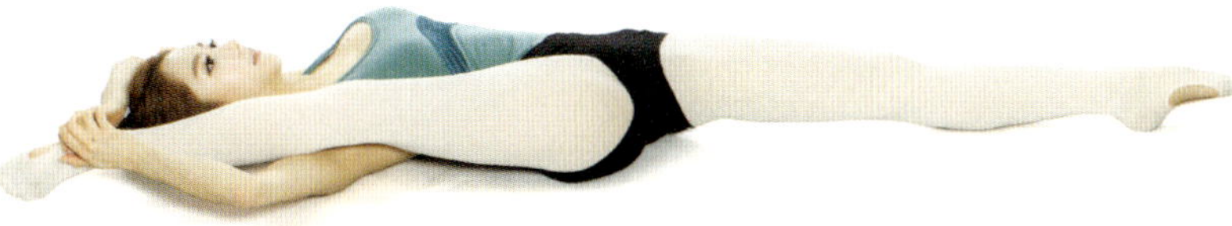

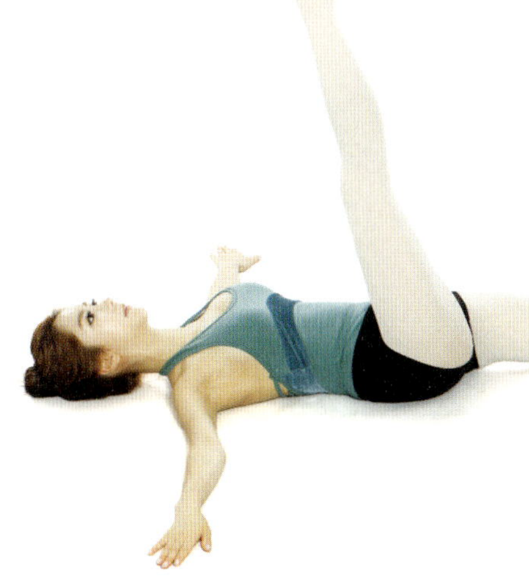

5

오른쪽 다리를 발끝까지 쭉 편 후 90도 위로 올린다.

6

오른쪽 발끝으로 큰 곡선을 그리며 오른쪽 아래로 내린다.

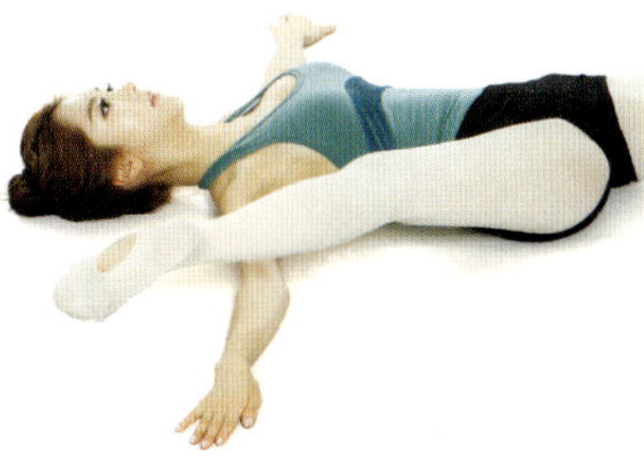

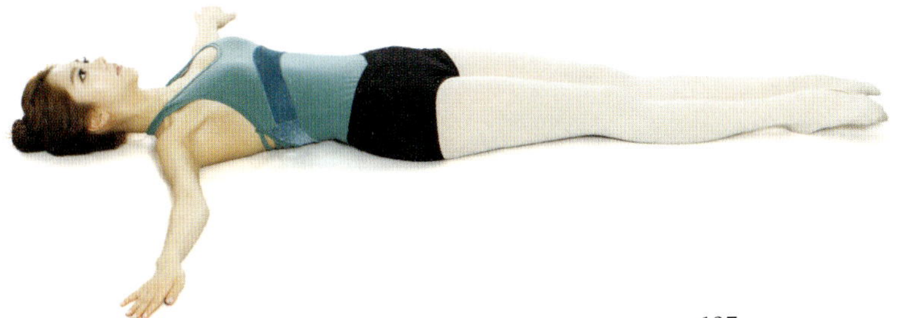

7

다시 오른쪽 발끝으로 큰 곡선을 그리며 오른쪽 다리를 앞으로 쭉 편다. 반대 방향으로도 돌린다. 전체 동작을 왼쪽 다리도 반복한다.

하체 스트레칭

가늘고 긴 하체 만들기

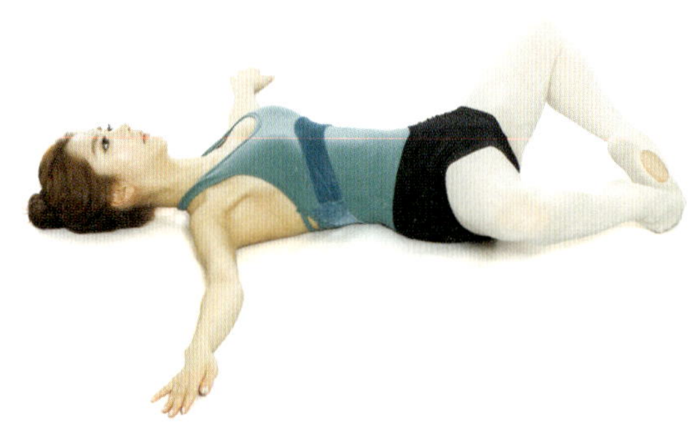

1

누워서 양 무릎을 접어 양 발끝을 붙인다.

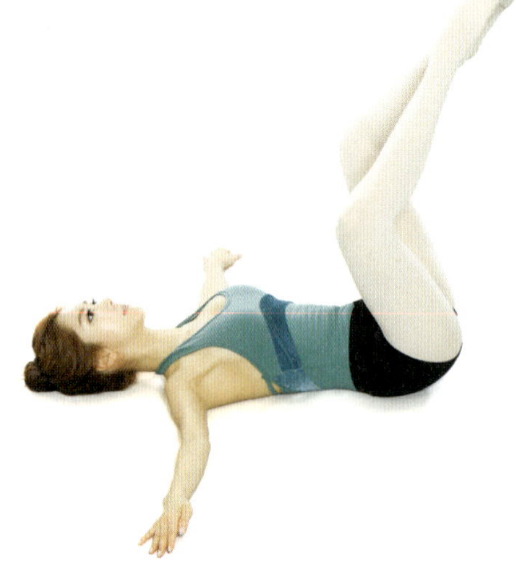

2

그대로 다리를 90도 위로 올린다. 이때 골반이 틀어지지 않게 한다.

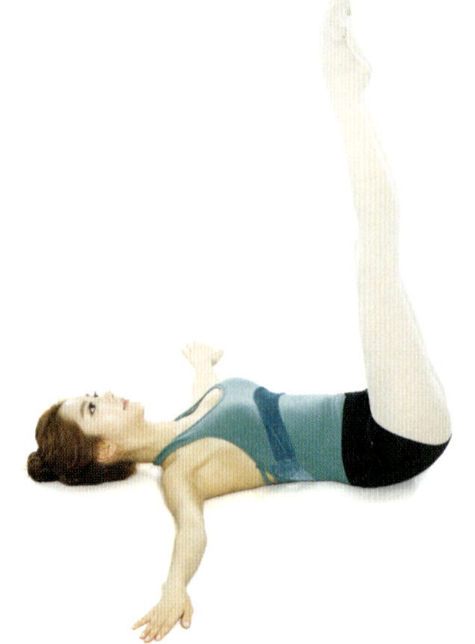

3

다리를 모은다는 느낌으로 무릎부터 발끝까지 쭉 펴며 포앵트 한다.

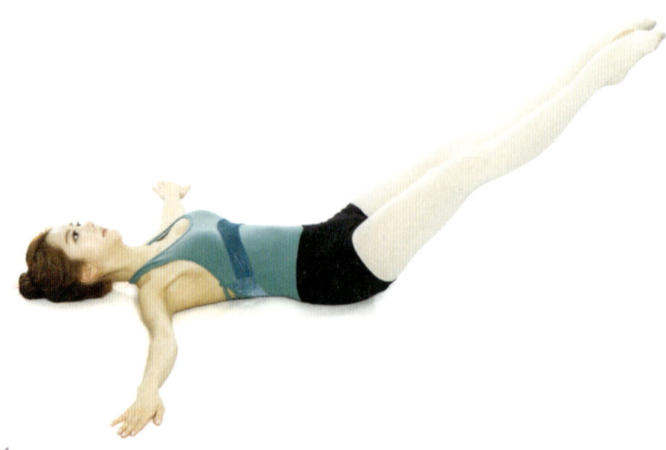

4

배에 힘을 주고 양다리를 45도 높이로 내렸다가 다시 90도 높이로 올리기를 10회 반복한다. 이때 천천히 움직인다.

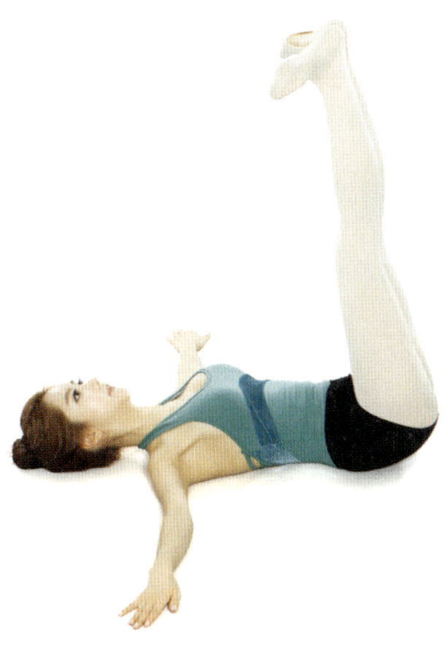

5

양다리를 90도 위로 올린 후 발끝을 몸 쪽으로 당기며 V자를 만
든다.

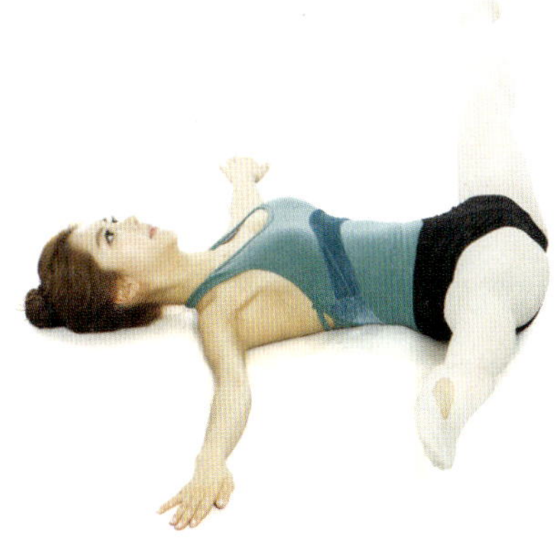

6

양다리를 양옆으로 내리고 발끝까지 쭉 편다. 이때 다리가 바닥에
닿지 않게 한다.

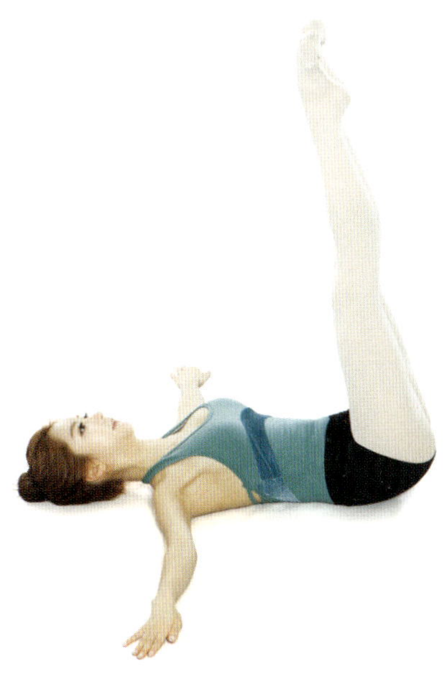

7

양다리를 90도로 올리고 허벅지부터 발끝까지 쭉 펴며 포앵트 한
뒤 다리를 천천히 내린다.

허리와 등 운동

등 근육 강화 및 유연한 허리 만들기

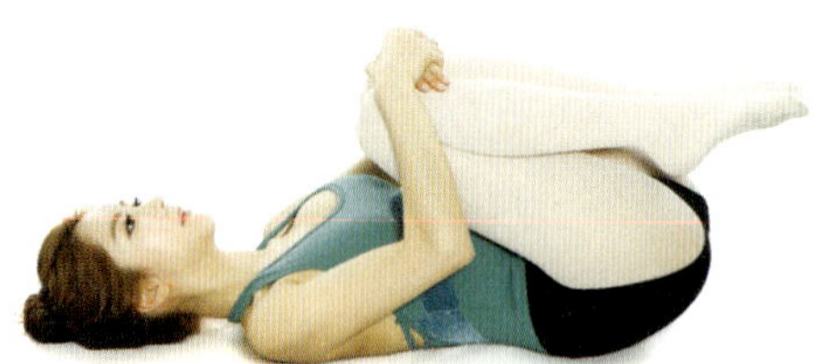

1

누워서 무릎을 접어 가슴 앞으로 모으고 양팔로 무릎을 감싼다.

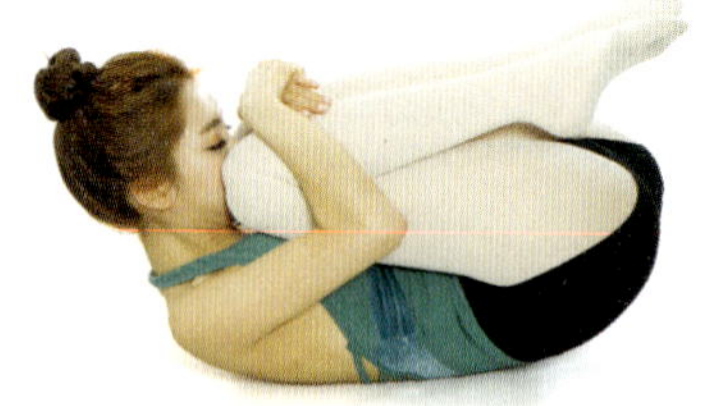

2

뒷목을 길게 늘이며 상체를 들어 무릎에 붙이고 몸을 동그랗게 만다.

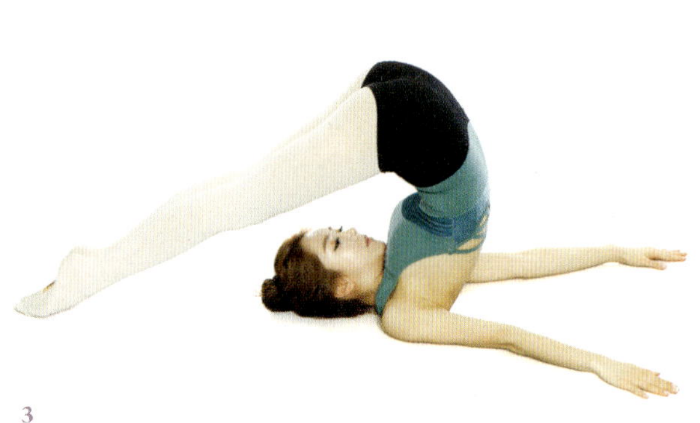

3

양다리를 앞으로 쭉 편 후 머리 뒤로 넘겨 무릎을 쭉 편다. 최대한 발끝을 펴고 발등이 바닥에 닿아 몸을 지지하게 한다.

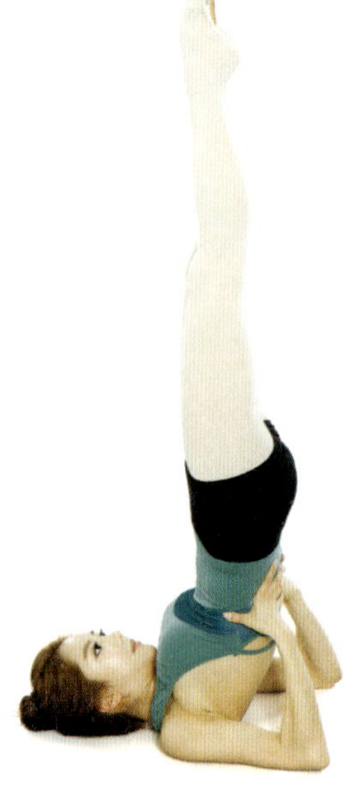

4

그대로 다리를 90도 위로 들면서 허리도 함께 들어 포앵트 한다. 양팔은 허리를 받친다.

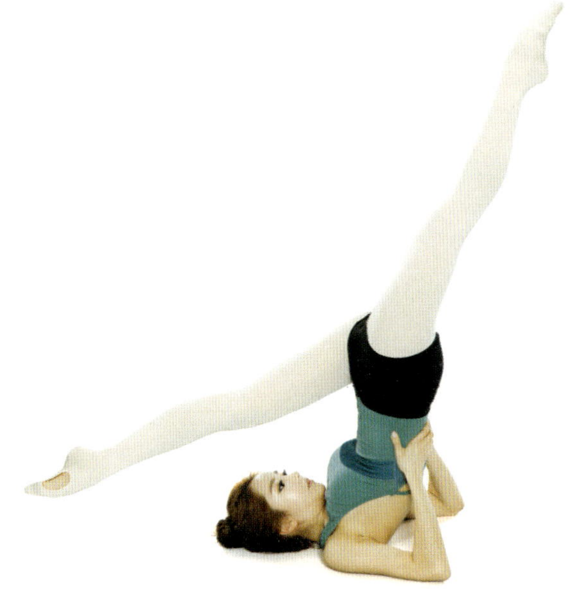

5

왼쪽 다리만 머리 쪽으로 내린다.

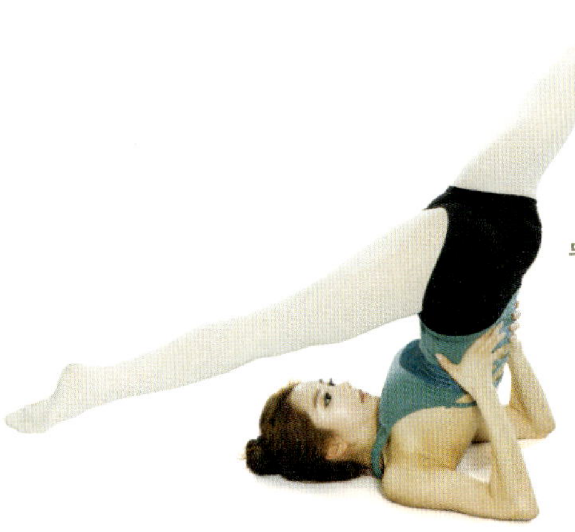

6

왼쪽 다리를 다시 위로 들고 오른쪽 다리만 머리 쪽으로
내린 후 4 의 자세로 돌아간 다음 천천히 다리를 앞으로 내
린다.

등 운동

군살 없는 등 가꾸기

1

바닥에 엎드려 다리는 어깨너비만큼 벌리고 어깨는 최대한 내린다. 양 손바닥은 가슴 옆 바닥에 붙인다.

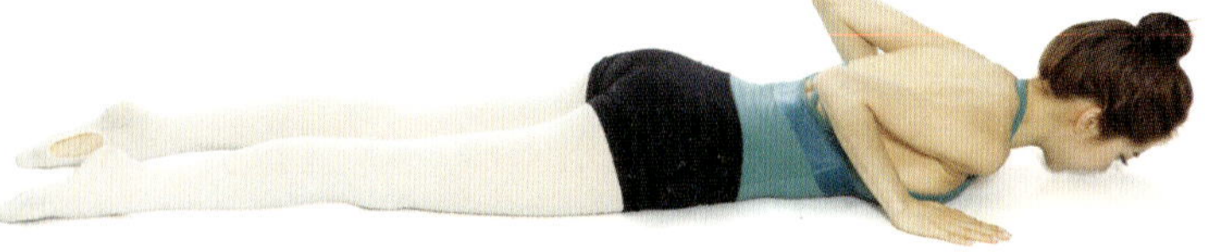

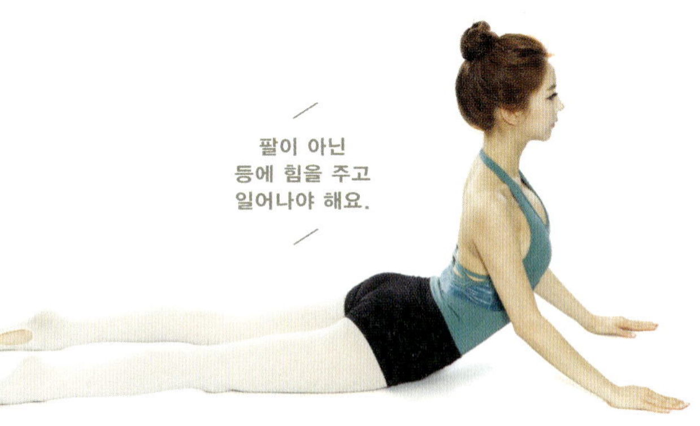

2

엉덩이와 등에 힘을 주고 상체를 일으킨다. 어깨를 최대한 내려 겨드랑이 뒤쪽에 힘이 들어가게 한다.

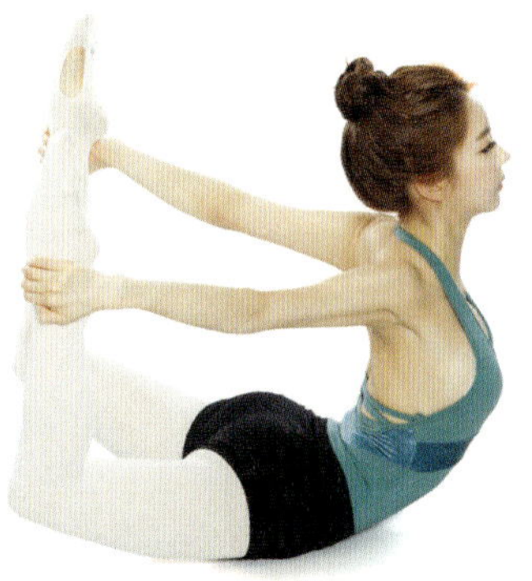

3

양손으로 양 발목을 잡아 가슴과 어깨가 최대한 늘어날 수 있게 한 후 10초 동안 머무른다. 이때 시소처럼 자연스럽게 앞뒤로 움직이면 좋다. 천천히 1의 자세로 돌아간다.

바트망

다리 전체 근육 강화

1

바닥에 누워 허벅지부터 발끝까지 쭉 뻗으며 포앵트 한다. 이때 골반이 좌우로 틀어지지 않게 한다.

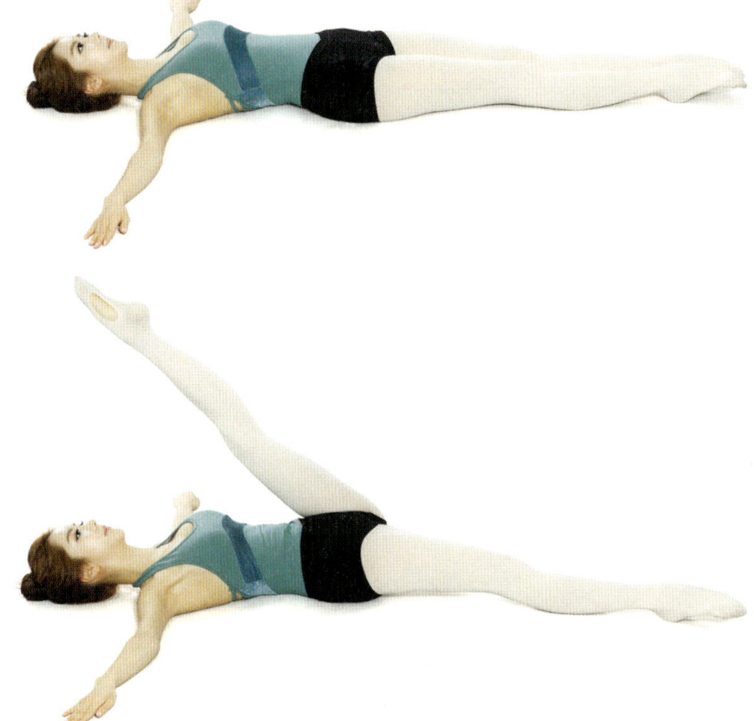

2

엉덩이부터 허벅지 안쪽 근육을 밀어 왼쪽 다리를 몸 쪽으로 찬다. 이때 오른쪽 다리는 움직이지 않는다. 속도를 높여 8회 실시하고 오른쪽 다리도 반복한다.

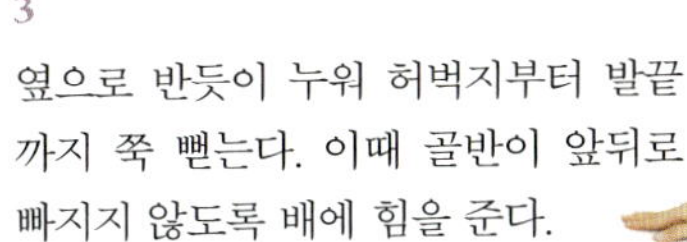

3

옆으로 반듯이 누워 허벅지부터 발끝까지 쭉 뻗는다. 이때 골반이 앞뒤로 빠지지 않도록 배에 힘을 준다.

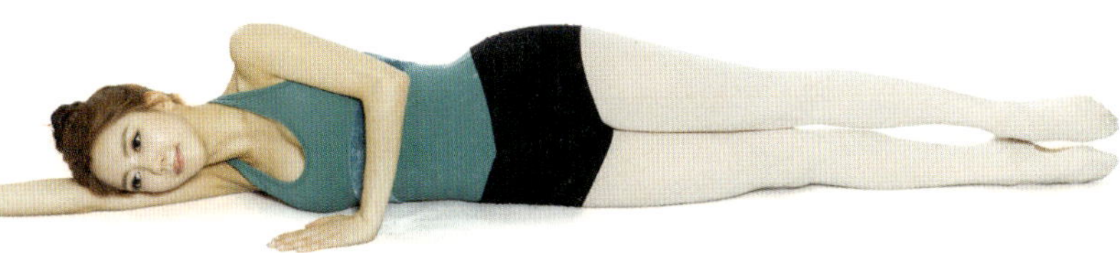

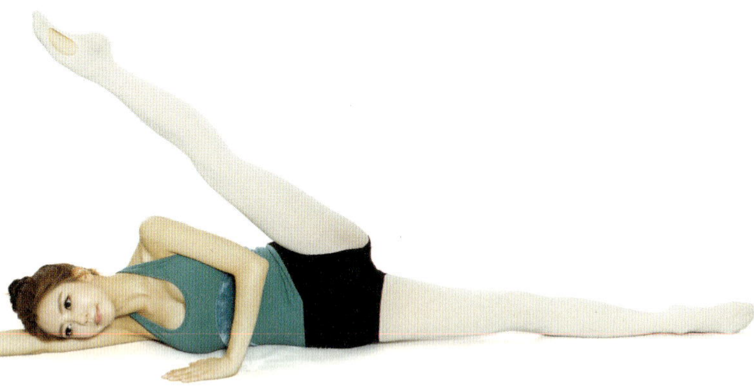

4

발등을 귀에 붙인다는 느낌으로 왼쪽 다리를
힘차게 찬다. 속도를 높여 8회 실시하고 오른
쪽 다리도 반복한다.

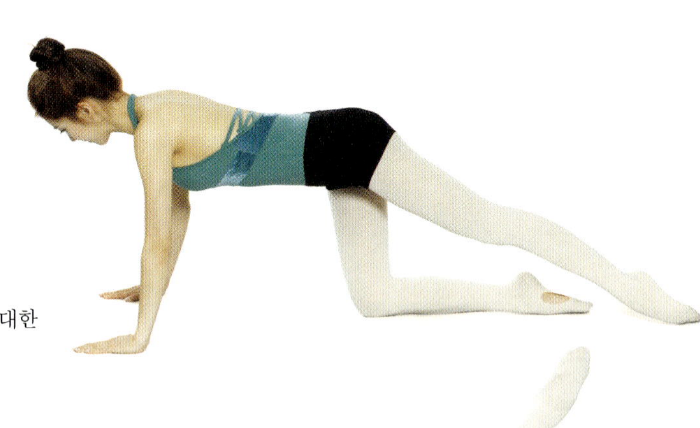

5

무릎을 꿇고 앉아 양 손바닥을 바닥에 붙인다. 어깨는 최대한
내리고 뒷목은 길게 빼며 왼쪽 다리를 발끝까지 쭉 편다.

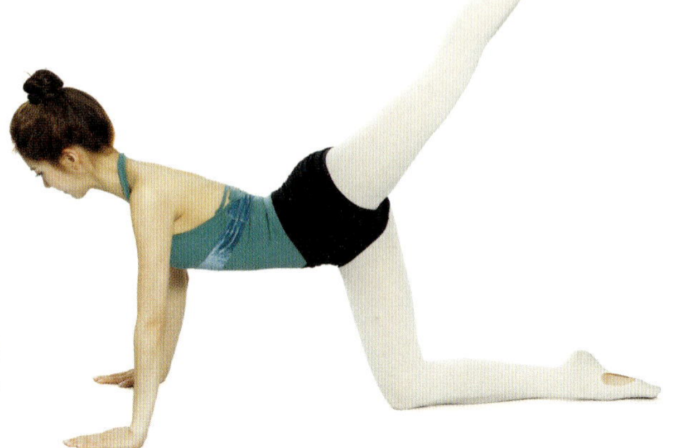

6

그대로 왼쪽 다리를 위로 찬다. 이때 골반이 함께 올라가지
않게 하고, 무릎은 최대한 펴고 허리가 꺾이지 않게 한다. 속
도를 높여 8회 실시하고 오른쪽 다리도 반복한다.

윗배 운동

전신에 자극을 주는 마무리 동작

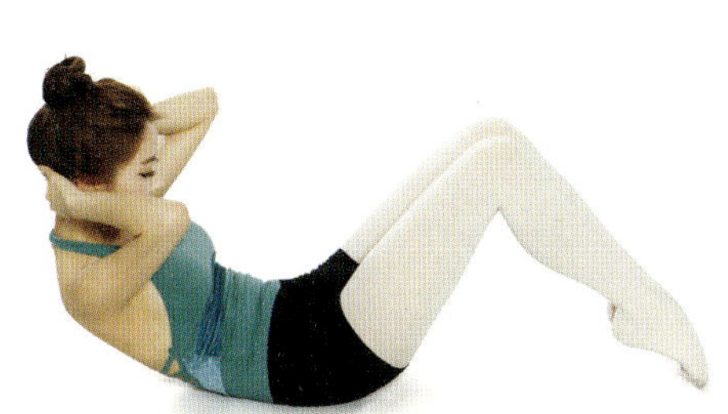

1

바닥에 누워 무릎을 세운 다음 발끝까지 쭉 뻗는다. 양손으로 뒷머리를 받친 후 배에 힘을 주고 상체만 일으킨다.

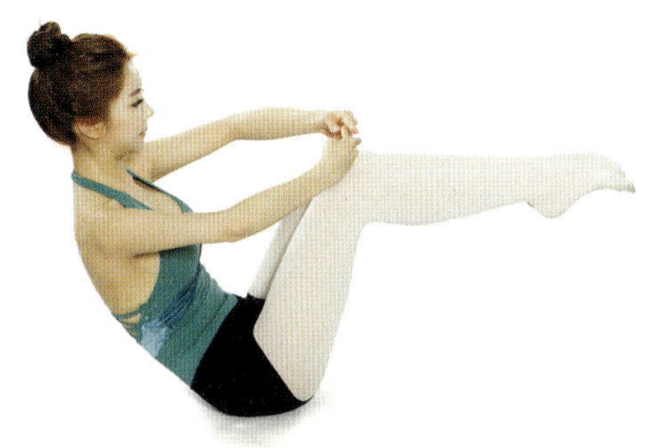

2

양다리를 90도로 든 다음 등을 펴고 양팔을 무릎 위에서 둥글게 모아 10초 동안 정지한다. 최대한 배에 힘이 들어가게 한다.

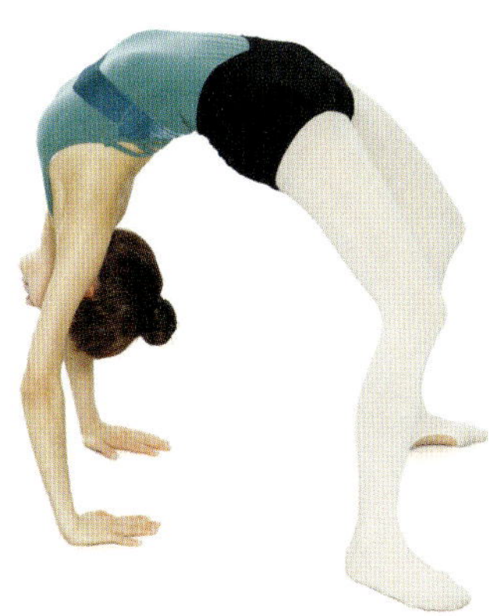

3

바닥에 누워 손을 양쪽 머리 위에 대고 무릎을 세운 다음 손바닥과 발바닥을 바닥에 붙인 채 그대로 일어난다. 배와 허벅지 앞쪽이 최대한 늘어날 수 있게 한다.

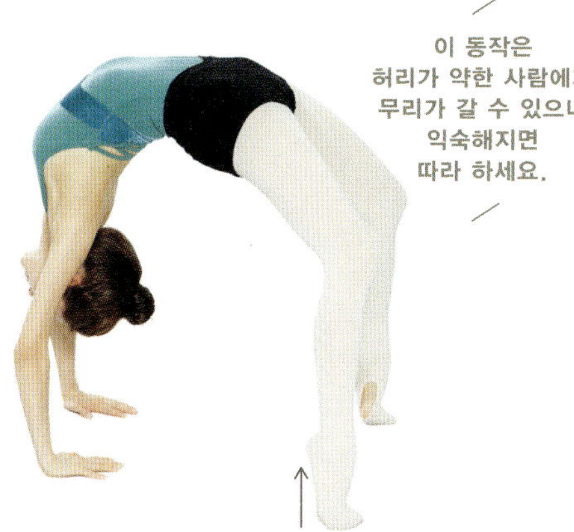

4

양 발뒤꿈치를 들어 골반이 늘어날 수 있게 한 다음 골반부터 천천히 아래로 내린다.

Program 2

부위별로 관리하는 운동법

발레는 숨어 있는 군살을 빼기에 아주 좋은 운동이다. 섬세한 움직임으로 잘 쓰지 않는 부위의 근육까지 쭉쭉 늘이기 때문에 등, 허벅지 안쪽, 팔뚝, 아랫배 등 절대 빠지지 않을 것 같은 부위의 군살이 사라져 매끈한 라인을 만들 수 있다. 살을 빼고 싶은 부위의 동작을 골라서 시간이 날 때마다 실시한다. 각 동작은 부드럽게 연결하고 자연스럽게 흉곽 호흡을 한다.

1 가는 팔뚝 만들기

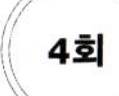

포르 드 브라를 이용해 팔을 밖에서 안으로 모으는 동작으로 어깨 라인과 팔의 안쪽 살에 탄력이 생긴다. 평소에 잘 쓰지 않는 등 근육을 사용해 등과 팔의 살을 빼는데, 팔이 아플 정도로 길게 늘이며 동작을 해야 한다.

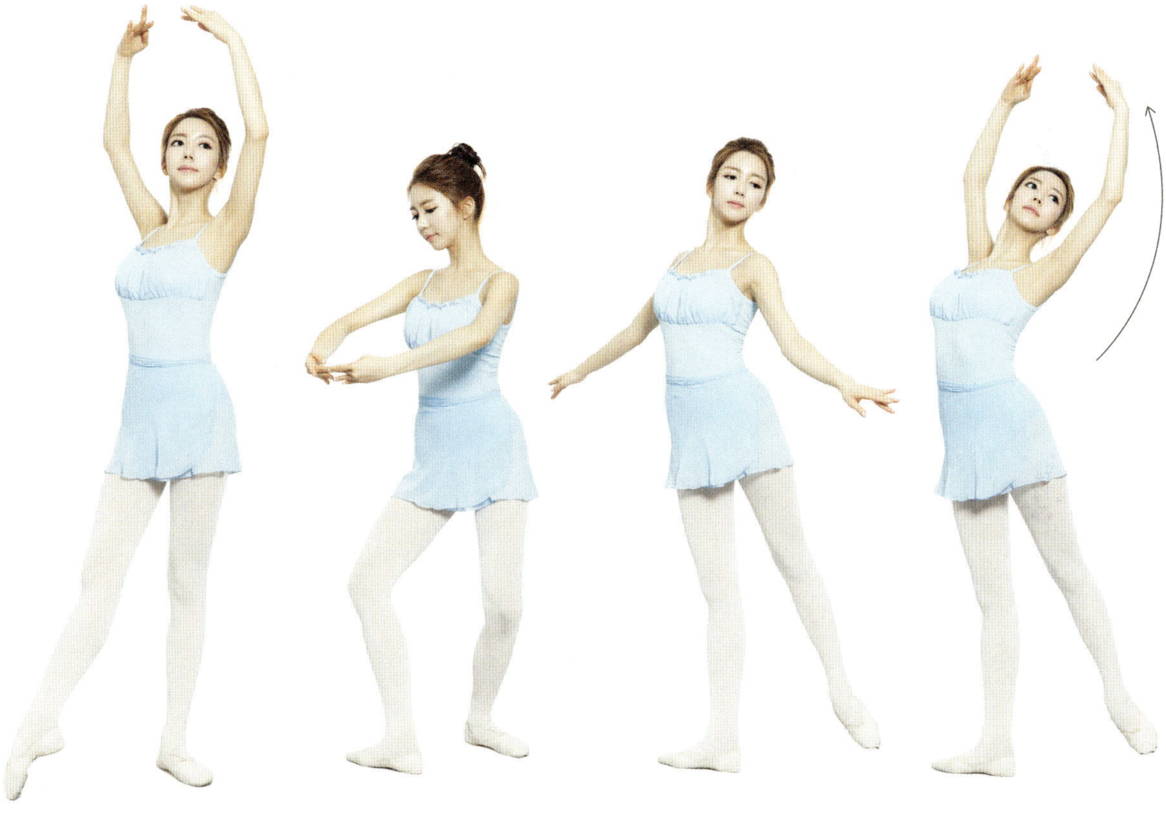

1
양팔을 머리 위에서 둥글게 모으고 오른발을 앞으로 쭉 뻗어 포앵트 한다.

2
발은 4번 포지션(85페이지)을 취하고 양손은 가슴 아래로 내린다. 시선은 손가락에 두고 양 무릎은 살짝 구부린다.

3
팔을 길게 45도 아래로 펴고 왼발을 쭉 뻗어 포앵트 한다. 어깨는 내리고 시선은 왼손 중지에 둔다.

4
그대로 양손을 뒤로 돌려 머리 위에서 둥글게 모으고 상체를 약간 뒤로 넘긴다. 시선은 왼손 중지에 둔다. 전체 동작을 반대쪽도 반복한다.

2   축 처 진 팔 뚝 살 빼 기

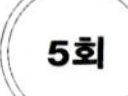

5회

팔 안쪽의 축 처지는 살을 올려 팔 라인을 가늘고 길게 만드는 동작이다. 이때 팔을 최대한 길게 뻗어 동작해야 한다.

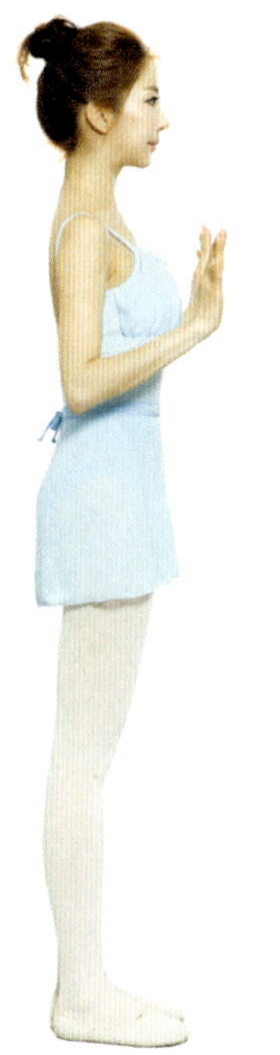

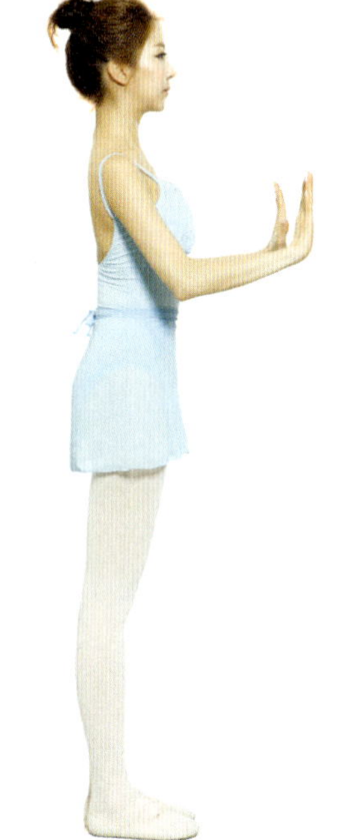

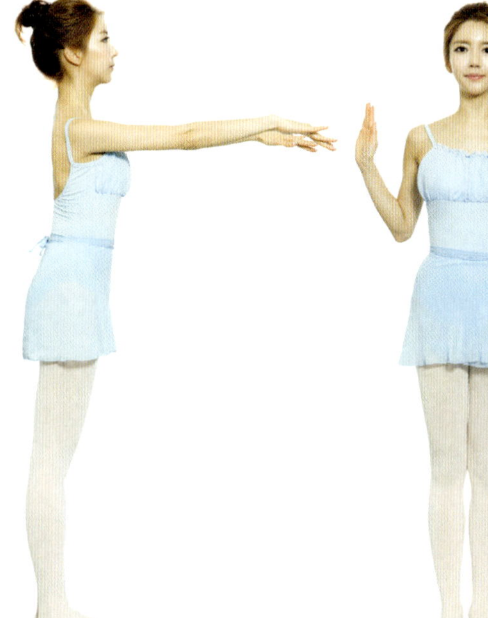

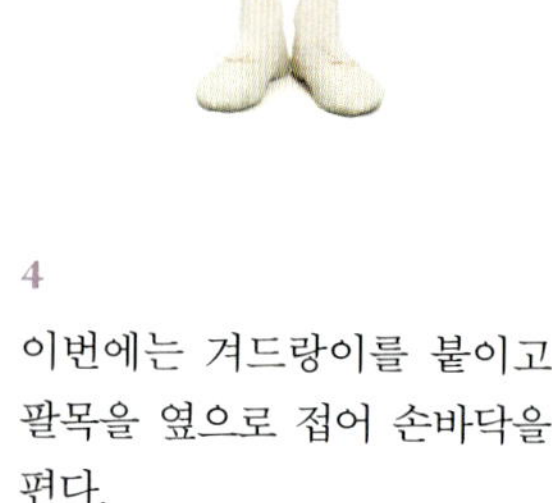

1

똑바로 선 상태에서 겨드랑이를 붙이고 양 팔목을 앞으로 접어 손바닥을 편다.

2

손바닥을 직각으로 든 채 벽을 누른다는 느낌으로 양팔을 앞으로 민다.

3

손끝까지 쭉 뻗는다. 천천히 4회 반복한다.

4

이번에는 겨드랑이를 붙이고 팔목을 옆으로 접어 손바닥을 편다.

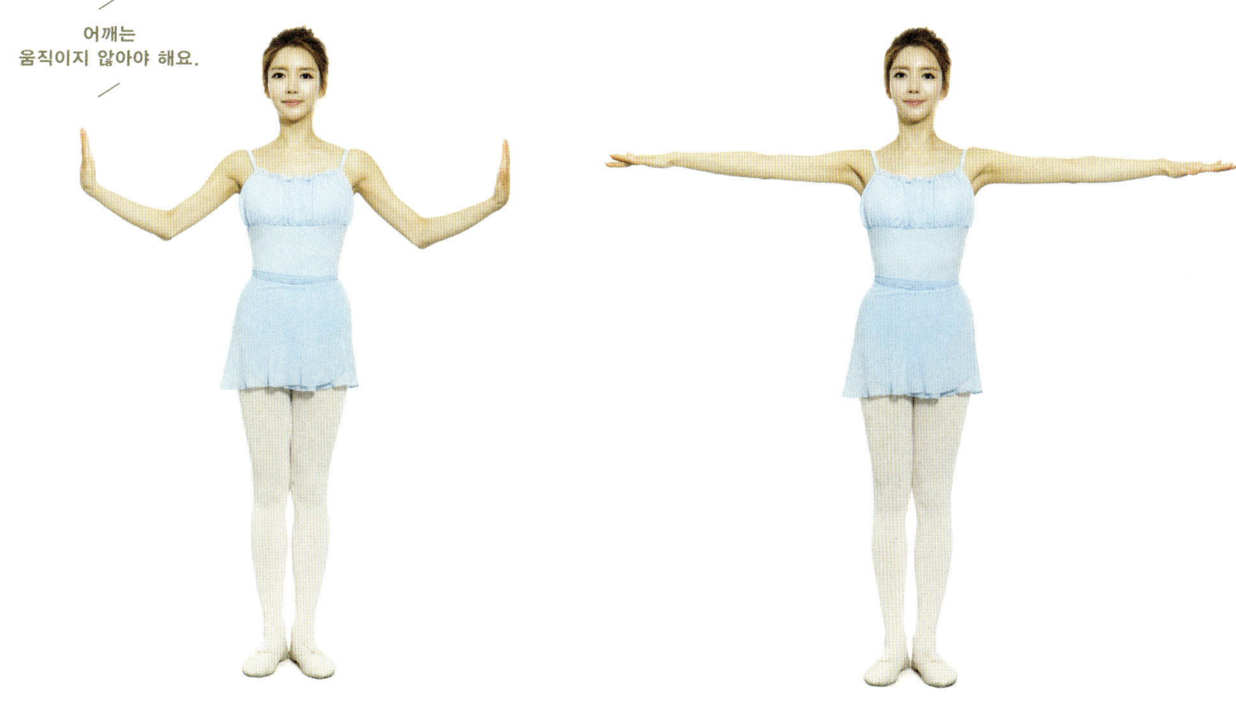

5

손바닥을 직각으로 든 채 벽을 누른다는 느낌으로 양팔을 양옆으로 민다.

6

손끝까지 쭉 뻗는다. 천천히 4회 반복한다.

3 아름다운 팔과 허리 라인 만들기

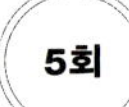

팔 라인과 허리 라인을 아름답게 만들 수 있는 동작으로 어깨를 최대한 내리고 스퀘어 박스를 유지하는 것이 중요하다.

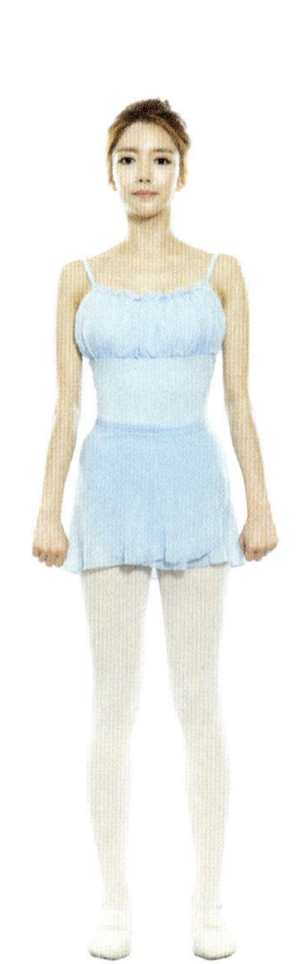

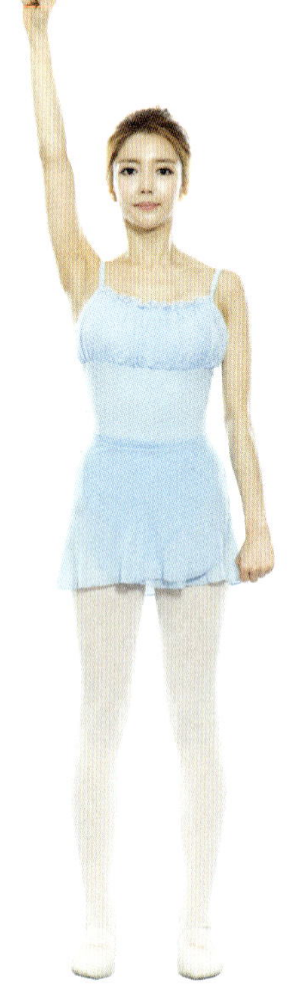

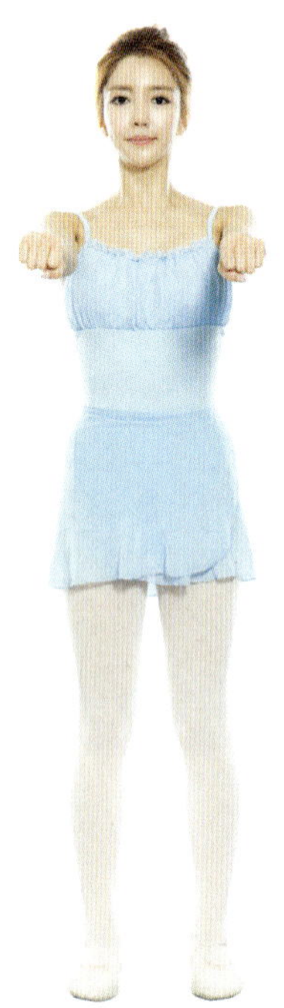

1
다리를 어깨너비만큼 벌린 후 가볍게 주먹을 쥔다.

2
왼팔만 머리 위로 든다. 이때 어깨는 들지 않는다.

3
왼팔을 내린 후 오른팔만 머리 위로 든다. 8회 반복한다.

4
양손을 어깨높이만큼 앞으로 든다.

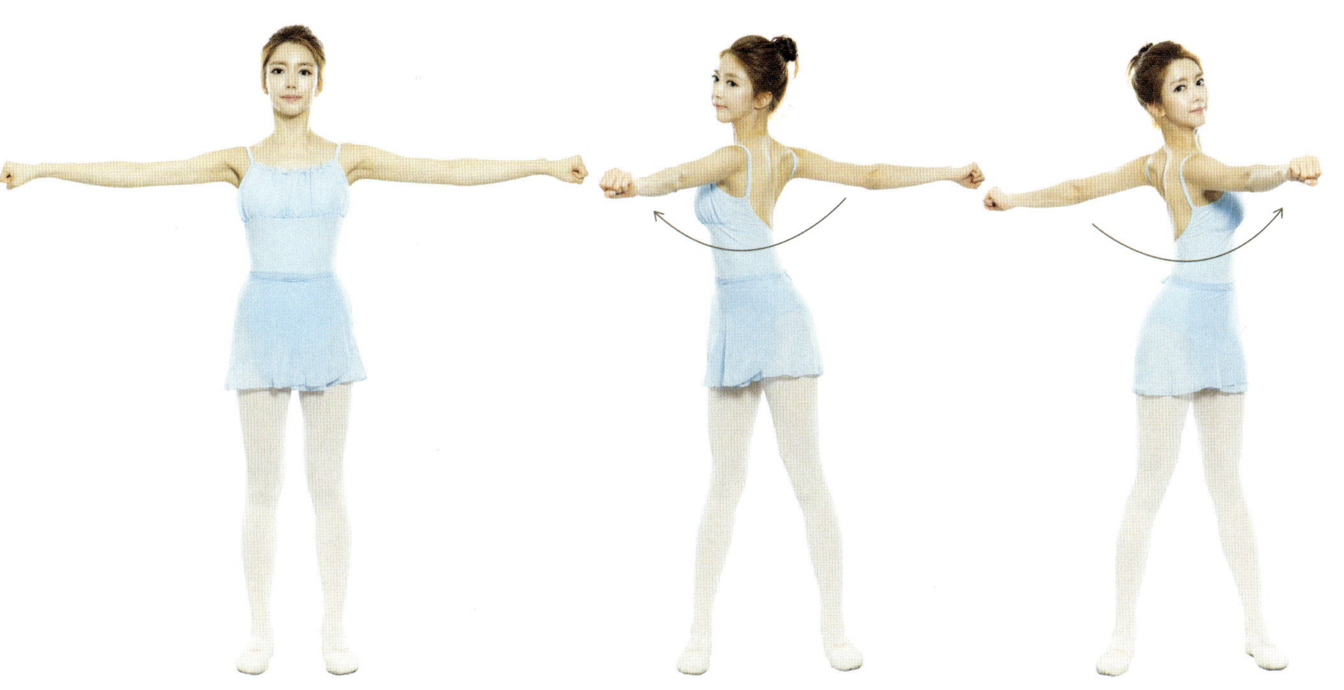

5

그대로 양팔을 양옆으로 옮긴다. 이때 어깨를 들지 않고 팔의 수평을 유지한다.

6

상체를 오른쪽으로 돌린다.

7

상체를 왼쪽으로 돌린다. 8회 반복한다.

4

매끈한 등 라인 만들기

4회

팔을 계속 움직여 승모근부터 견갑골 아래까지 평소 잘 쓰지 않는 등 근육을 사용한다.
아프다고 느껴질 정도로 동작을 해야 등과 팔의 살이 빠지는 효과가 있다.

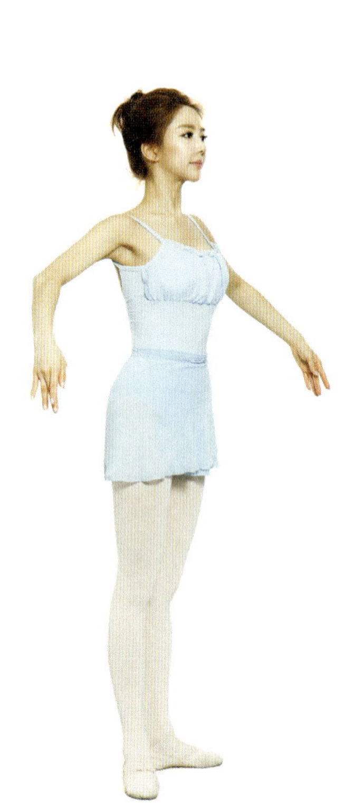

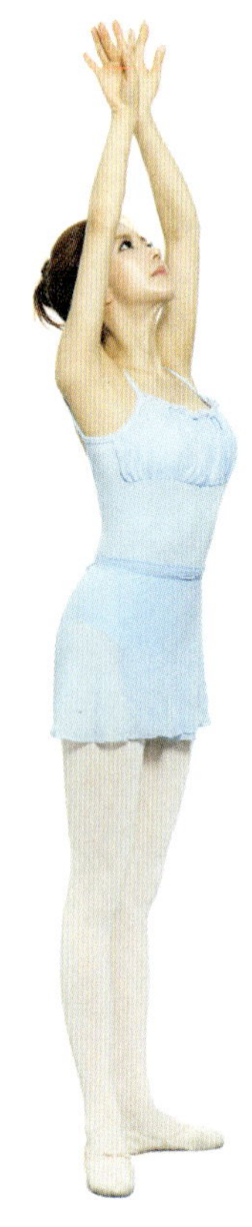

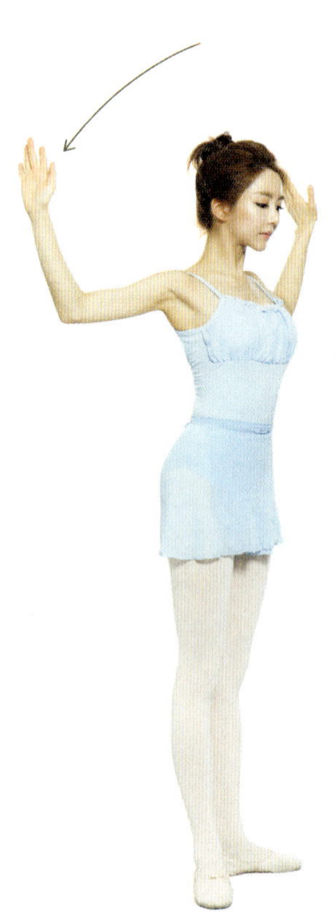

1

스퀘어 박스를 유지한 상태로 양 발꿈치를 붙여 양발로 V자 모양을 만든다. 양 팔꿈치를 양옆으로 든다. 이때 팔꿈치를 하늘 위로 올린다는 생각으로 한다.

2

그대로 양팔을 머리 위로 올려 양 손등을 맞댄다. 이때 어깨는 내리고 시선은 손에 둔다.

3

양팔을 뒤로 넘기며 팔꿈치부터 아래로 내린다. 이때 팔의 위치가 귀보다 뒤쪽으로 가고 등을 최대한 모은다는 느낌으로 내린다.

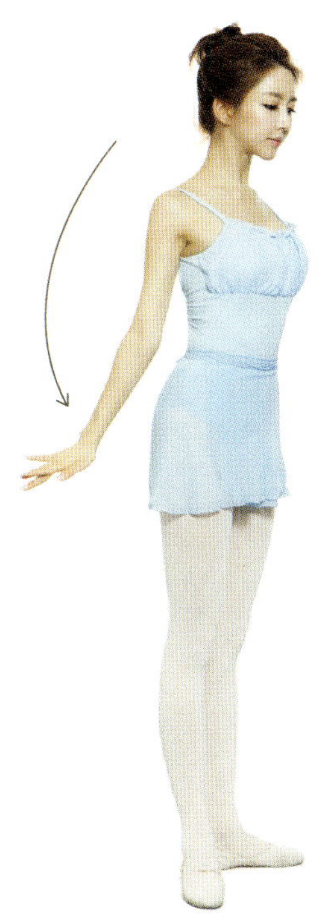

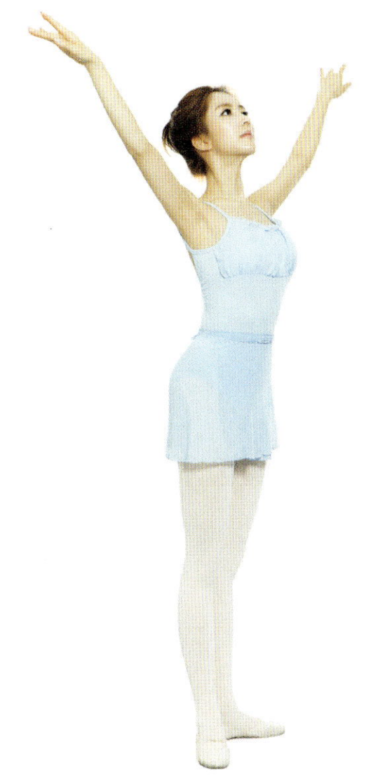

4

힘이 그대로 손끝까지 전달되도록 길게 뻗는다.

5

V자 모양으로 양팔을 위로 들고 시선은 하늘을 보며 가슴을 넓게
편다. 천천히 팔을 내린다.

5   탄탄한 등 근육 만들기

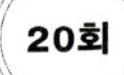

20회

탄탄하고 매끈한 등 라인을 만들 수 있고 속옷을 입을 때 튀어나오는 살들을 정리할 수 있다. 시간 날 때마다 수시로 하면 더 빨리 효과를 볼 수 있다.

1

바닥에 엎드려 허벅지부터 발끝까지 쭉 펴고 머리 위에서 손바닥을 모은다.

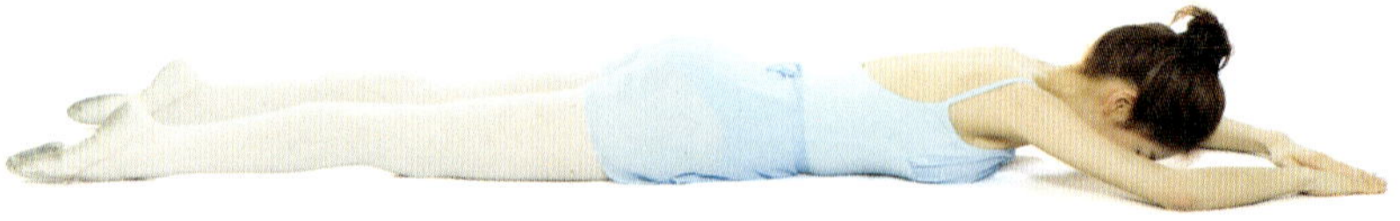

2

다리를 약간 들고 팔꿈치를 뒤로 접으며 상체를 일으킨다. 이때 어깨는 올리지 않으며 등과 허리의 힘으로 일어난다. 팔꿈치는 최대한 모은다는 느낌으로 접는다. 천천히 상체를 숙이며 **1**의 자세로 돌아간다.

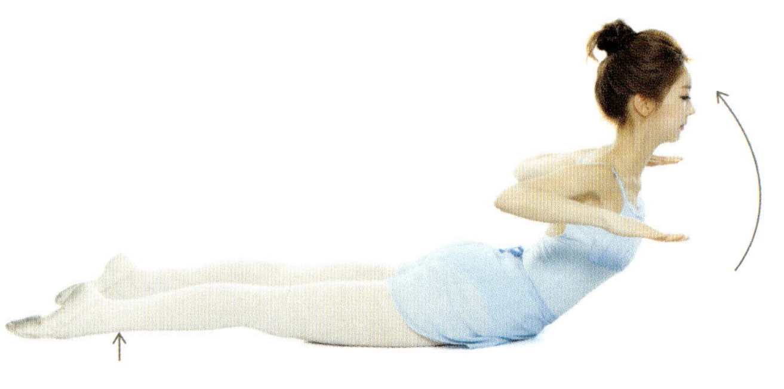

6 등에서 허벅지까지 완벽한 뒤태 다듬기

20회

등 라인뿐 아니라 전체적인 뒤태를 아름답게 만들 수 있으며 균형 감각을 기르는 데도 도움이 된다. 엉덩이와 허벅지까지 움직여 뒤태를 다듬을 수 있다. 동작을 할 때는 배에 힘을 주고, 중심이 흔들리지 않게 한다.

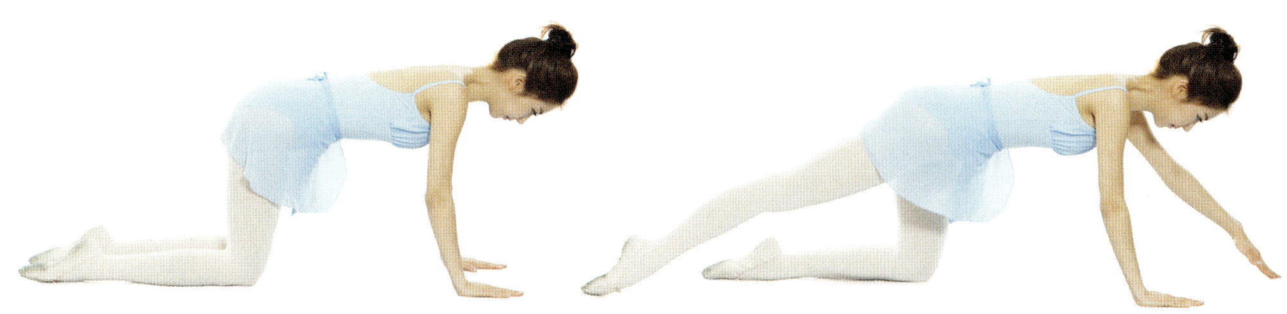

1

손바닥을 바닥에 붙이고 무릎을 꿇어 허리와 등이 일자가 되게 한다. 시선은 땅에 두고 발끝을 포앵트 한다.

2

왼팔과 오른쪽 다리를 45도 아래로 쭉 뻗는다.

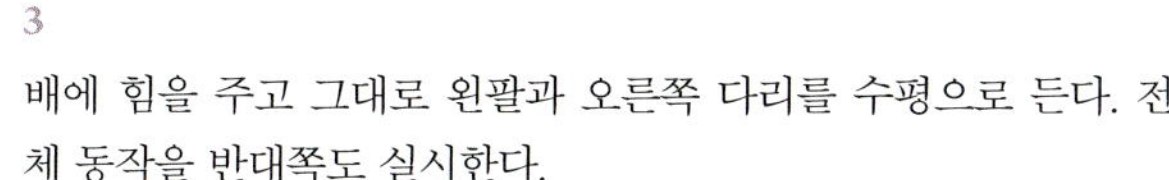

3

배에 힘을 주고 그대로 왼팔과 오른쪽 다리를 수평으로 든다. 전체 동작을 반대쪽도 실시한다.

7 늘씬한 뒤태 만들기

8회

아름다운 뒤태를 만들 수 있는 동작으로 등과 허리 라인을 가늘고 탄탄하게 해준다. 어깨 힘이 아닌 엉덩이와 허리, 등의 힘으로만 동작을 해야 한다.

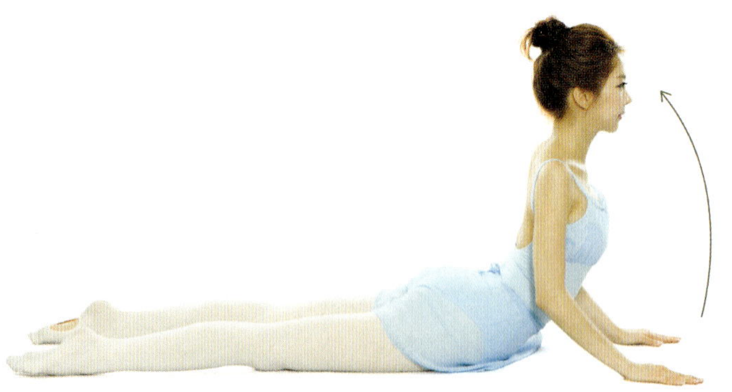

1

바닥에 엎드려 양 손바닥을 가슴 옆 바닥에 붙인다. 이때 팔꿈치가 벌어지지 않게 한다. 골반을 누르면서 상체를 올린다. 어깨가 올라가지 않도록 주의하며 등과 엉덩이의 힘으로 일어난다. 팔에는 힘을 주지 않는다.

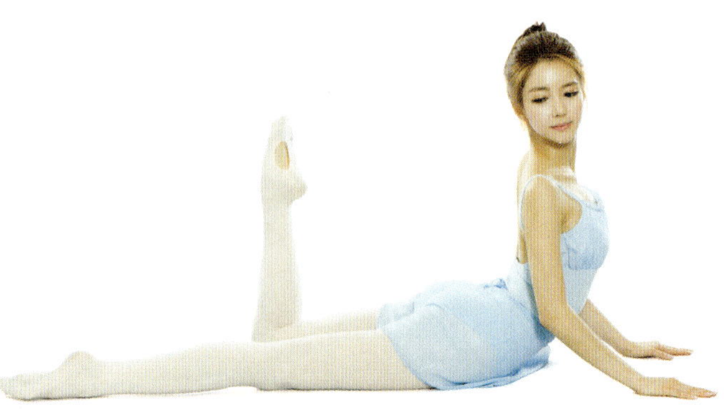

2

왼쪽 무릎을 굽혀 발을 들고 고개를 오른쪽으로 돌려 발로 시선을 옮긴다. 반대쪽도 같은 방법으로 실시한다.

3

상체를 든 상태에서 양발을 들어 교차시키고 무릎을 바닥에서 띄운다.

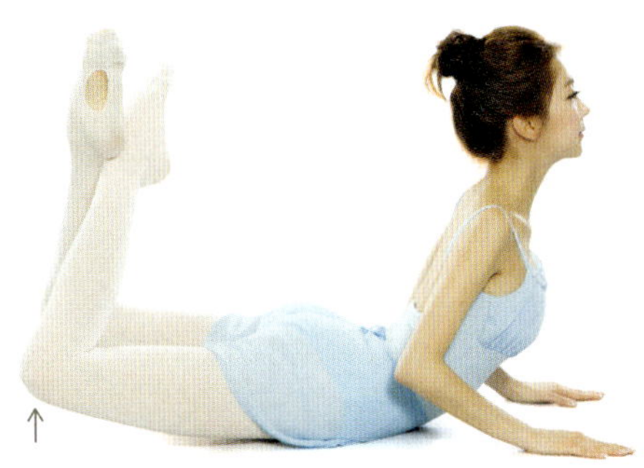

4

그 상태에서 팔을 양옆으로 쭉 펴 팔과 어깨가 평행이 되게 한다.

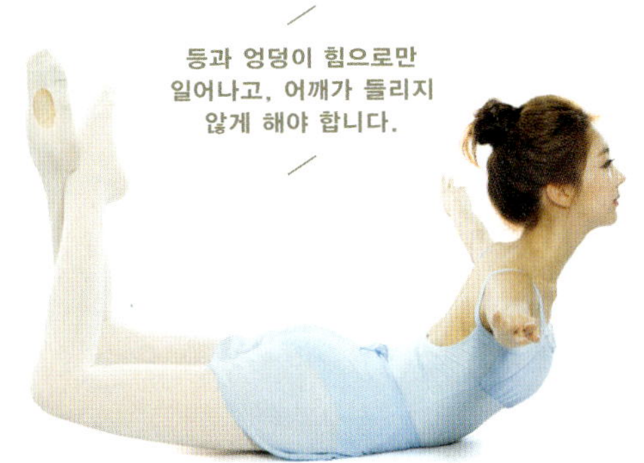

5

양다리를 쭉 펴 바닥에 닿지 않게 하고 양팔을 머리 위로 둥글게 모은다. 천천히 상체와 다리를 내린다.

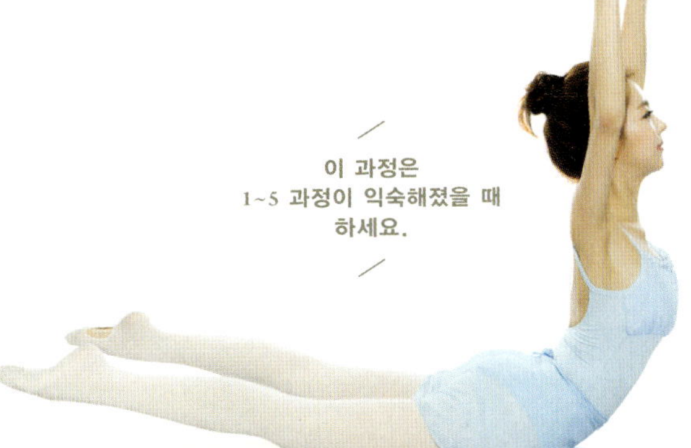

8 뱃살과 옆구리 살 한 번에 해결하기

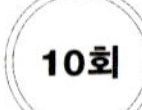

복근 강화 운동으로 윗배와 아랫배를 동시에 자극해 11자 복근을 만들 수 있다. 하체를 비틀어 숨어 있는 옆구리 살까지 뺄 수 있다.

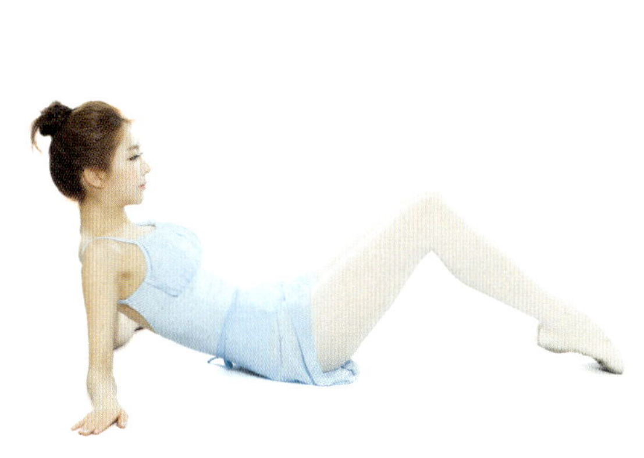

1

누워서 상체를 들어 등을 세운 다음 양손으로 바닥을 누르며 몸을 지탱한다. 무릎을 세우고 발끝은 쭉 펴며 포앵트 한다.

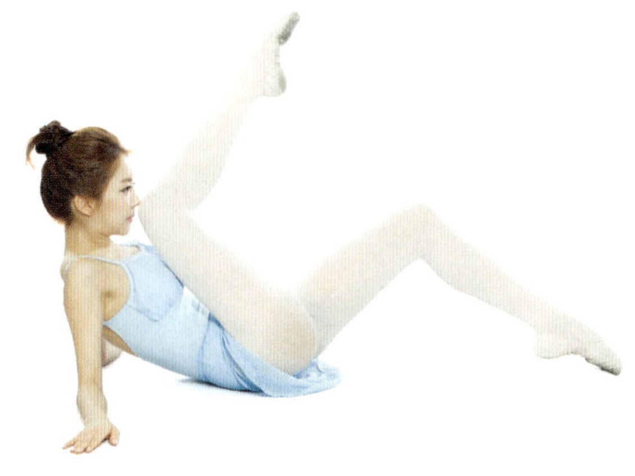

2

배에 힘을 주고 오른쪽 무릎을 코에 붙인다는 느낌으로 다리를 올린다. 왼쪽 다리도 실시한다. 2회 반복한다.

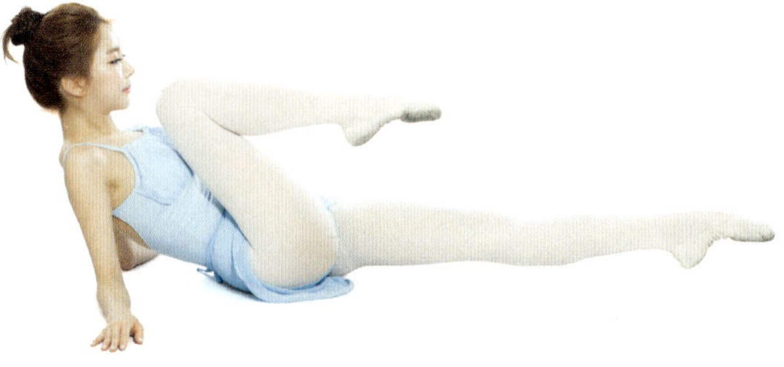

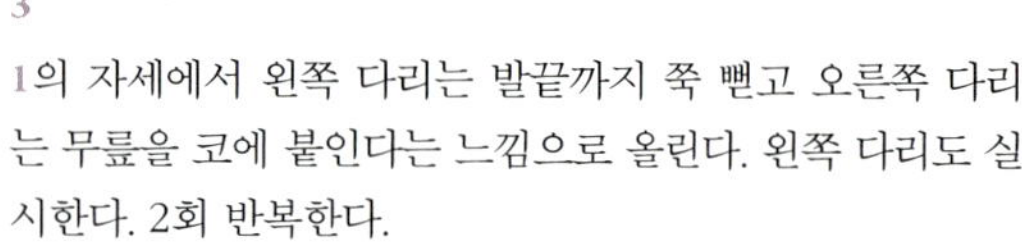

3

1의 자세에서 왼쪽 다리는 발끝까지 쭉 뻗고 오른쪽 다리는 무릎을 코에 붙인다는 느낌으로 올린다. 왼쪽 다리도 실시한다. 2회 반복한다.

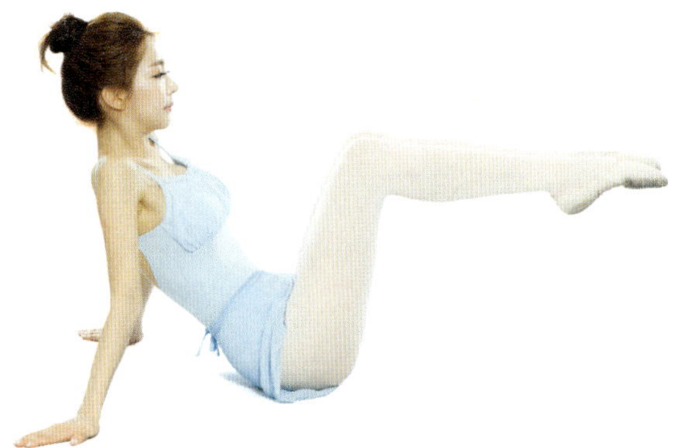

4

배에 힘을 주고 두 다리를 모아 직각으로 든다.

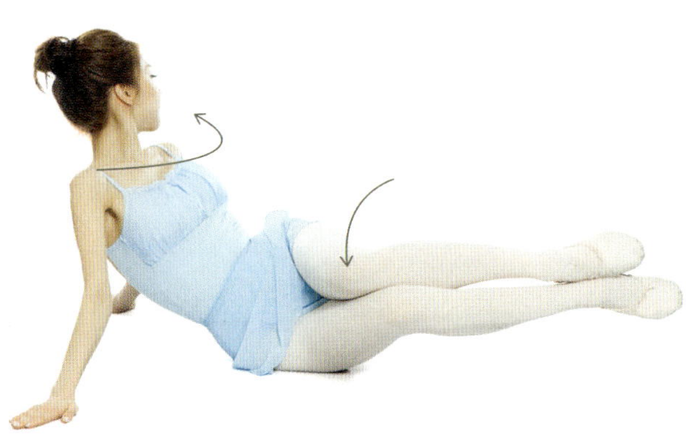

5

얼굴은 왼쪽으로 돌리고 다리는 오른쪽으로 내린다. 이때 다리가
땅에 닿지 않게 한다. 왼쪽으로도 실시한다. 2회 반복한다.

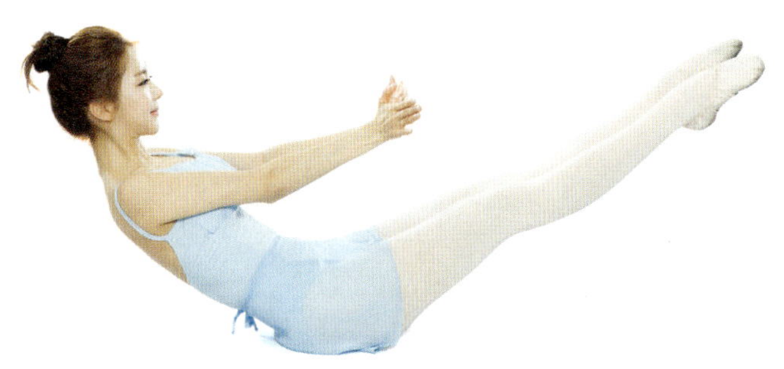

6

배에 힘을 주고 두 다리를 쭉 펴 45도 위로 올리고 팔
은 앞으로 뻗는다. 10초 동안 정지한 후 천천히 팔과
다리를 내린다.

9 　탄탄한 아랫배 만들기

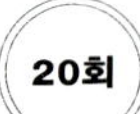

20회

아랫배를 자극해 배를 탄탄하게 만들 수 있다. 뿐만 아니라 허벅지 안쪽 근육에도 힘을
주기 때문에 허벅지도 슬림해진다.

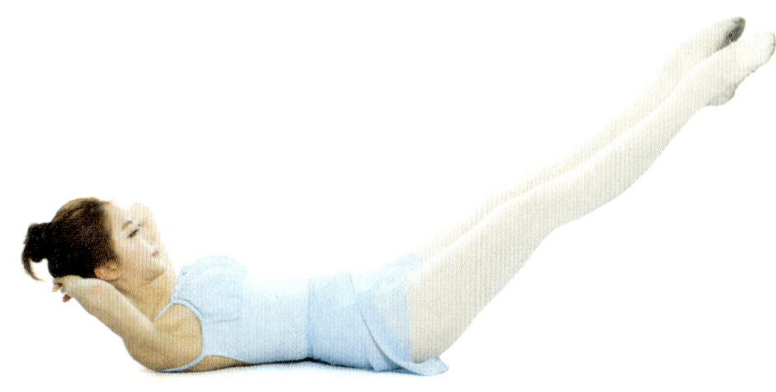

1

바닥에 누워 양손은 깍지를 끼어 뒷머리를 받친다. 상체를 들면서
고개를 들어 아랫배를 바라본다. 다리는 허벅지부터 발끝까지 쭉
펴 45도 위로 올리며 포앵트 한다.

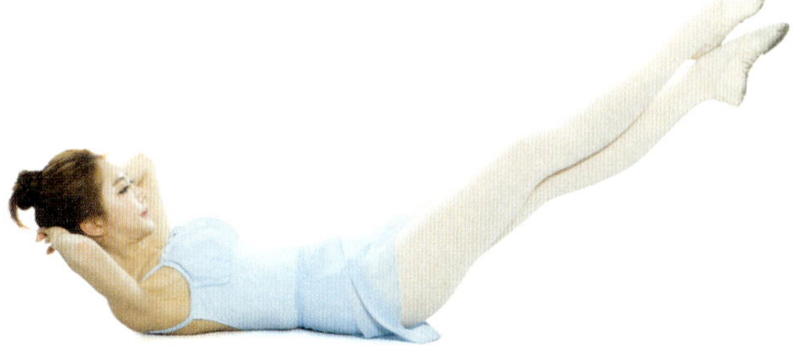

2

상체를 든 상태로 양발을 가위질하듯 앞뒤로 교차시킨다.

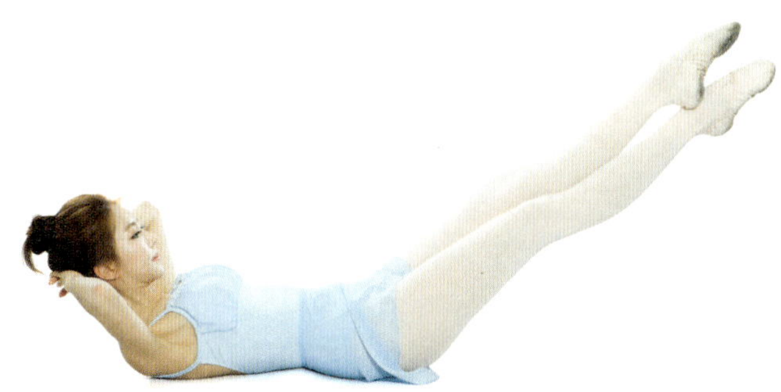

3

양발을 반대로도 교차시킨다.

10   탄력 있는 윗배 만들기

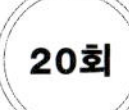

상체 윗부분만 들어 올려 윗배 살을 빼는 운동이다. 동작은 간단하지만 윗배를 탄력 있게 만들 수 있다.

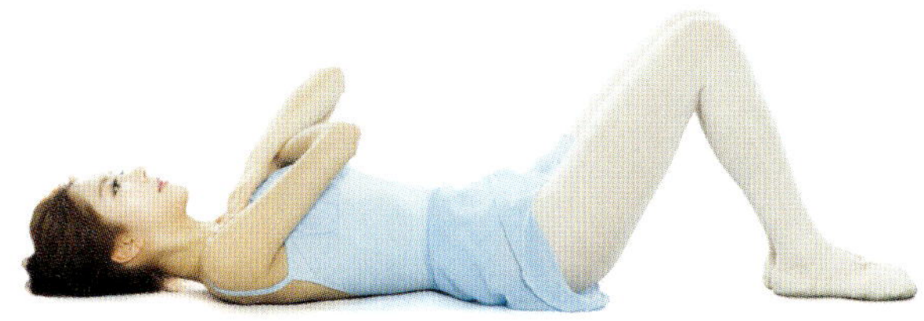

1

바닥에 누워 무릎을 세우고 양팔을 가슴 앞에 모은다.

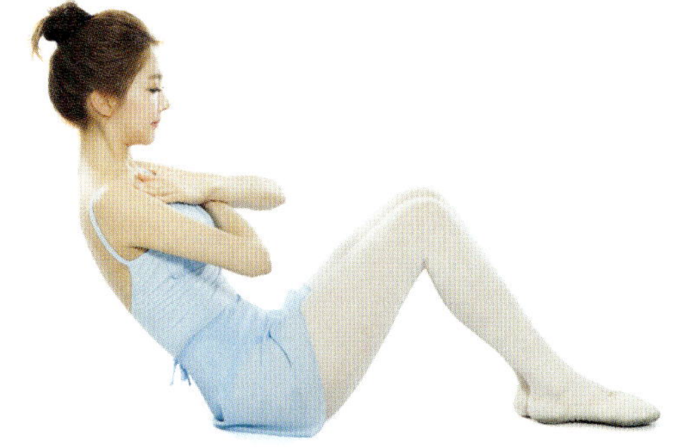

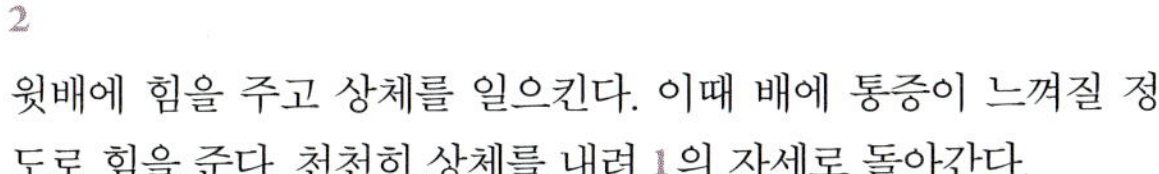

2

윗배에 힘을 주고 상체를 일으킨다. 이때 배에 통증이 느껴질 정도로 힘을 준다. 천천히 상체를 내려 1의 자세로 돌아간다.

11 울퉁불퉁한 옆구리 라인 정리하기

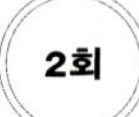

2회

울퉁불퉁한 옆구리 살을 없애는 동작이다. 옆구리 근육의 수축과 이완을 통해 탄력 있고 날씬한 허리 라인을 만들 수 있다.

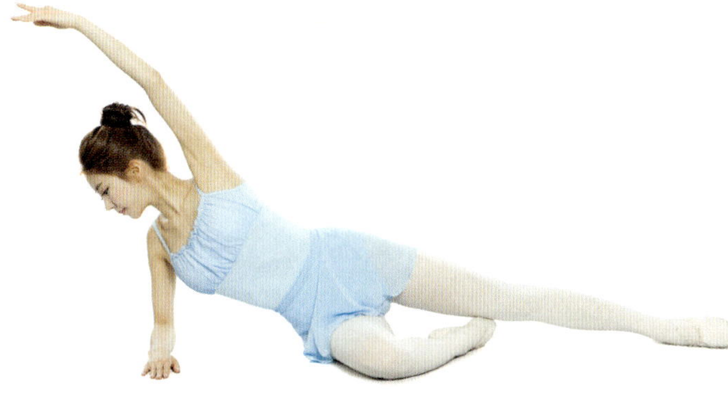

1

오른쪽으로 누워 오른팔로 바닥을 받치고 상체를 든다. 왼쪽 다리는 허벅지부터 발끝까지 쭉 펴고 왼팔은 머리 위로 둥글게 모은다. 시선은 바닥에 둔다.

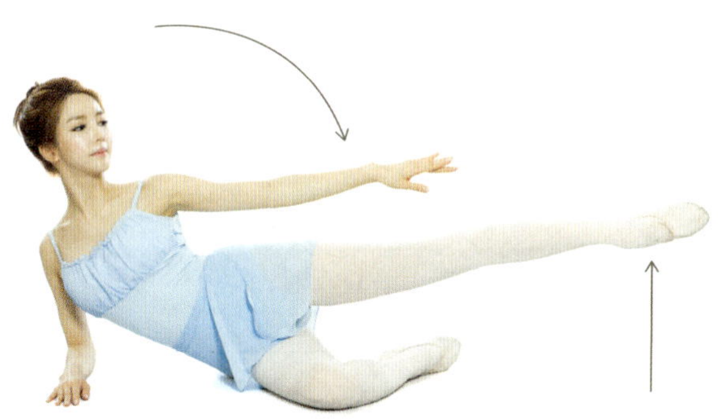

2

왼팔을 옆으로 뻗고 왼쪽 다리를 든다. 왼팔과 왼쪽 다리가 수평이 되게 하고 시선은 왼쪽 손가락에 둔다.

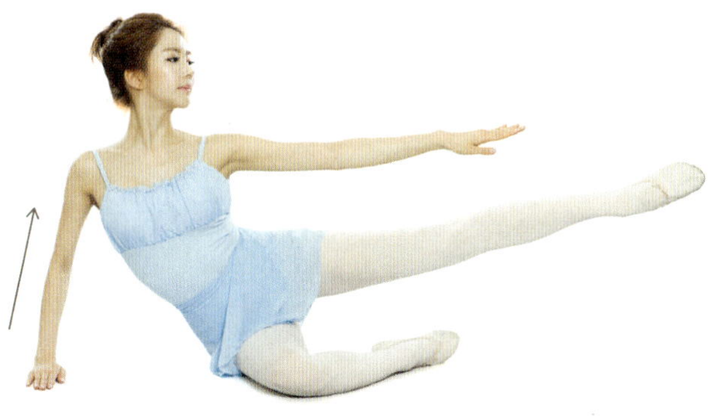

3

그대로 힘을 주어 상체를 들어 올린다. 8회 반복한다. 반대쪽도 똑같이 실시한다.

12   탄력 있는 허벅지 만들기

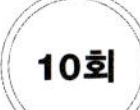

10회

탄력 있고 가는 허벅지를 만들 수 있는 동작이다. 엉덩이와 골반이 뒤로 빠지지 않고 수직이 되어야 운동 효과를 제대로 볼 수 있다.

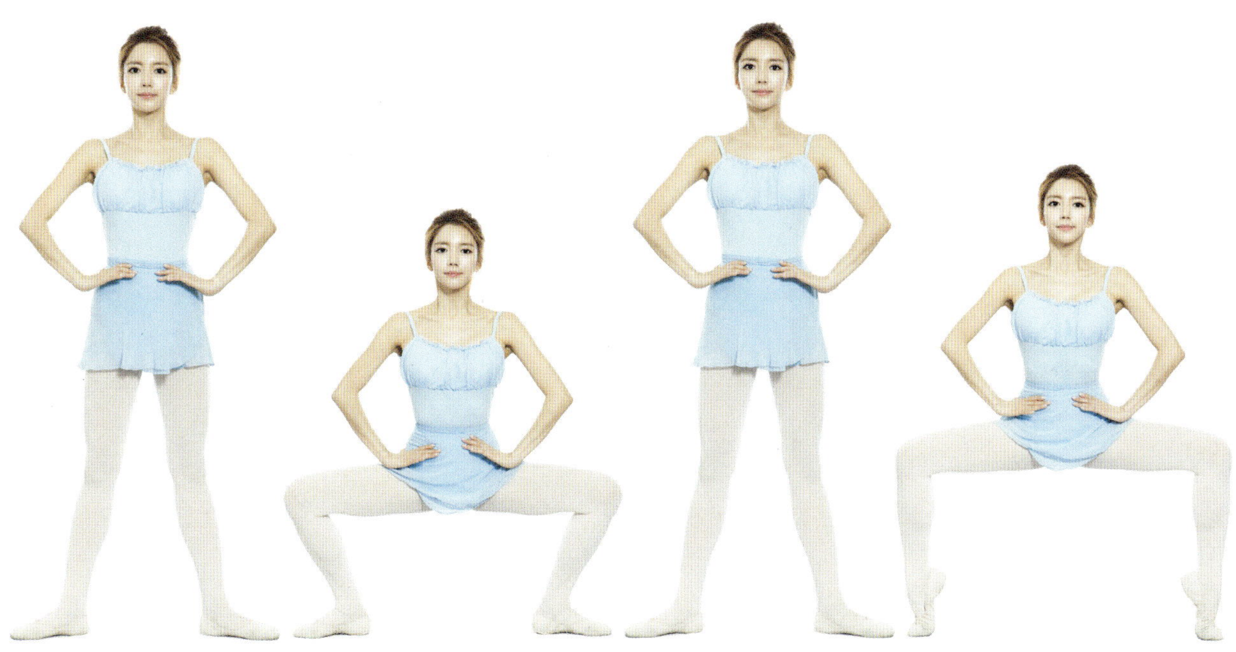

1

2번 포지션(84페이지)을 취한 후 양손을 허리에 올린다.

2

그대로 무릎을 굽히며 상체를 아래로 내려 허벅지가 수평이 되게 한다. 이때 엉덩이가 뒤로 빠지지 않게 한다.

3

다시 1의 자세로 돌아간다.

4

무릎을 굽히며 상체를 아래로 내려 허벅지가 수평이 되게 한 다음 발뒤꿈치를 든다. 발뒤꿈치를 내리며 상체를 천천히 올리며 1의 자세로 돌아간다.

13 숨어 있는 안쪽 허벅살 빼기

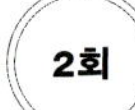

다리를 벌린 후 안쪽 근육만 이용해서 아주 천천히 다리를 모으는 운동이다. 허벅지 안쪽이 탄탄해지는 효과를 볼 수 있다.

1

양팔을 벌리고 바닥에 누워 양다리를 최대한 양옆으로 뻗는다. 이때 허벅지부터 발끝까지 쭉 펴며 포앵트 한다.

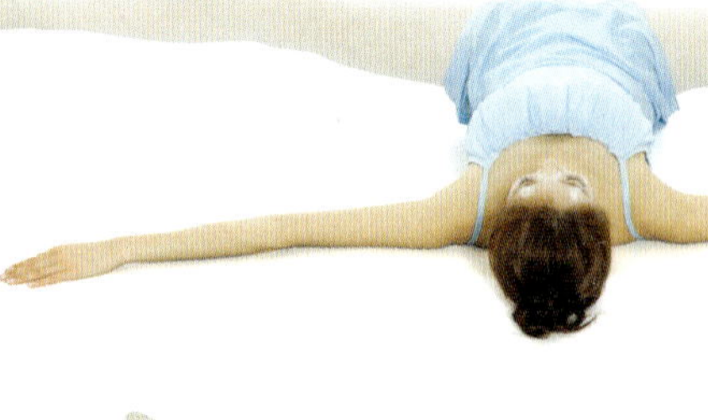

2

허벅지 안쪽에 힘을 주며 천천히 다리를 들어 올린다.

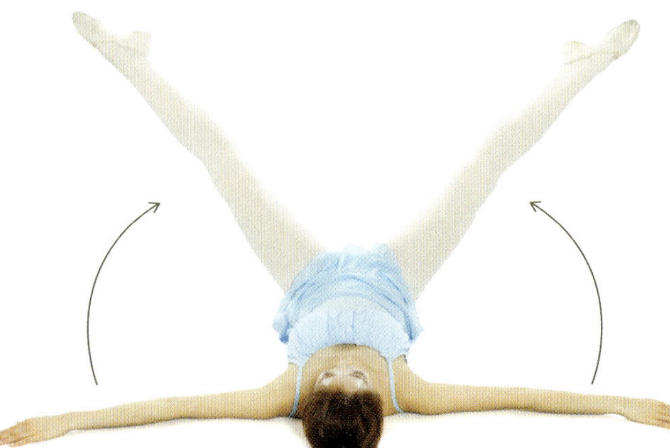

3

양다리를 가위질하듯 앞뒤로 교차한다. 10회 반복한다.

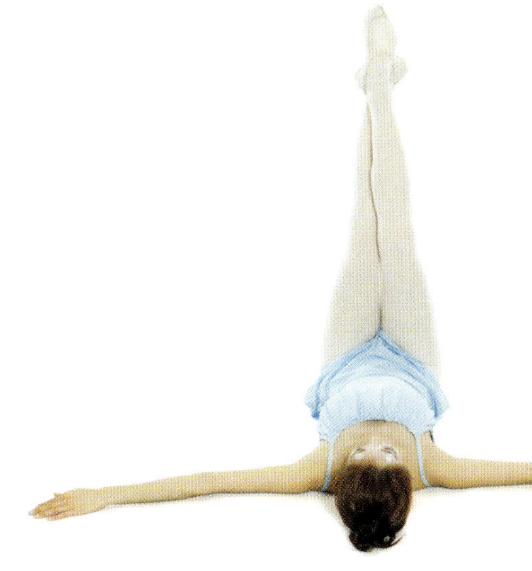

4

다시 다리를 천천히 내려 **1**의 자세로 돌아간다.

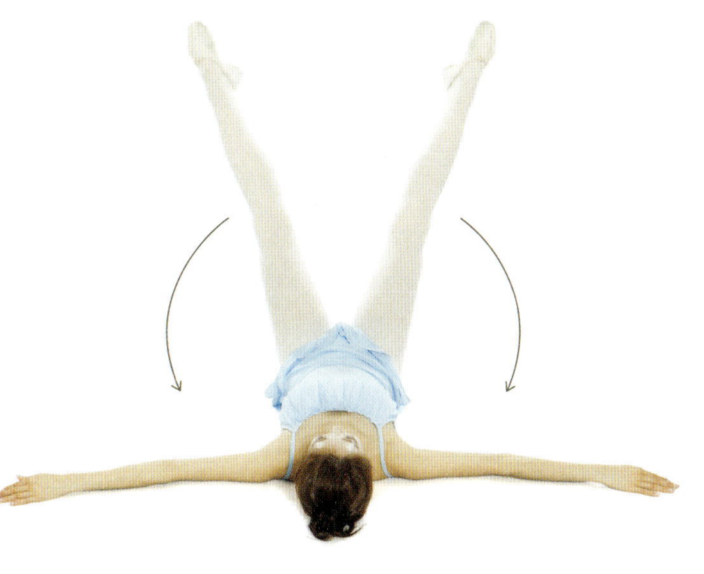

14   뒤쪽 라인 매끈하게 만들기

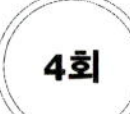

뒤쪽 라인을 매끈하게 만드는 동작이다. 허벅지와 종아리를 스트레칭 해 다리 라인을 매끈하게 만들 수 있다.

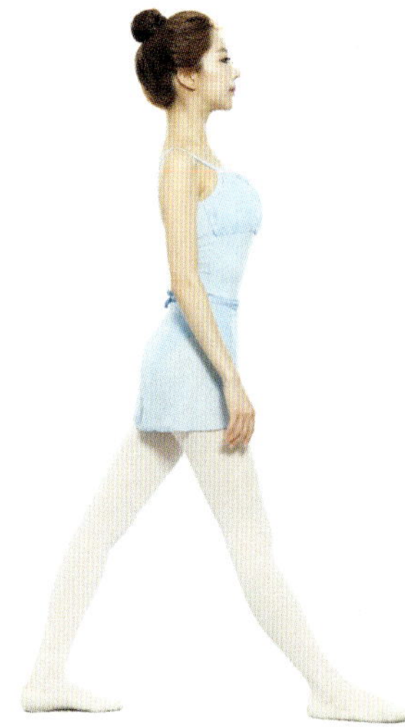

1

다리를 앞뒤로 벌리고 선다.

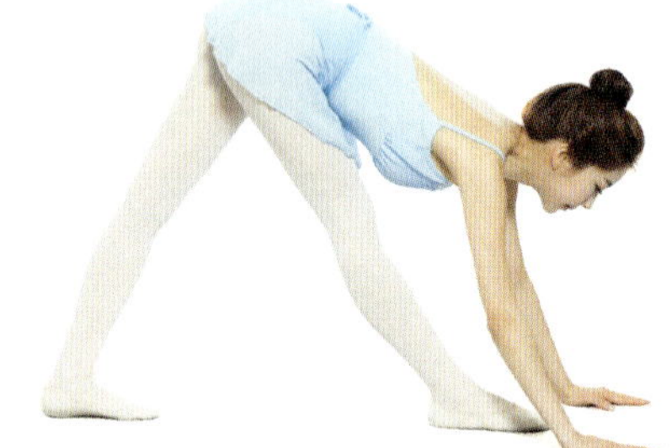

2

골반이 틀어지지 않게 하면서 그대로 상체를 숙여 양 손을 바닥에 댄다. 두 다리는 쭉 편다.

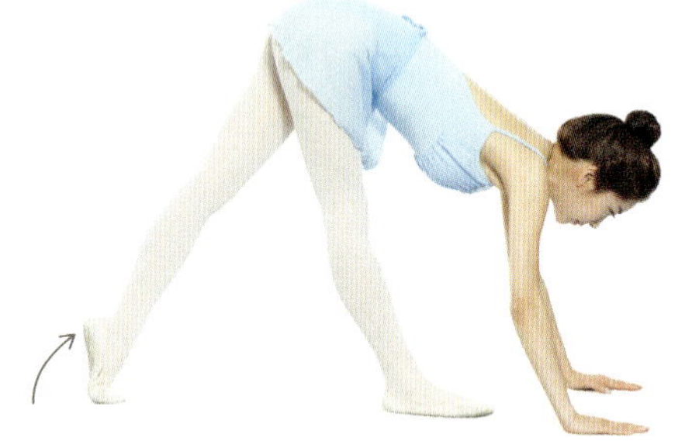

3

뒷다리의 발꿈치를 든다.

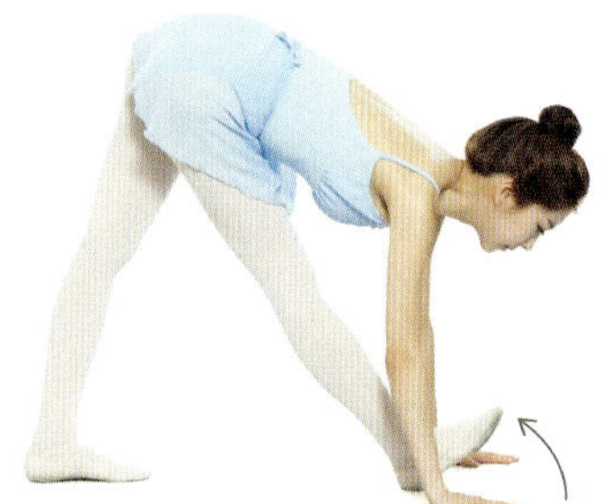

4

앞다리의 발끝을 든다.

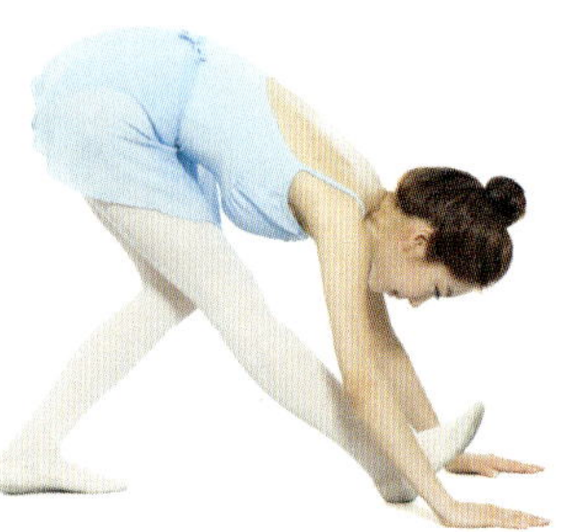

5

뒷다리의 무릎을 굽혀 앞다리를 최대한 쭉 뻗는다. 다리를 바꿔 똑같이 실시한다.

15 허벅지와 종아리 날씬하게 만들기

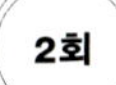

2회

앞쪽 허벅지를 늘이는 동작으로 무릎 라인과 허벅지 라인을 탄력 있고 매끄럽게 만들수 있다. 각 동작마다 3초 이상 정지한다.

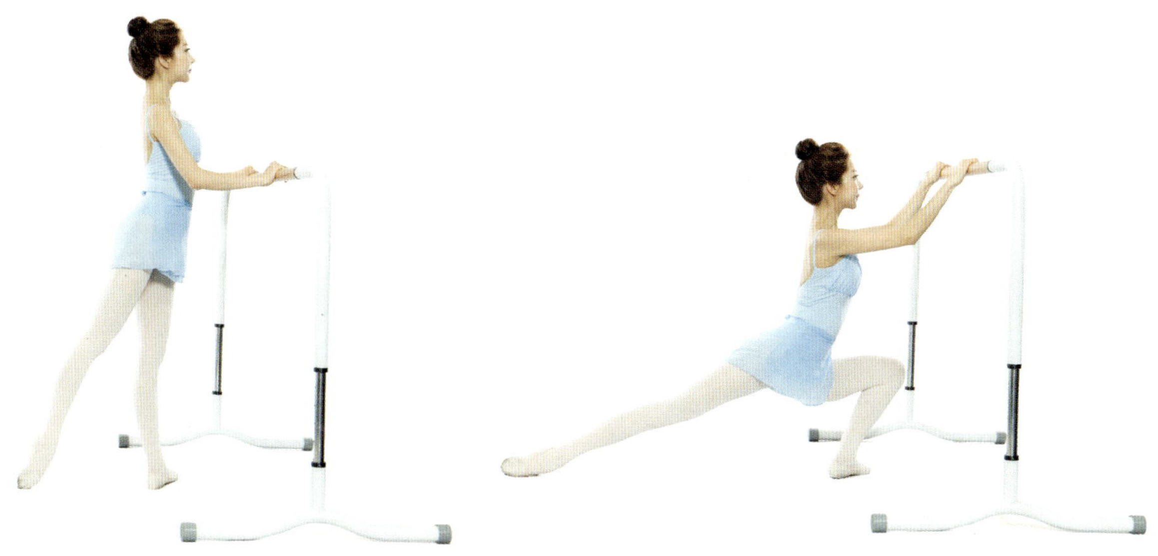

1

양손으로 바를 가볍게 잡는다. 1번 포지션(84페이지)에서 오른쪽 다리만 발끝까지 쭉 뻗어 뒤로 포앵트 한다.

2

그대로 왼쪽 무릎을 직각으로 굽힌다.

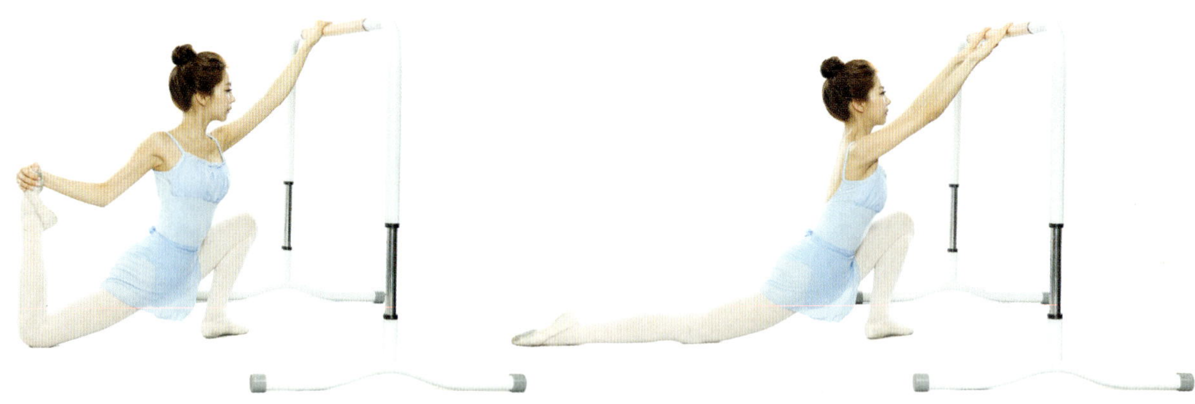

3

오른쪽 무릎을 바닥에 붙이며 오른손으로 오른쪽 발끝을 잡고 몸
쪽으로 당겨 허벅지 앞을 스트레칭 한다.

4

양손으로 바를 잡고 오른쪽 다리를 바닥에 붙인다.

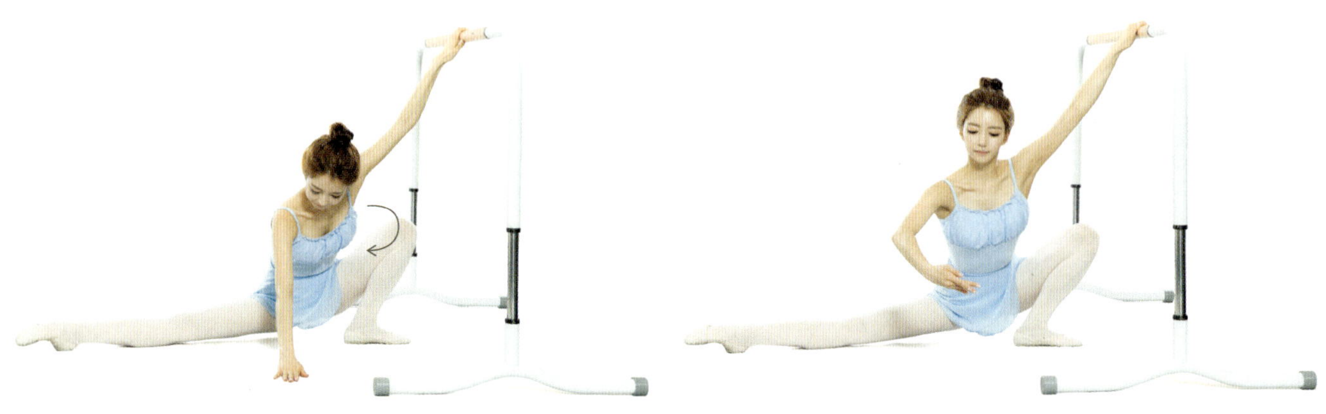

5

그대로 몸을 옆으로 틀며 오른쪽 손바닥을 바닥에 붙인다. 오른쪽
다리 안쪽 근육을 늘인다.

6

오른팔을 둥글게 모아 가슴 아래 두고 시선은 오른손 중지에 둔다.

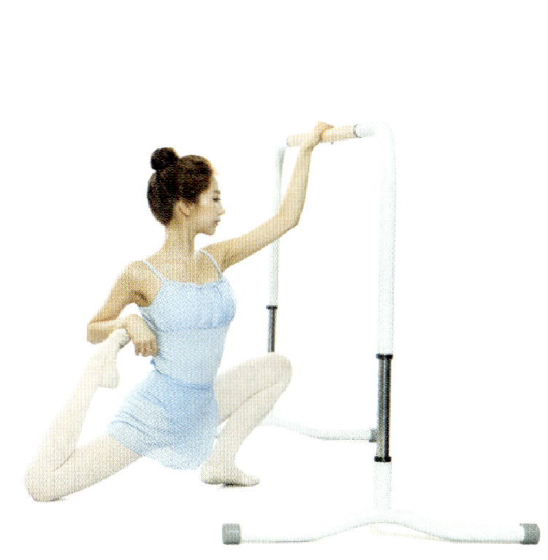

7

다시 몸을 틀어 오른팔로 오른쪽 발끝을 잡아 최대한 접는다.

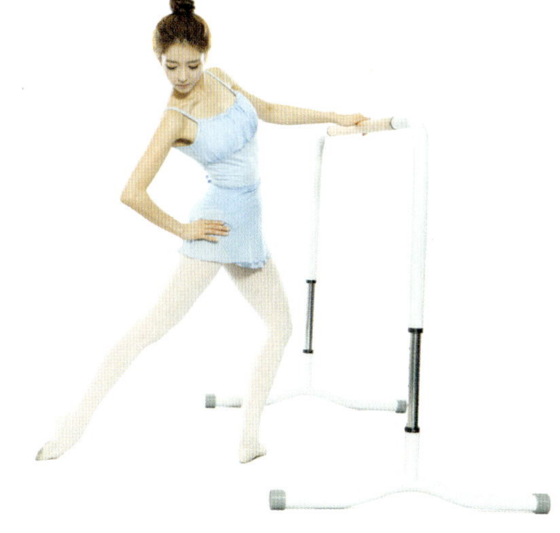

8

일어서며 오른쪽 다리는 뒤로 포앵트 하고 오른손은 골반을 지그시 누른다.

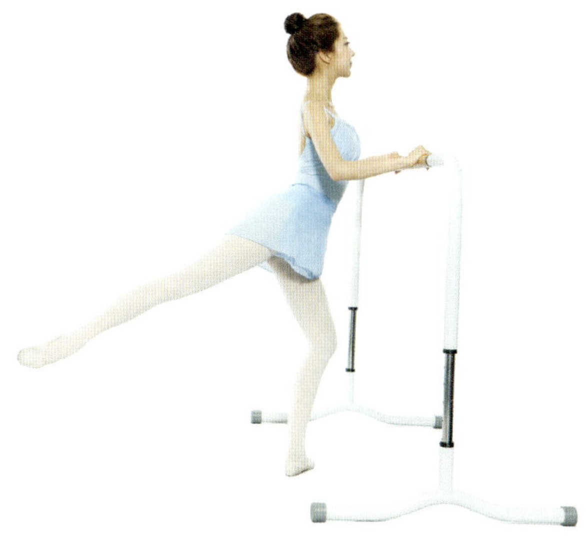

9

왼쪽 다리는 굽히고 오른쪽 다리는 뒤로 45도 올린다.

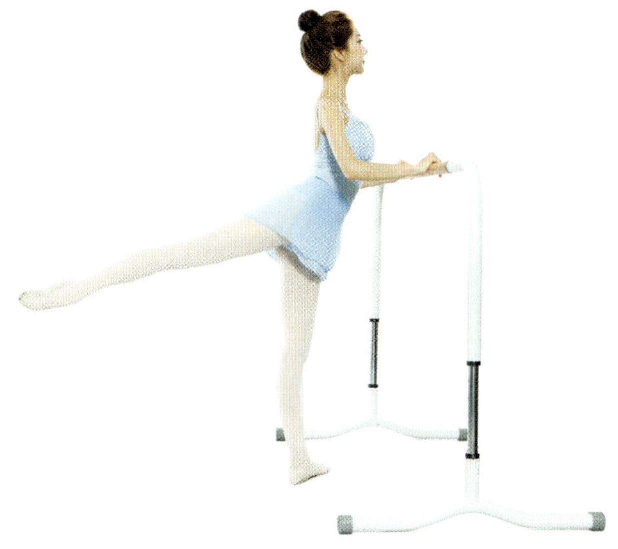

10

왼쪽 다리를 쭉 편다. 반대쪽도 똑같이 반복한다.

Program 3

자세를 교정한다

뒤틀어진 골반, 시큰거리는 팔목, 풀리지 않는 어깨 뭉침 등 자세 불량으로 생기는 고질병들을 발레 동작으로 완화시킬 수 있다. 일상생활에서 틈틈이 할 수 있는 동작으로 구성되어 있으므로 교정하고 싶은 부위의 동작을 시간이 날 때마다 실시한다. 평소 통증이 있거나 약한 부위의 운동을 집중적으로 하면서 건강한 생활을 유지하자. 각 동작은 자연스럽게 연결이 되도록 하며 흉곽 호흡을 한다.

1 시큰거리는 손목

5회 굳어 있는 손목 근육을 풀고 팔꿈치 사이의 근육을 늘려 통증을 완화시키는 동작이다. 손목 통증을 느낄 때마다 수시로 하면 좋다. 각 동작은 10초 동안 실시한다.

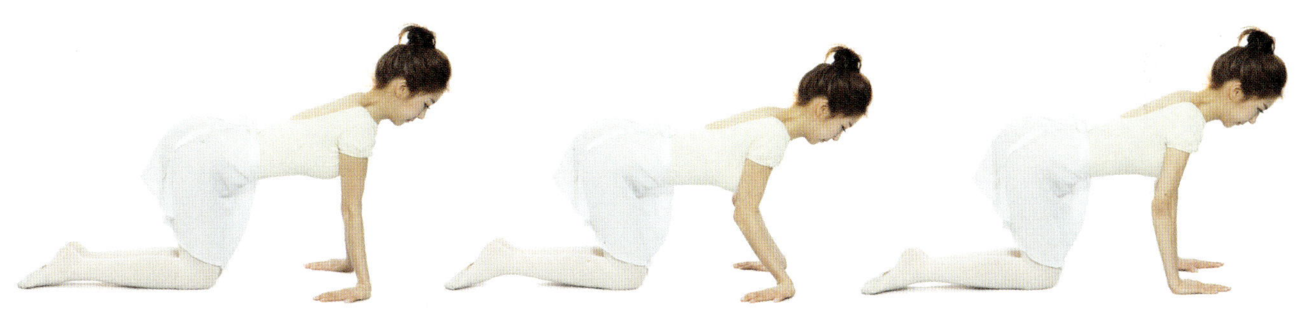

1

바닥에 양 손바닥을 대고 무릎을 꿇는다. 이때 양 손바닥을 뒤로 돌린다.

2

그대로 팔꿈치를 굽혀 내려갔다가 다시 올라온다.

3

바닥에 양 손바닥을 대고 무릎을 꿇는다.

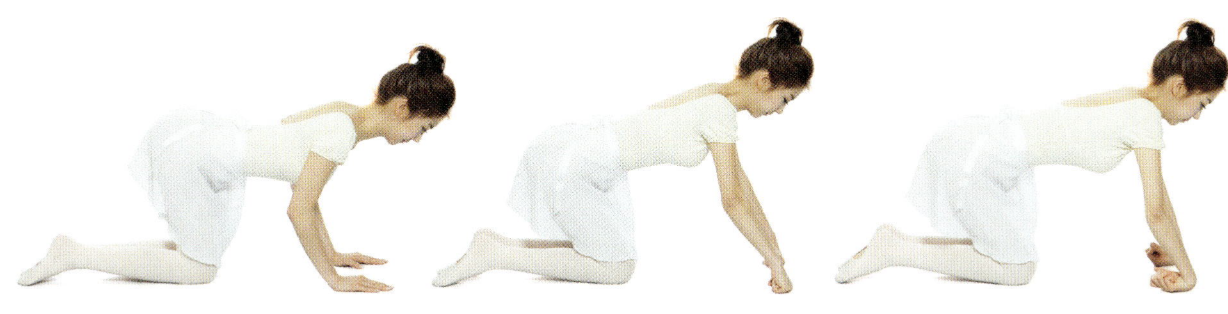

4

그대로 팔꿈치를 굽혀 내려갔다가 다시 올라온다.

5

주먹을 쥔 양손을 바닥에 댄 후 무릎을 꿇는다.

6

손목을 안으로 꺾은 다음 5의 자세로 돌아간다.

2

비뚤어진 목

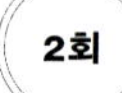

2회

손으로 가운데 목뼈를 잡고 고개를 틀어 스트레칭 하는 동작이다. 비뚤어진 목을 교정할 수 있을 뿐 아니라 목선도 가늘어진다. 각 동작은 8초 정도 정지한다.

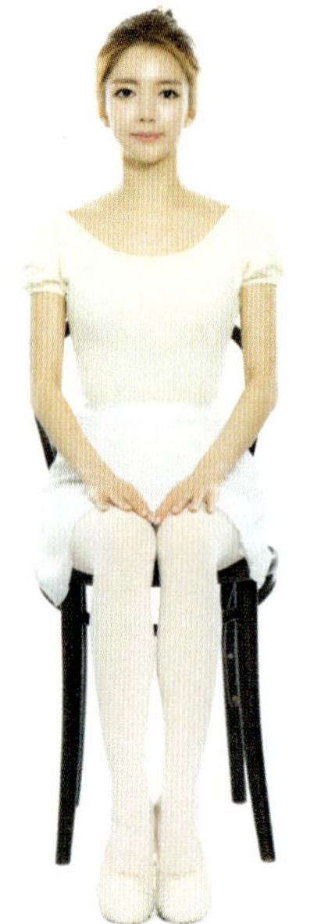

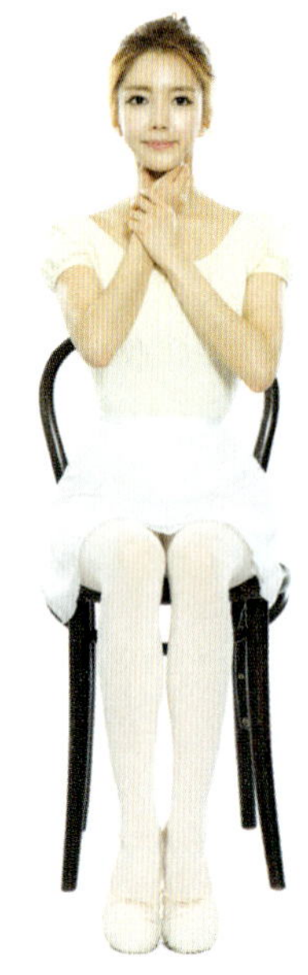

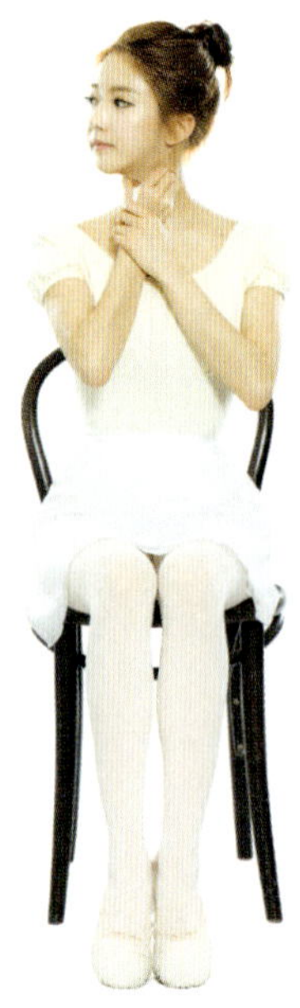

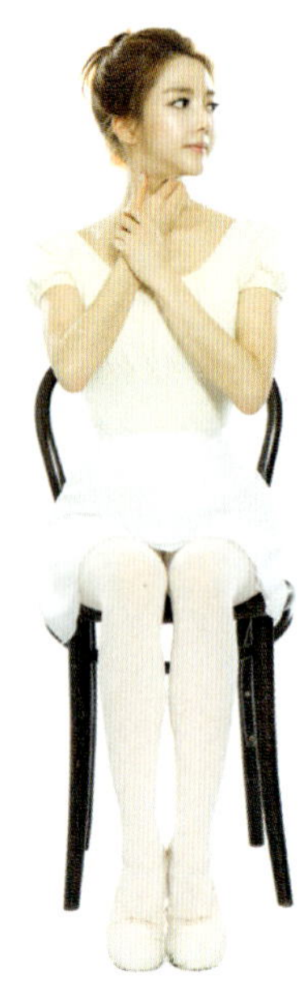

1

허리를 펴고 의자에 앉아 스퀘어 박스를 유지한다.

2

오른손으로 목뼈를 살포시 잡고 왼손으로 오른손 손목을 잡는다.

3

목뼈를 잡은 손은 그대로 둔 채 오른쪽으로 최대한 목을 돌린다. 이때 목뼈를 잡은 손이 움직이지 않아야 한다.

4

왼쪽도 똑같이 실시한다.

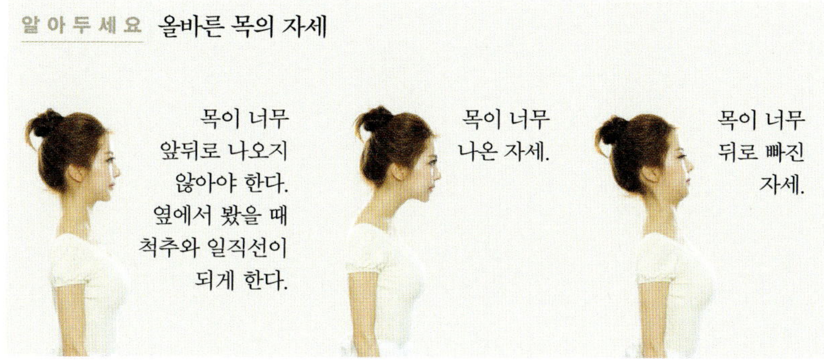

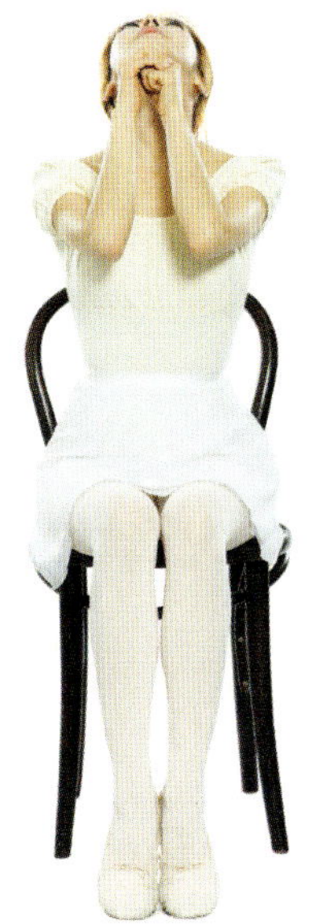

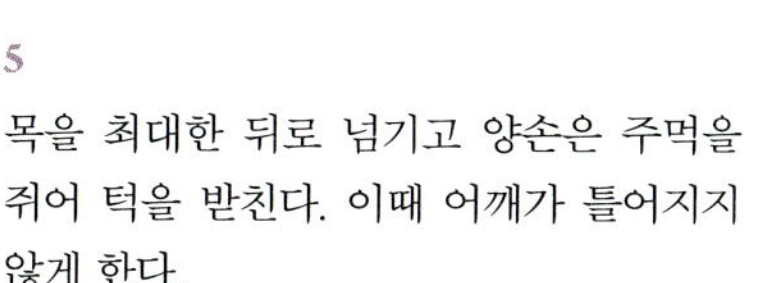

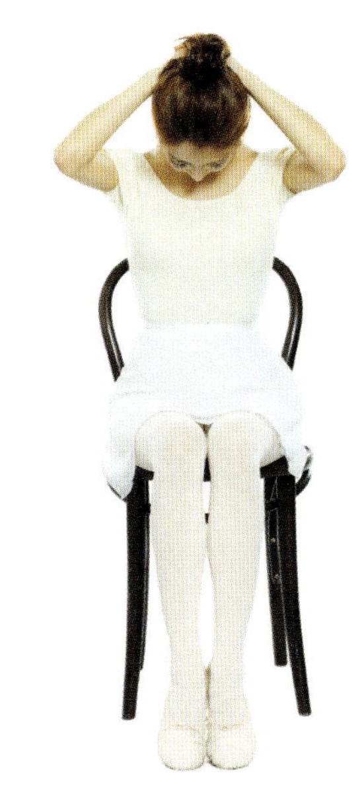

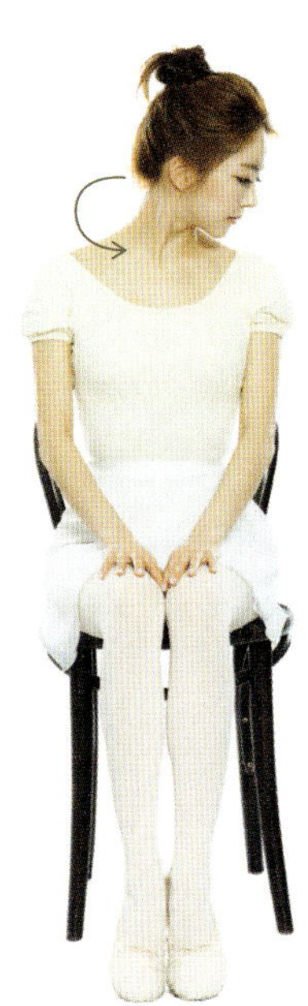

5

목을 최대한 뒤로 넘기고 양손은 주먹을 쥐어 턱을 받친다. 이때 어깨가 틀어지지 않게 한다.

6

목을 최대한 아래로 내리고 양손은 깍지를 끼어 뒷머리를 누른다.

7

양손을 무릎 위에 올리고 턱 끝으로 큰 원을 그린다는 느낌으로 목을 한 바퀴 돌린다. 반대 방향으로도 돌린다. 이때 어깨가 틀어지지 않게 한다.

3

틀어진 골반

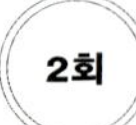

2회

틀어진 골반을 맞추는 스트레칭 동작으로 수축과 이완을 통해 골반 근육을 강화할 수 있다.

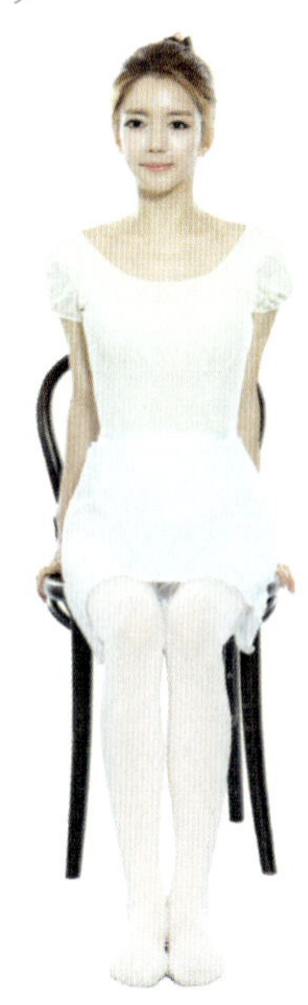

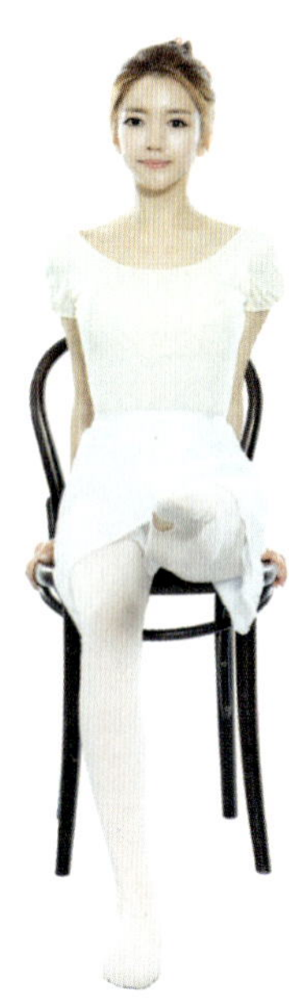

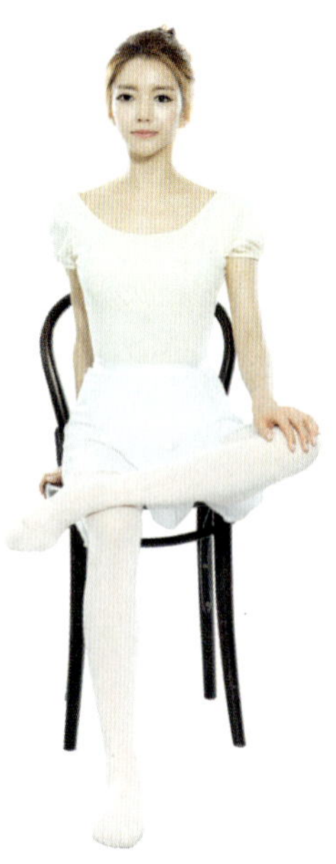

1

의자 끝부분에 엉덩이를 살짝 걸치고 앉은 뒤 양손으로 의자를 잡아 몸을 지탱한다.

2

왼쪽 다리를 앞으로 쭉 뻗는다.

3

골반의 수평을 유지한 채 왼쪽 다리를 오른쪽 무릎 위에 올리고 왼팔로 왼쪽 무릎을 잡는다.

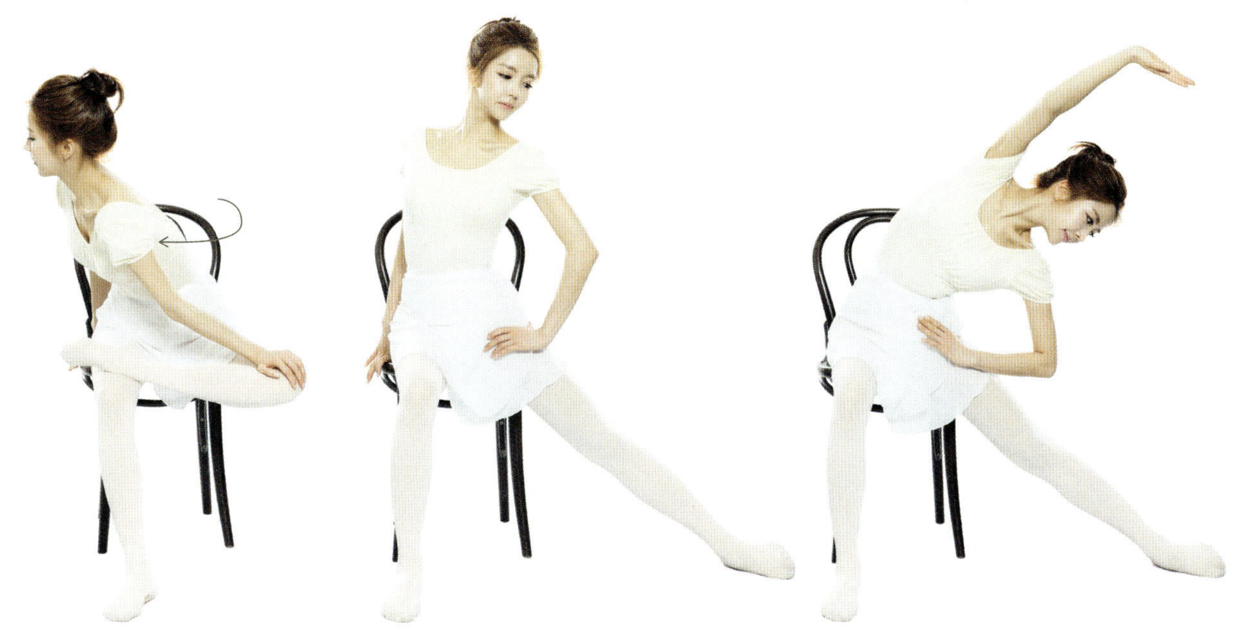

4

오른팔에 무게를 실으며 오른쪽으로 상체
를 틀어 스트레칭 한다.

5

다시 **1**의 자세를 취한 뒤 왼손으로 왼쪽 골
반을 누르고 왼쪽 다리를 옆으로 뻗는다.

6

오른팔을 머리 위로 쭉 뻗어 손목을 왼쪽
으로 꺾은 다음 상체를 왼쪽으로 내린다.
천천히 다리를 모으며 **1**의 자세로 돌아간
다. 전체 동작을 왼쪽도 반복한다.

4

뭉 친 어 깨

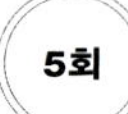
5회

어깨를 최대한 돌려 목 근육을 아래로 내리는 동작이다. 뭉친 어깨가 풀리고 목 라인이
아름다워진다.

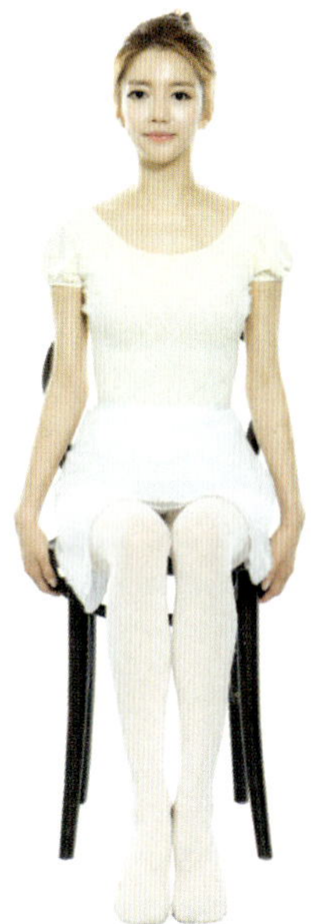

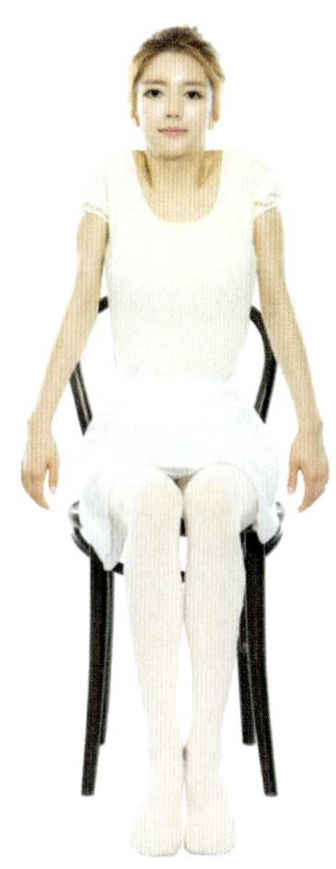

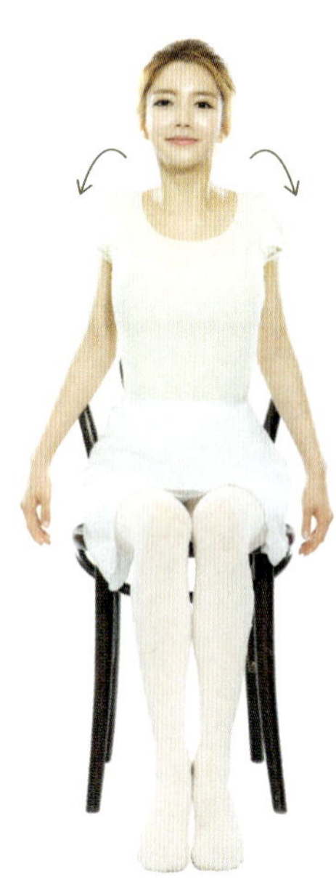

1

바른 자세로 의자에 앉는다.

2

어깨를 최대한 위로 든다.

3

어깨를 돌리면서 최대한 뒤로 뺀다.

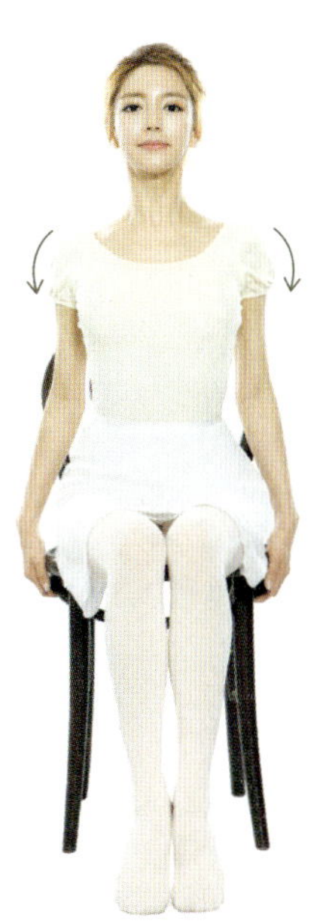

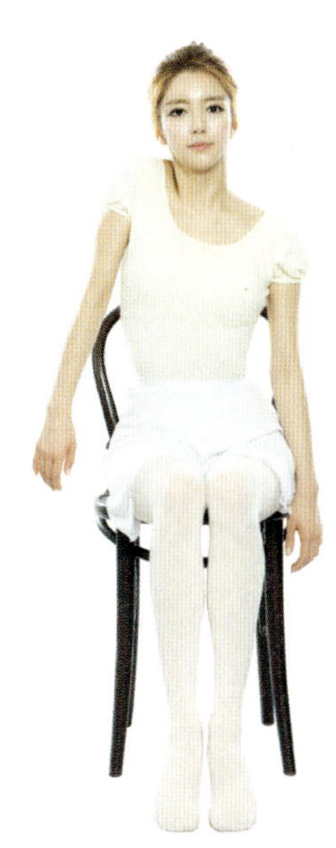

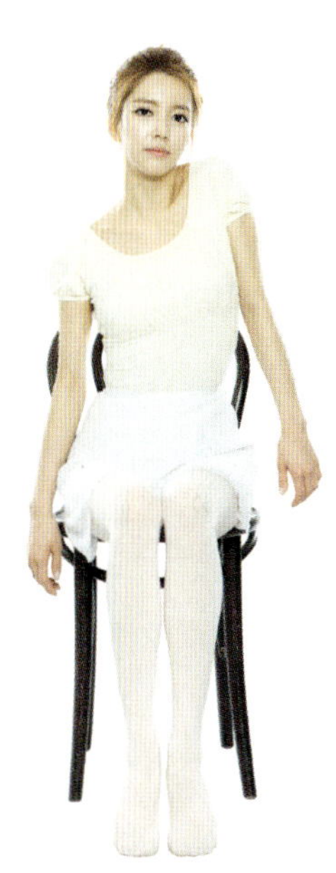

4
어깨를 돌리면서 최대한 아래로 내린다.

5
1의 자세로 돌아가 오른쪽 어깨를 든다.

6
왼쪽 어깨를 든 다음 1의 자세로 돌아간다.

5

자주 삐끗하는 발목

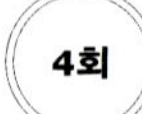

4회

아킬레스건과 발등을 스트레칭 하며 상체를 위로 올려 발목을 강화하는 동작이다. 바를 잡고 하거나 바가 없다면 의자나 책상 등을 잡고 동작을 실시한다.

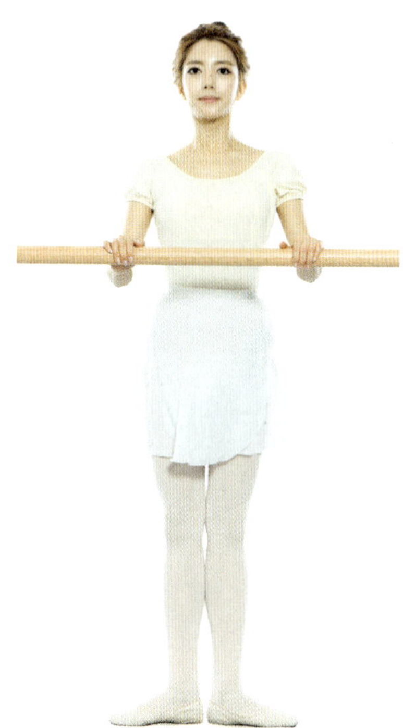

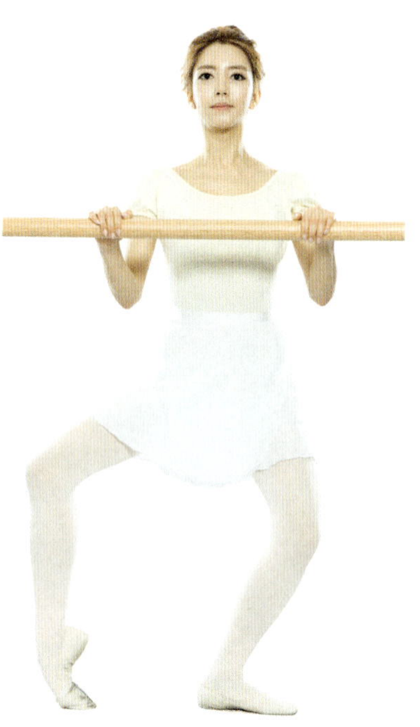

1

1번 포지션(84페이지)을 취한 후 양손으로 바를 가볍게 잡는다.

2

오른쪽 다리를 옆으로 직각으로 세운다. 이때 발등도 세운다.

3

오른쪽 발등을 안으로 밀며 왼쪽 무릎을 굽힌다. 왼쪽 다리도 반복한다.

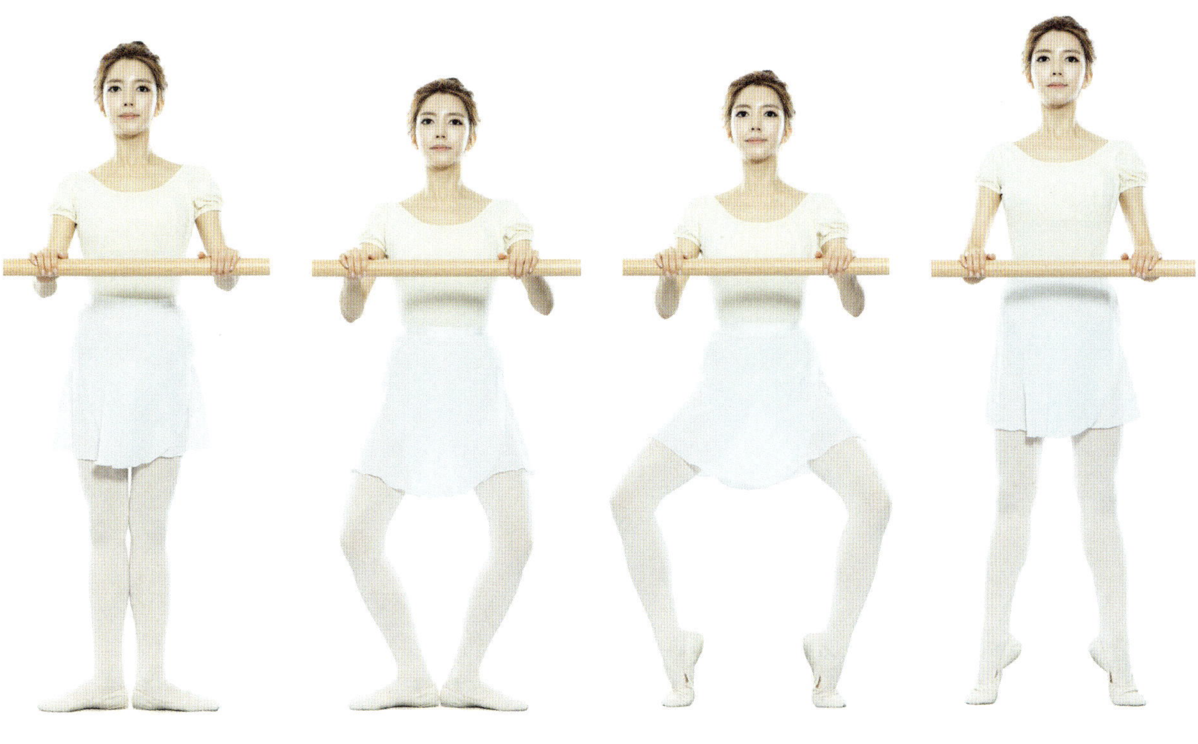

4

다시 1번 포지션(84페이지)으로 돌아간다.

5

양쪽 무릎을 굽힌다.

6

발등을 세운다.

7

그대로 무릎을 쭉 편 후 1번 포지션(84페이지)으로 돌아간다.

6 무릎과 발목 통증

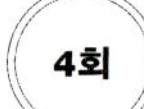

4회

무릎과 발등을 이용하는 발목 운동으로 통증을 느낄 때마다 수시로 하면 좋다. 동작이 간단하고 어디서든 할 수 있어 자투리 시간에 운동하기 편하다.

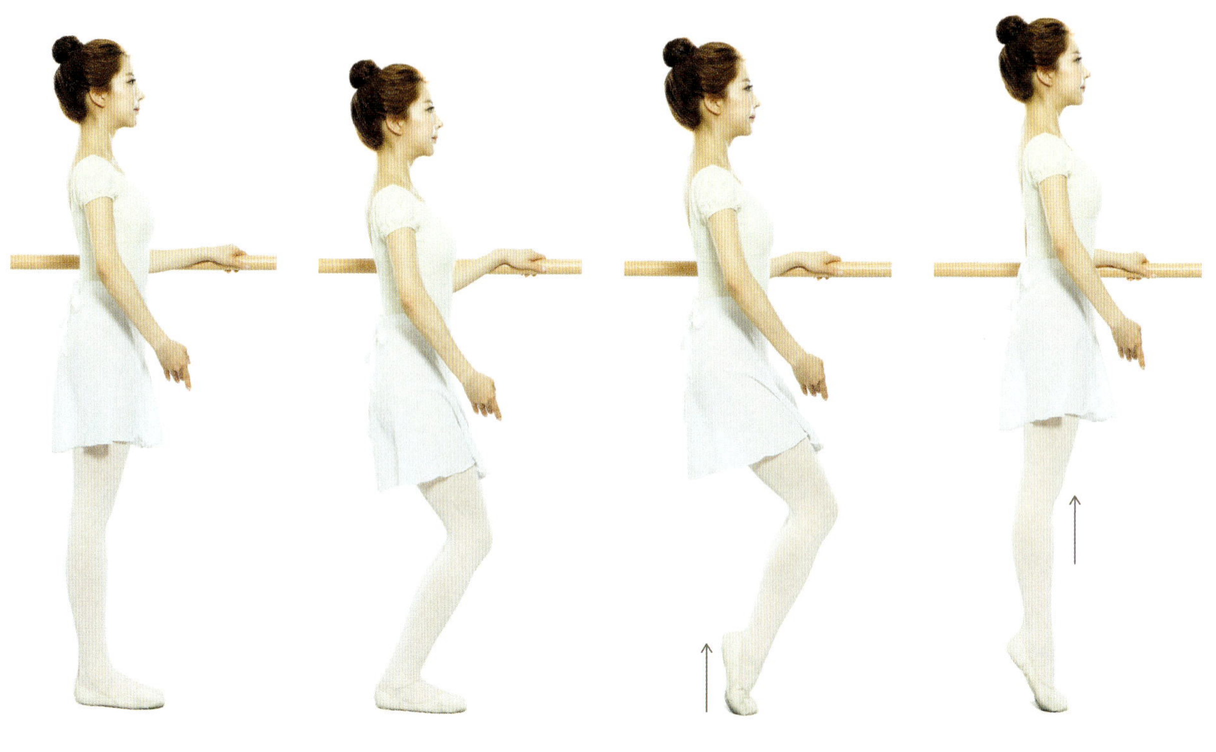

1

한 손으로 바를 가볍게 잡고 양발을 모은다.

2

무릎을 구부린다.

3

발등만 세운다.

4

그대로 무릎을 편 후 **1**의 자세로 돌아간다.

7 휜 다리

8회

허벅지 안쪽에 힘을 주어 무릎을 붙이는 동작으로 예쁜 일자다리를 만들 수 있다. O자 다리라면 수시로 하는 게 좋다.

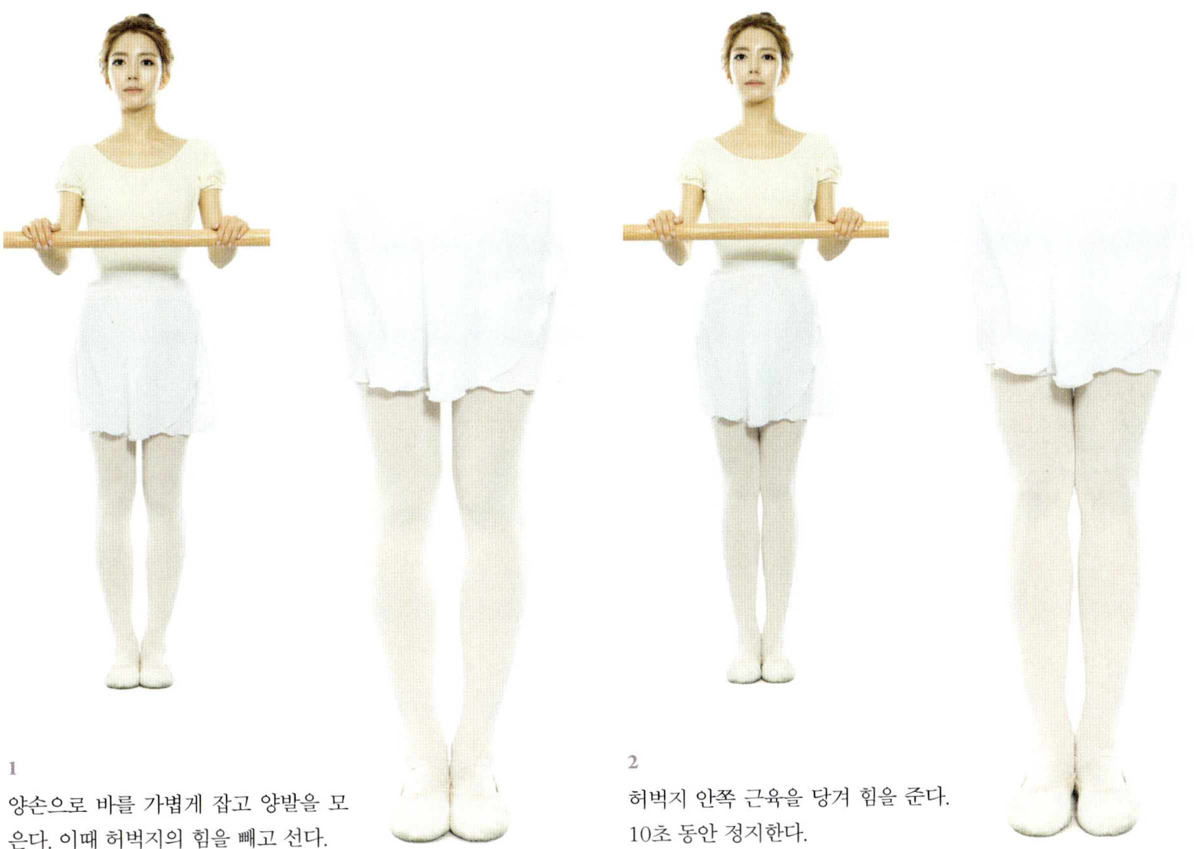

1
양손으로 바를 가볍게 잡고 양발을 모은다. 이때 허벅지의 힘을 빼고 선다.

2
허벅지 안쪽 근육을 당겨 힘을 준다. 10초 동안 정지한다.

8

딱딱하게 굳은 척추

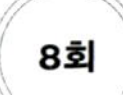

8회

목의 경추부터 웨이브를 해 척추를 유연하게 만드는 동작이다. 척추가 교정될 뿐 아니라 등 라인도 바르게 잡을 수 있다.

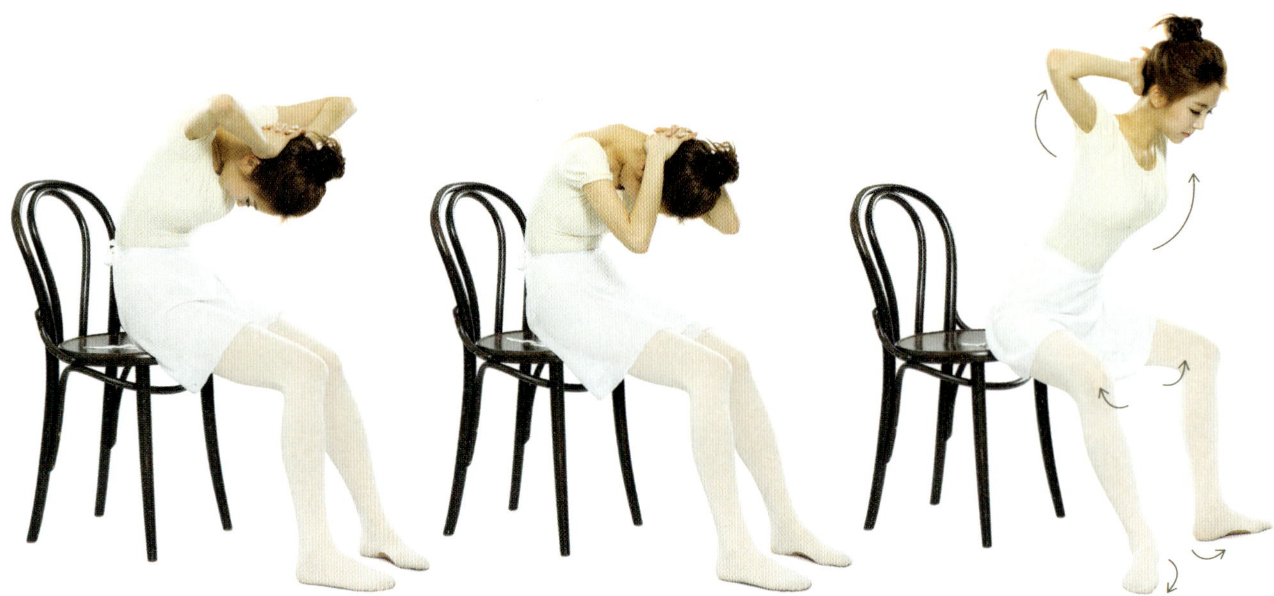

1

의자에 앉아 고개를 숙이고 손은 깍지를 끼어 머리 뒤에 올린다. 양 손바닥으로 뒷머리를 누르며 팔꿈치를 위로 든다. 몸은 최대한 동그랗게 말고 발은 벌리고 무릎은 붙인다.

2

팔꿈치를 최대한 아래로 내려 몸 전체를 누른다.

3

동그랗게 원을 그리듯 상체를 앞으로 천천히 올린다. 팔꿈치는 천천히 옆으로 벌리고 발끝과 무릎은 턴 아웃 한다.

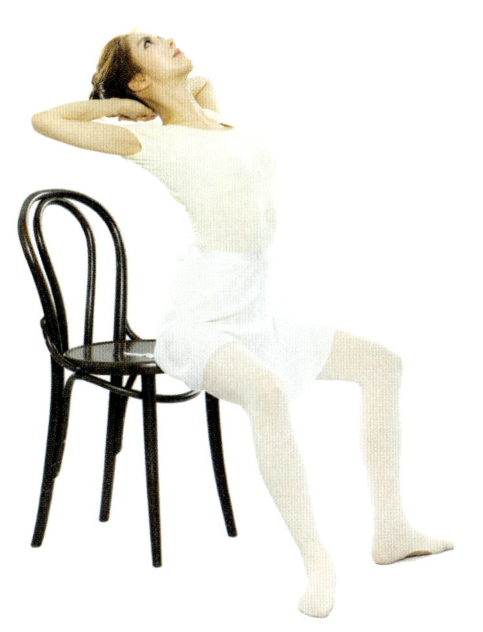

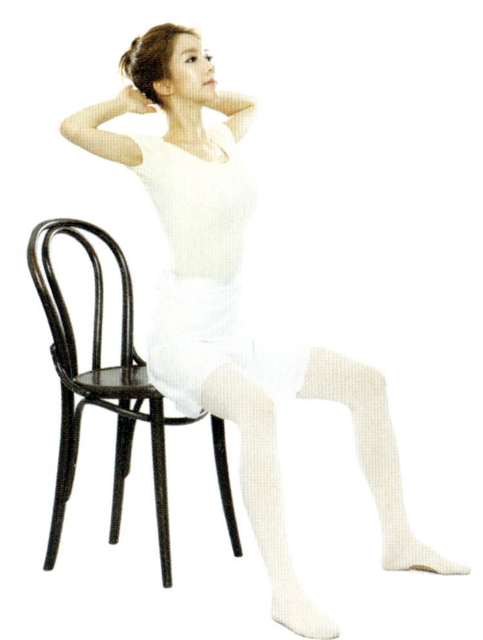

4

그대로 상체를 뒤로 넘겨 위를 바라보며 척추를 최대한 꺾는다.

5

척추를 세운다.

9　　　굽은 등

5회

바닥에서 팔을 밀어 늘이는 동작이다. 견갑골부터 늘여 팔 라인을 가늘고 길게 만들고 굽은 등을 교정할 수 있다.

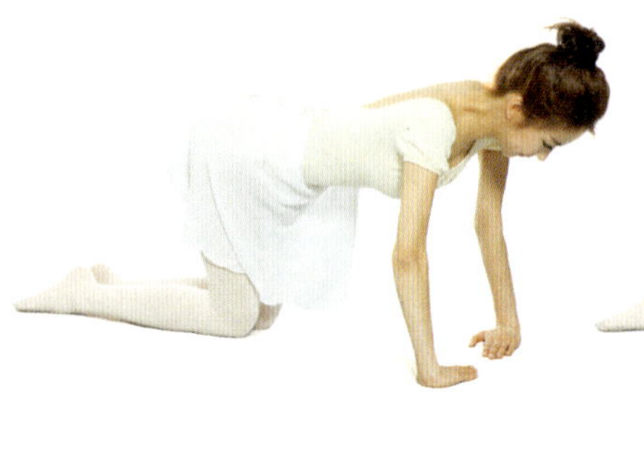

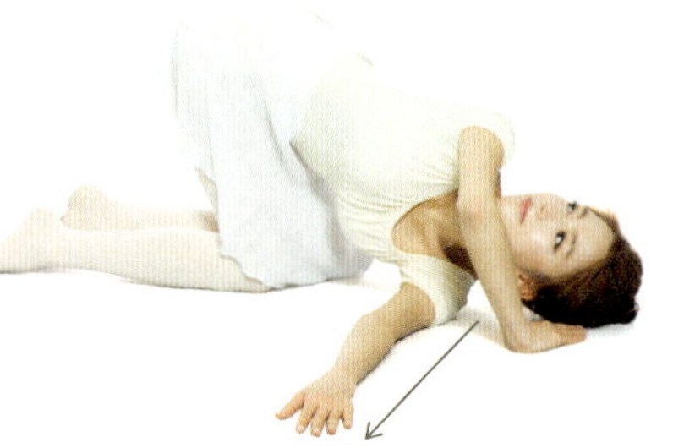

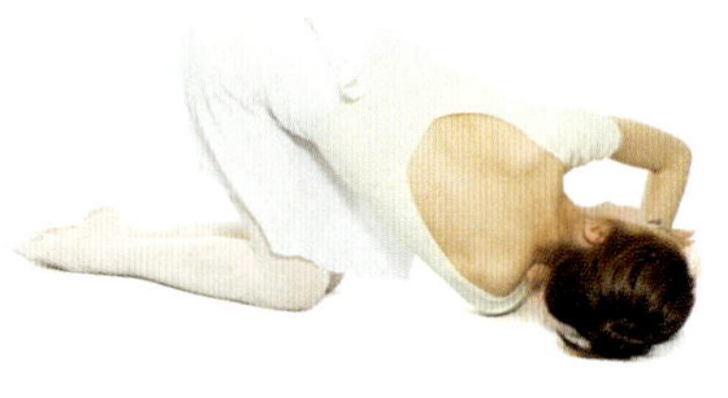

1

양 손바닥을 바닥에 대고 무릎을 꿇는다. 이때 팔을 펴고 손가락이 서로 마주 보게 한다.

2

왼팔은 미끄러지듯 손가락 방향으로 쭉 뻗고 오른팔은 자연스럽게 꺾는다. 어깨가 밀려가는 느낌으로 실시하고, 20초 동안 정지한다.

3

반대 방향으로도 실시한다.

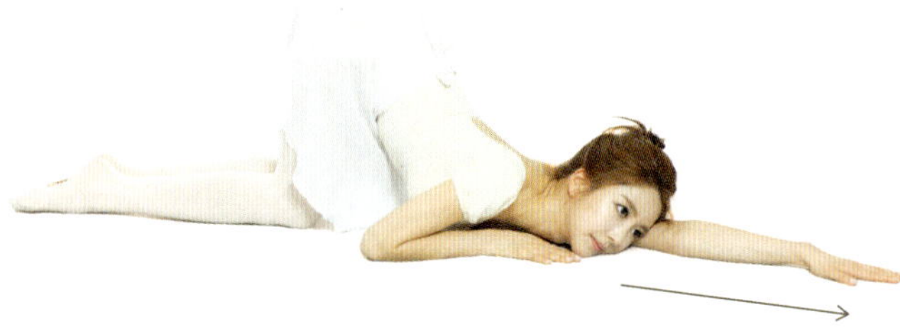

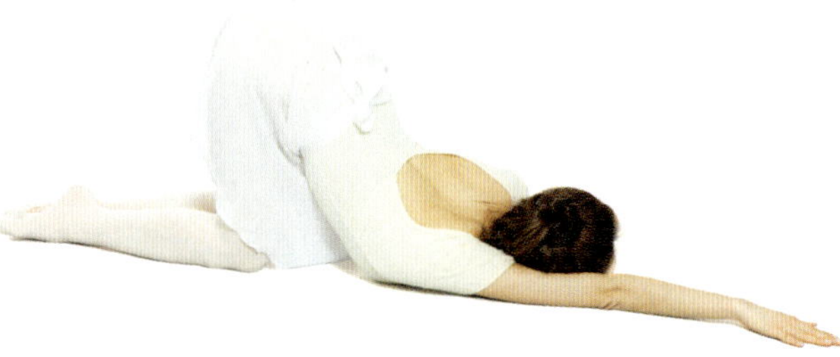

4

엉덩이를 들어 가슴을 땅에 붙이고 왼팔을 앞으로 쭉 뻗어 왼쪽 어깨가 땅에 닿을 정도로 스트레칭 한다. 20초 동안 정지한다.

5

반대쪽도 반복한다. 천천히 상체를 들어 1의 자세로 돌아간다.

10   자주 느끼는 허리 통증

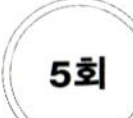

허리를 스트레칭 하며 척추를 늘이는 동작으로 허리에 통증이 느껴질 때 효과적이다.
각 동작은 20초 동안 정지한다.

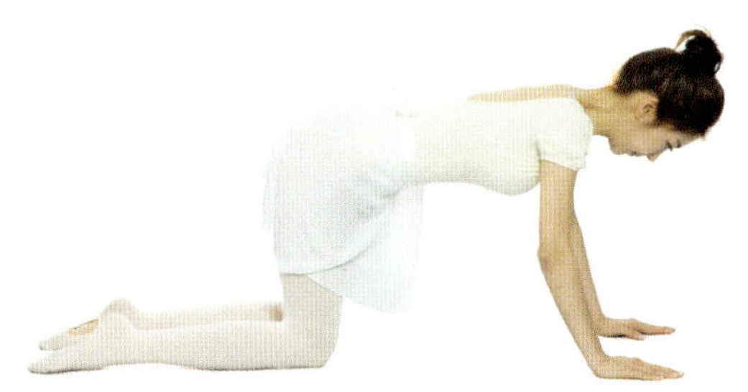

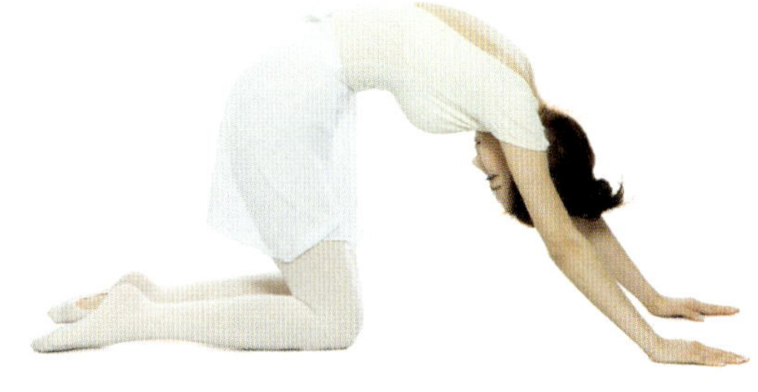

1

양 손바닥을 바닥에 대고 무릎을 꿇는다. 이때 엉덩이부터 머리까
지 일직선이 되게 한다.

2

등을 최대한 동그랗게 말아 아치형으로 만든다.

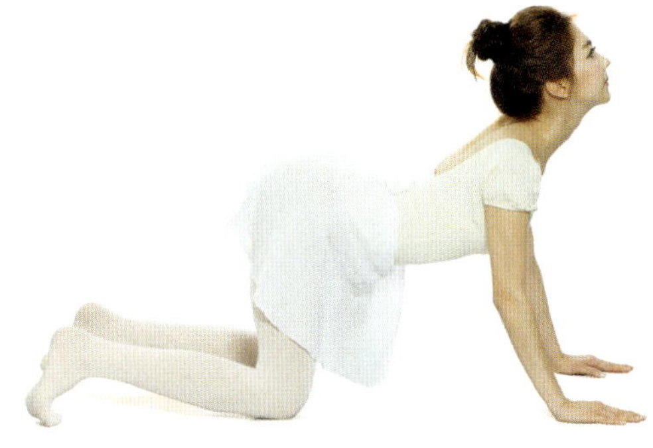

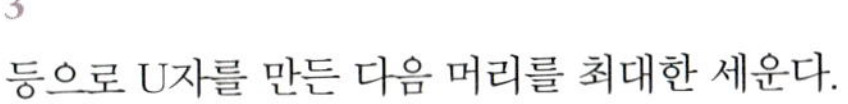

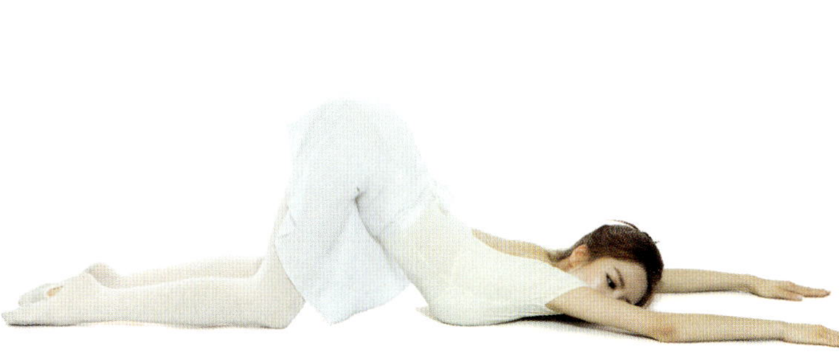

3

등으로 U자를 만든 다음 머리를 최대한 세운다.

4

엉덩이를 들고 가슴을 땅에 붙이며 허리와 등을 최대한 풀어준다.
천천히 상체를 일으키며 1의 자세로 돌아간다.

11

뻣뻣한 허리

5회

의자를 이용해 허리를 비트는 동작이다. 허리의 힘을 키울 수 있을 뿐 아니라 유연성도 좋아진다.

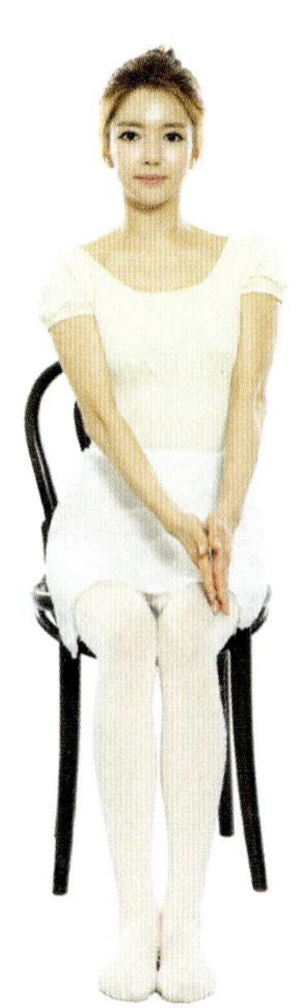 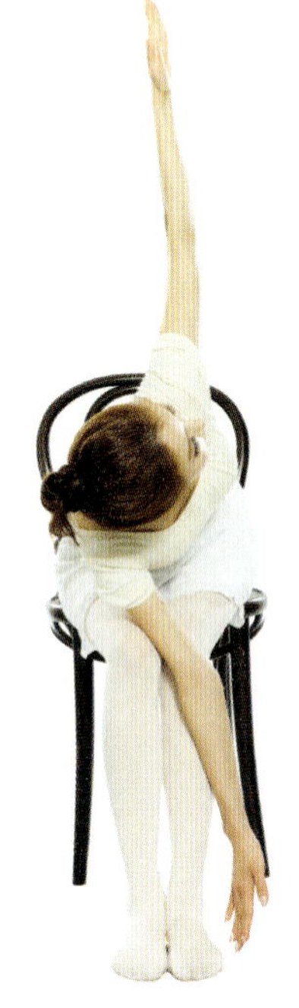 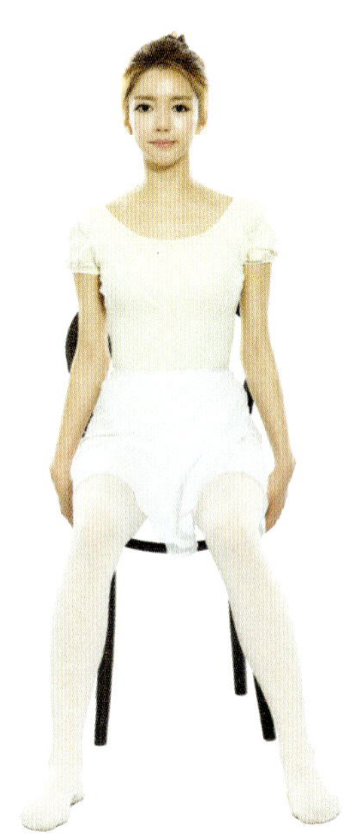 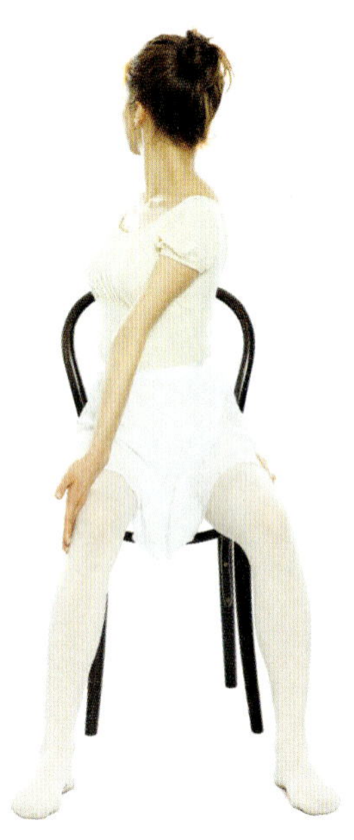

1

양다리를 붙이고 의자에 앉아 왼쪽 허벅지 옆에 양손을 가지런히 모은다.

2

오른손은 왼발 옆으로 내리고 왼손은 위로 올려 양손이 일직선이 되게 한다. 20초 동안 정지한다. 반대쪽도 똑같이 실시한다.

3

다리를 어깨너비만큼 벌리고 양손을 엉덩이 옆에 붙인다.

4

그대로 허리를 오른쪽으로 틀고 왼손으로 오른쪽 무릎을 눌러 몸을 받친다. 20초 동안 정지한다. 반대쪽도 똑같이 실시한다.

12   약 한 허 리

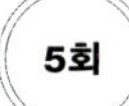 **5회**

누워서 다리를 이용해 허리를 비트는 동작으로 허리의 힘과 유연성을 키울 수 있다.

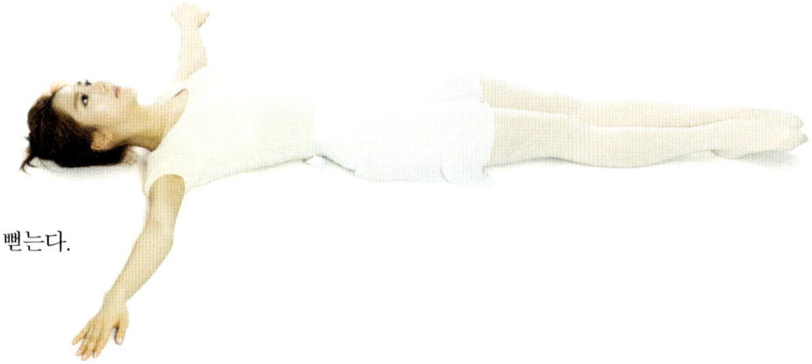

1

누워서 양팔을 옆으로 벌리고 양발은 발끝까지 쭉 뻗는다.

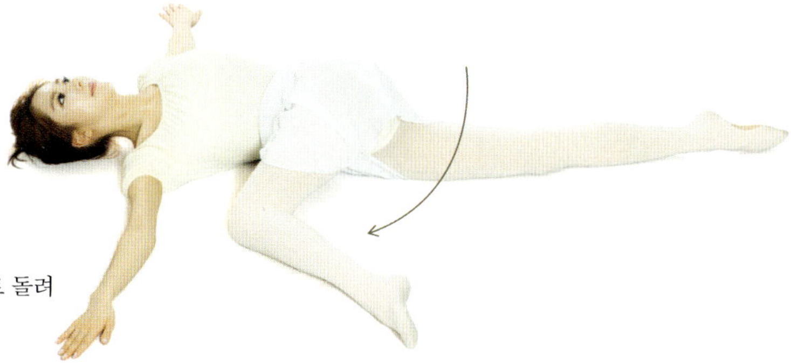

2

왼쪽 무릎을 굽혀 90도로 만든 다음 오른쪽 방향으로 돌려
가슴 높이까지 올린다.

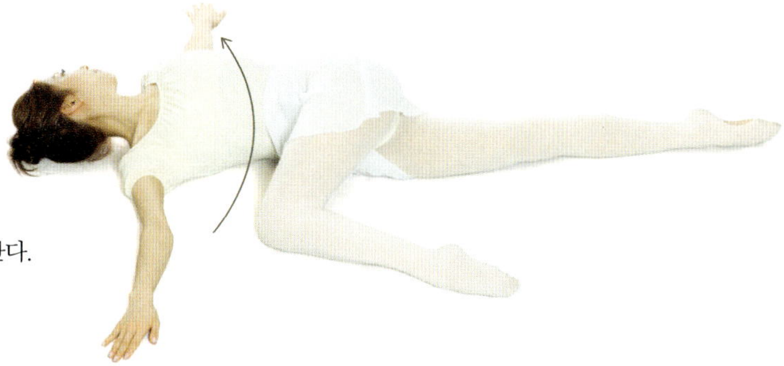

3

상체를 반대 방향으로 돌린다. 반대쪽도 똑같이 실시한다.

발레 피트니스

1판 1쇄 발행 2014년 6월 26일
1판 4쇄 발행 2017년 4월 10일

지은이 박현선

발행인 양원석
본부장 김순미
편집장 최두은
책임편집 차선화

사진 한정수(Studio Etc.)
영상 박성호(Studio Christmas)
교정·교열 박성숙
해외저작권 황지현
제작 문태일
영업마케팅 최창규, 김용환, 이영인, 정주호, 박민범, 이선미, 이규진, 김보영

의상 카페지오, 로맨틱 발레, 데상트
메이크업 3Story 청담점, 이경민 포레 홍대 2호점

펴낸 곳 ㈜알에이치코리아
주소 서울시 금천구 가산디지털2로 53, 20층(가산동, 한라시그마밸리)
편집문의 02-6443-8861　**구입문의** 02-6443-8838
홈페이지 http://rhk.co.kr
등록 2004년 1월 15일 제2-3726호

ISBN　978-89-255-5306-1 (13690)